JN273437

大豆と
日本人の健康

公益社団法人生命科学振興会　理事長
監修　**渡邊 昌**

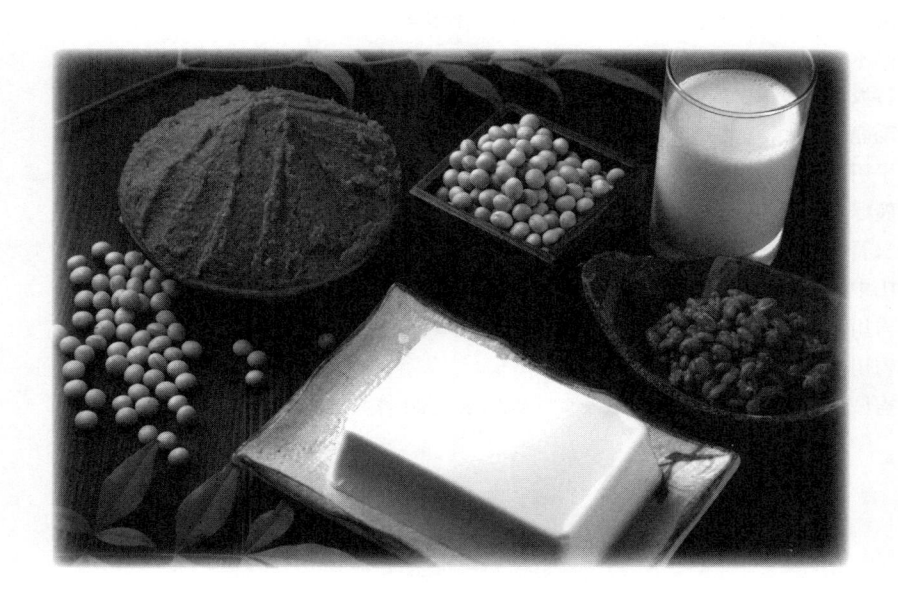

幸書房

■監修・執筆
渡邊　　昌　一般社団法人 統合医療学院　学院長，公益社団法人 生命科学振興会　理事長

■執筆者（五十音順）
石見　佳子　(独)国立健康・栄養研究所 食品保健機能研究部　部長
石本　政男　(独)農業生物資源研究所 農業生物先端ゲノム研究センター　ユニット長
石渡　尚子　跡見学園女子大学 マネジメント学部生活環境マネジメント学科　教授
小野　伴忠　岩手大学　名誉教授
国分　牧衛　東北大学 大学院農学研究科　教授
小久保喜弘　国立循環器病研究センター 予防健診部　医長
古場　一哲　長崎県立大学シーボルト校 看護栄養学部栄養健康学科　教授
須見　洋行　倉敷芸術科学大学 生命科学部生命科学科　教授
園　　良治　辻製油(株)機能性事業本部　取締役本部長
高木　恭子　(独)農業・食品産業技術総合研究機構 中央農業総合研究センター　研究員
谷坂　隆俊　京都大学　名誉教授，吉備国際大学 地域創成農学部　教授
羽鹿　牧太　(独)農業・食品産業技術総合研究機構　作物研究所　畑作物研究領域長
平川あずさ　公益社団法人 生命科学振興会 「医と食」副編集長
廣塚　元彦　不二製油(株)研究開発本部長補佐 兼 阪南研究開発センター長
三石　誠司　宮城大学 食産業学部 フードビジネス学科　教授
山中　珠美　大阪大学 大学院医学系研究科医学専攻(公衆衛生学)　管理栄養士
吉川　貴徳　吉備国際大学 地域創成農学部地域創成農学科　講師
吉川　正明　京都大学　名誉教授
吉城由美子　石川県立大学 生物資源環境学部食品科学科　准教授

はじめに

　山梨の酒呑場遺跡調査により，大豆は5000年前の日本ですでに栽培されていたことがわかった．平安時代から室町時代にかけて味噌や豆腐が食べられるようになり，現在まで1000年続いた食生活は日本の長寿に貢献している．経済的には欧米と同じ先進国にもかかわらず，日本での乳がんや前立腺がん，心臓病，更年期のホットフラッシュの頻度は低い．私たちは大豆のイソフラボンががん予防や骨粗鬆症，更年期障害の予防に役立つことを報告してきたが，さらに大豆タンパク質の特定の成分が慢性疾患予防に役立つ可能性が報告されてきた．

　私たちはイソフラボンの研究からダイゼインの代謝産物のエクオールのヒトにおける効果に注目してきた．エクオールはもっともエストロゲンに似た構造をもつので，効果も大きいと考えられている．ほとんどすべての実験動物はダイゼインをエクオールに転換する腸内細菌をもつが，ヒトでは食生活による影響が大きい．エクオールはダイゼインを腸内細菌が分解修飾した産物であり，欧米人では約30％の人しか産生できないが，日本人では半数近くの人が産生できる．特に納豆などの摂取の多い東北地方の高年者にエクオール産生者が多い．もっとも若い世代は欧米並みのエクオール産生率になってきた．乳がんや前立腺がんの増加は大豆食の低下と関係すると思われる．

　大豆イソフラボンを多く含む大豆胚芽の投与は，フリーラジカルである過酸化脂質や，遺伝子障害の指標となる^{8}OHdGの生成を低下させ，がん予防に多彩な効果のあることを推測させた．また，大豆タンパク質の血清脂質低下効果は多くの研究でみとめられ，37の研究のメタアナリシスによっても大豆タンパク摂取によりコレステロール，LDLコレステロール，中性脂肪を低下させる結果が得られた．

　最近，さらにさまざまな疾病の予防効果が示されている．糖尿病患者の増加が問題となっているが，合併症としての糖尿病性腎症の予防が喫緊の課題であ

る．大豆摂取の多い者は糖尿病発症が予防できる．また，腎機能改善のために動物性タンパク質より大豆タンパク質の方が良い結果を示している．サルへ大豆タンパク質を投与した実験では，アルツハイマー病関連タンパク質tau(タウ)のリン酸化が有意に押えられ，認知症予防に効果を発揮する可能性もある．

　一方で，大豆の供給状態は赤信号である．昭和27年には総需要に対する大豆の自給率は64％であったが，平成20年の概算では6％と発表され，このうち食用における国産大豆の自給率は21％しかなく，日本の加工食品は8割を海外輸入に依存している．加工食品別でみると国産大豆の使用割合は，豆腐で25％，納豆は19％と2割を切り，みそ・醤油では1割弱となる．主な輸入先は，1位は北米で7割（313万トン），2位ブラジル（56万トン），3位カナダ（31万トン），4位中国（18万トン）となるが，米国の大豆はほとんどがGMOになり，品種も少ない．おいしい大豆の確保は日本人の食生活に欠かせないが，生産現場を支援する体制が必要である．

　2014年7月

公益社団法人生命科学振興会理事長
渡邊　昌

目　　次

第1部　日本人の健康と大豆食品　　1

第1章　がん予防 …………………………………………………… 2
1.1　乳がん患者とイソフラボン摂取 ………………………………… 3
1.2　イソフラボンの乳がん遺伝子への影響 ………………………… 5
1.3　イソフラボンサプリメントの安全性 …………………………… 7
1.4　前立腺がん予防 …………………………………………………… 7
1.5　男性の生殖とホルモン効果 ……………………………………… 8
1.6　男性ホルモンへのイソフラボン影響のメタアナリシス ……… 9
1.7　エクオールの前立腺がん予防 …………………………………… 9
1.8　その他のがん ……………………………………………………… 11

第2章　更年期障害 ………………………………………………… 13
2.1　女性のライフサイクルとホルモン ……………………………… 14
2.2　閉経前後に起こる身体・精神機能の変化 ……………………… 15
2.3　更年期障害 ………………………………………………………… 16
2.4　更年期障害緩和のためのホルモン補充療法 …………………… 18
2.5　大豆イソフラボンによる更年期症状の軽減効果 ……………… 19
2.6　エクオールと更年期症状 ………………………………………… 22

第3章　循環器疾患（高血圧・動脈硬化） …………………… 26
3.1　はじめに …………………………………………………………… 26
3.2　大豆・大豆製品の概要とその成分 ……………………………… 26
3.3　大豆製品と循環器疾患の関連 …………………………………… 28
3.4　生活習慣病の予防 ………………………………………………… 32

第4章 骨粗鬆症 ……………………………………… 35
- 4.1 骨の役割 ………………………………………… 35
- 4.2 骨粗鬆症と生活習慣 …………………………… 35
- 4.3 大豆の摂取と骨の健康 ………………………… 36
  - 4.3.1 観察研究 …………………………………… 36
  - 4.3.2 介入研究 …………………………………… 38
- 4.4 骨粗鬆症のリスク低減に有用な栄養成分 …… 41
  - 4.4.1 カルシウム ………………………………… 42
  - 4.4.2 ビタミンK ………………………………… 43
  - 4.4.3 ビタミンB群およびビタミンC ………… 44
  - 4.4.4 ビタミンD ………………………………… 44
  - 4.4.5 タンパク質 ………………………………… 45
  - 4.4.6 大豆イソフラボン ………………………… 45
- 4.5 骨粗鬆症のリスク因子となる食品成分 ……… 48

第5章 大豆と肥満,糖尿病 ……………………………… 51
- 5.1 大豆食品摂取と糖尿病 ………………………… 51
- 5.2 エネルギー源の糖質,脂質,タンパク質の最適割合 …… 54
- 5.3 血糖値のコントロール目標 …………………… 58
- 5.4 糖尿病合併症としての腎不全予防 …………… 60

第2部 大豆食品の健康的側面 　　　　65

第1章 納　豆 …………………………………………… 66
- 1.1 ナットウキナーゼ ……………………………… 66
- 1.2 t-PA活性の増強作用 …………………………… 70
- 1.3 抗菌作用 ………………………………………… 71
- 1.4 ビタミンK_2 …………………………………… 72
- 1.5 粘質物（γ-ポリグルタミン酸） ……………… 74
- 1.6 ポリアミン ……………………………………… 75
- 1.7 プロバイオティクス効果 ……………………… 76

1.8 その他 ………………………………………………………… 77

第2章　みそ・醤油 ………………………………………………… 80
2.1 がん抑制効果 …………………………………………………… 80
2.2 抗酸化能 ………………………………………………………… 82
2.3 降圧効果など …………………………………………………… 83
2.4 放射能除去効果 ………………………………………………… 85
2.5 メラノイジン類の機能性 ……………………………………… 85
2.6 その他 …………………………………………………………… 87

第3章　豆乳・豆腐 ………………………………………………… 91
3.1 豆　　乳 ………………………………………………………… 91
　3.1.1 概　　要 …………………………………………………… 91
　3.1.2 豆乳の主な成分 …………………………………………… 92
　3.1.3 豆乳製造技術の進歩 ……………………………………… 93
3.2 豆　　腐 ………………………………………………………… 94
　3.2.1 豆腐の歴史 ………………………………………………… 94
　3.2.2 豆腐の製造法 ……………………………………………… 96
　3.2.3 豆腐の成分 ………………………………………………… 98
　3.2.4 豆腐の構造 ………………………………………………… 99

第4章　大豆タンパク食品 ………………………………………… 102
4.1 大豆タンパク質誕生の背景 …………………………………… 102
　4.1.1 脱脂大豆 …………………………………………………… 102
　4.1.2 分離大豆タンパク質（SPI：Soy Protein Isolate） ……… 105
　4.1.3 濃縮大豆タンパク質（CSP：Concentrated Soy Protein） …… 105
　4.1.4 組織状植物タンパク質（TVP：Textured Vegetable Protein） 106
4.2 大豆タンパク質の用途 ………………………………………… 107
　4.2.1 健康機能を活かした用途 ………………………………… 107
　4.2.2 食品物性への効果 ………………………………………… 113
　4.2.3 組織状植物タンパク質 …………………………………… 114

第3部　大豆の成分と健康機能　119

第1章　大豆の構造と成分　120
- 1.1　大豆種子に含まれる成分　120
- 1.2　大豆種子の構造　121
- 1.3　種　皮　122
- 1.4　胚　軸　128
- 1.5　子　葉　129

第2章　大豆タンパク質とペプチド，アミノ酸　134
- 2.1　大豆タンパク質，ペプチドおよびアミノ酸の栄養機能　134
- 2.2　大豆タンパク質の生理機能　134
  - 2.2.1　コレステロール低下作用　135
  - 2.2.2　中性脂肪低下および抗糖尿作用　136
  - 2.2.3　抗がん作用およびがん浸潤・転移抑制作用　137
  - 2.2.4　アレルゲン　138
- 2.3　大豆タンパク質から派生するペプチドの生理機能　139
  - 2.3.1　コレステロール低下ペプチド　139
  - 2.3.2　中性脂肪低下および抗糖尿ペプチド　141
  - 2.3.3　オピオイドペプチド　141
  - 2.3.4　摂食調節ペプチド　142
  - 2.3.5　免疫増強ペプチド　142
  - 2.3.6　ACE阻害ペプチド　143
  - 2.3.7　ユビキチンリガーゼ阻害ペプチド　144
  - 2.3.8　抗酸化ペプチド　144
- 2.4　まとめ　144

第3章　大豆イソフラボン　151
- 3.1　大豆摂取とがん死亡率　151
- 3.2　イソフラボンの骨格とレセプター　151
- 3.3　イソフラボンの代謝とサプリメント　153

3.4 エクオールサプリメント ……………………………………… 154
3.5 エクオールサプリメントの安全性 …………………………… 156

第4章 大豆サポニン ……………………………………………………… 160
　4.1 大豆サポニン ……………………………………………………… 160
　　4.1.1 大豆の起源 ………………………………………………… 160
　　4.1.2 大豆サポニンの嗜好性 ………………………………… 161
　4.2 大豆サポニンの構造 …………………………………………… 162
　　4.2.1 グループAサポニン ……………………………………… 162
　　4.2.2 DDMPサポニン …………………………………………… 162
　　4.2.3 大豆サポニンの構造特性 ……………………………… 164
　4.3 大豆サポニンの機能性 ………………………………………… 164
　　4.3.1 抗がん作用 ………………………………………………… 164
　　4.3.2 抗高血圧作用 ……………………………………………… 165
　　4.3.3 脂質代謝改善作用 ………………………………………… 165
　　4.3.4 抗肥満作用 ………………………………………………… 167

第5章 大豆レシチン ……………………………………………………… 171
　5.1 はじめに …………………………………………………………… 171
　5.2 製造工程 …………………………………………………………… 172
　5.3 用途と種類 ………………………………………………………… 173
　5.4 生理活性と健康機能 …………………………………………… 176
　5.5 おわりに …………………………………………………………… 178

第6章 大豆脂質（リノール酸, α-リノレン酸）の機能性 ……… 180
　6.1 必須脂肪酸とは …………………………………………………… 180
　6.2 必須脂肪酸の代謝と機能 ……………………………………… 181
　6.3 大豆に含まれるリノール酸および α-リノレン酸とその栄養特性 184
　　6.3.1 リノール酸 ………………………………………………… 184
　　6.3.2 α-リノレン酸 …………………………………………… 185
　　6.3.3 n-6/n-3 比 ………………………………………………… 185

6.4 おわりに …………………………………………………………… 186

第4部 日本食を支える大豆の生産と遺伝子資源　189

第1章　大豆の食糧価値と生産・消費 ………………………… 190
1.1　大豆の食糧としての価値 ………………………………… 190
1.2　大豆の生産 ………………………………………………… 191
　1.2.1　世界の地域別生産量と単収………………………… 191
　1.2.2　日本の地域別生産量と単収………………………… 195
1.3　大豆の利用 ………………………………………………… 196
　1.3.1　世　界……………………………………………… 196
　1.3.2　日　本……………………………………………… 196

第2章　日本の大豆の育種と遺伝資源 ………………………… 199
2.1　日本の大豆育種の現状 …………………………………… 199
　2.1.1　国内の主要品種…………………………………… 199
　2.1.2　大豆の育種体制…………………………………… 200
　2.1.3　育種目標…………………………………………… 201
　2.1.4　大豆の育種法……………………………………… 202
2.2　大豆の遺伝資源 …………………………………………… 204
　2.2.1　大豆の遺伝資源の現状…………………………… 204
　2.2.2　遺伝資源の多様性………………………………… 205
　2.2.3　遺伝資源の収集…………………………………… 205
　2.2.4　遺伝資源の活用例………………………………… 206
　2.2.5　突然変異による新たな育種素材の作出………… 207
2.3　新たな育種の動き ………………………………………… 208
　2.3.1　ゲノム情報の解読とピンポイント改良………… 208
　2.3.2　多収化に向けた新たな育種の動き……………… 209

第3章　遺伝子組換え大豆の状況 ……………………………… 212
3.1　遺伝子組換え大豆を開発する技術 ……………………… 212

3.2 実用的な遺伝子組換え大豆の開発と利用 ……………………… 215
  3.3 遺伝子組換え大豆の利用 …………………………………………… 216
  3.4 遺伝子組換え大豆の今後 …………………………………………… 219

第4章 大豆のこれから ……………………………………………………… 221
  4.1 はじめに ……………………………………………………………… 221
  4.2 国際貿易と大豆：南米と中国の台頭 ……………………………… 222
  4.3 大豆をめぐる科学技術と社会的受容：
      食のコミュニケーションへ………………………………………… 227
  4.4 おわりに ……………………………………………………………… 231

第1部　日本人の健康と大豆食品

第 1 章　が ん 予 防

　大豆のがん予防効果はイソフラボンのホルモン様作用が重視されるが，抗酸化能や血管新生抑制作用なども多面的に働くと思われる．大豆およびイソフラボンには抗酸化能があり，イニシエーション，プロモーション，プログレッションのすべてのがん化の過程に効果があると考えられる．

　大豆の健康影響について米国 Natural Standard の判定と，著者ら（SNIJ：Soy Nutrition Institute Japan）が臨床試験を行ってきた結果を示す（表1.1）．レビューにタイムラグがあるので SNIJ の臨床試験結果の方が A あるいは B 評価が多い．

表 1.1　大豆の健康影響のエビデンスレベル

作　　用	Natural Standard 2005, USA	SNIJ	物　質	濃　　度
1. タンパク質	A		タンパク質	
2. 高コレステロール血症 LDL コレステロール血症 高脂血症	A		タンパク質, イソフラボン	30〜50g 大豆タンパク質
3. 小児下痢症	B		大豆食物繊維	
4. 更年期ほてり 更年期偏頭痛	B C	A B	イソフラボン	50〜75mg IF
5. 乳がん予防	C	A	イソフラボン	
6. 前立腺がん予防	C	A	イソフラボン	
7. 結腸がん予防	C		イソフラボン	
8. 心血管疾患予防	C	B	イソフラボン	40〜80 mg IF
9. ネフローシス	C			
9. 骨粗鬆症	C	A	イソフラボン	60〜80 mg IF
10. 肥満	C		大豆食品	
11. 2 型糖尿病	C			7g 大豆食物繊維
12. 認知症, 記憶改善	C		イソフラボン？ ペプチド？	

IF：イソフラボン

1.1　乳がん患者とイソフラボン摂取

　米国国立がん研究所が20年程前にイソフラボンは乳がんのリスクを低減させるかという研究に資金を交付し，大豆は機能性食品なのかと広く注目を集めた．疫学の移民研究からは多くのがんが一世から移民先の国民がん罹患率と同じに増加するが，乳がんは次世代からしか変化しない．このことは胎生期や幼児・思春期に大豆の摂取をすることによって成人期になってからが，乳がんの予防に働いていると考えられる．著者らの PhIP によるラット乳がんの予防実験では，組合せによっては4分の1まで罹患率を低下させられるという可能性を示した[1]（図1.1）．その際に抗酸化能や ^{8}OHdG（DNA損傷マーカー）の排泄に関係があった[2]（表1.2）．

　しかし，ヒトではイソフラボンの化学予防効果について明確な意見の一致は

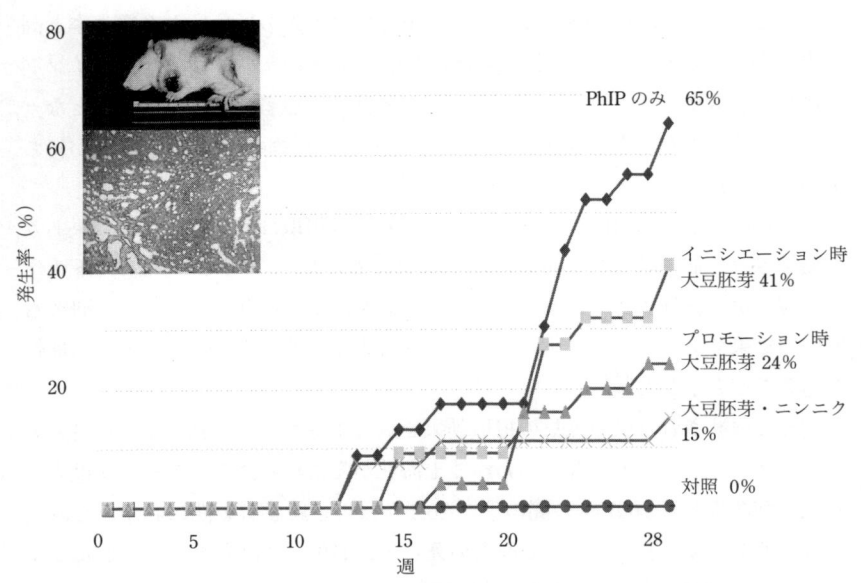

図1.1　PhIP 誘発乳がんの大豆胚芽による発がん予防効果[1]
高脂肪食と PhIP の組合せで乳がんが特異的に生じる系で，大豆胚芽の発がん予防効果をみた．グラフは上から発がん物質の PhIP のみ，PhIP 投与の2週間の間胚芽を食べさせた群，PhIP 投与が終わってから胚芽を食べさせた群，がん予防効果が異なる熟成ニンニクと胚芽を全期間食べさせた群，PhIP なしの対照群を示す．最後の群では乳がんを4分の1に予防している．

表1.2　イソフラボン摂取と過酸化脂質，^{8}OHdG の関係[2]

	nmol/日　摂取		nmol/日　尿中		
	ゲニステイン	ダイゼイン	ゲニステイン	ダイゼイン	エクオール
PCOOH（RBC）	0.183	0.183	0.242	0.204	0.085
PEOOH（RBC）	0.033	0.033	0.017	0.000	−0.016
PCOOH（肝臓）	−0.453**	−0.453**	−0.396*	−0.424**	−0.403*
PEOOH（腎臓）	−0.210	−0.290	−0.147	−0.245	−0.104
8-OH-dG（肝臓）	−0.009	−0.009	−0.038	0.039	−0.066
8-OH-dG（腎臓）	−0.291	−0.291	−0.271	−0.273	−0.336*
8-OH-dG（尿中）	0.469**	0.469**	0.343*	0.395*	0.332*

**　Pearson の相関係数 $p < 0.01$
*　Pearson の相関係数 $p < 0.05$

大豆胚芽を食べさせた後の，血中，尿中のイソフラボン濃度と赤血球（RBC），肝臓，腎臓，尿中の過酸化脂質と DNA 損傷のマーカーとして ^{8}OHdG の相関．肝臓の PCOOH は全てのイソフラボンと有意に負の相関を示す．逆に尿中の ^{8}OHdG は正の相関を示し，損傷 DNA が排泄されることを示す．腎の ^{8}OHdG はエクオールとのみ負の相関を示す．げっ歯類はみなエクオールへの転換酵素をもつ．

なかった[3]．いささか皮肉なことに，歴史的に日本人の低い乳がん発生率と高い生存率にもかかわらず，過去 10 年の間に，ヨーロッパでは閉経後のイソフラボンの摂取はエストロゲンに感受性のある乳がん患者にとってリスクとなり，また，女性の乳がんを引き起こす可能性が高いのではないかという懸念が持ち上がっていた[4)-6)]．

著者らの厚生省多目的コホート研究により大豆摂取は乳がん予防に効果あり，と結論され，血清イソフラボン濃度が関連していた[7]．ヴァンダービルト大学と上海の疾病管理予防センターによって行われた中国の前向きコホート研究も同様の結果であり，メタアナリシスでは 3 分の 1 の乳がんは予防できる可能性があることを示した[8]．

がんと診断された後の大豆の摂取効果を調査するために，乳がん生存者の人たちに基づくコホート研究，いわゆる上海乳がん生存者研究のデータが役立った[9]．2002 年から 2007 年の間の平均 26.4 か月の追跡調査の間に乳がんと診断された 5,046 人の患者のうち 290 名の死亡と，410 名の再発または乳がんによる死亡が上海がん登録を通じて確認された．

上海の研究では乳がんが診断されてから約 6 か月後に研究に参加した患者について，がんの診断後の診察と治療，ライフスタイル，がんの進行に関する情報が研究募集時のインタビューによって集められ，18，36，69 か月目に追跡

表 1.3 上海乳がん生存者研究
診断後のイソフラボンの摂取量と，がん死亡/再発との関連

摂取量 （mg/日）	全死亡率		再発/乳がん死亡率	
	HR	95% CI	HR	95% CI
≦ 20.00	1.00	対照	1.00	対照
20.01～36.50	0.73	0.56～0.95	0.84	0.67～1.06
36.51～62.68	0.77	0.59～1.00	0.65	0.51～0.84
> 62.68	0.79	0.61～1.03	0.77	0.60～0.98

HR（ハザード比）は診断時年齢，TNM ステージ（がんの進行度），化学療法，放射線療法，手術法，BMI，閉経有無，エストロゲンおよびプロゲステロン受容体の有無，タモキシフェン使用，教育レベル，収入，アブラナ科野菜摂取，食事摂取量，ビタミンサプリメント使用，茶飲料，運動で補正．
乳がん患者はイソフラボン摂取量が多い方が全死亡率，再発乳がん死亡率ともに有意に低い．

調査が行われた．結果は，大豆摂取量が最も低い四分位のグループと比較して，大豆摂取が最も高い四分位のグループは総合死亡率に対する危険率が 0.76 と低く，また再発や特定疾病の死亡率に対する危険率は有意に下がっていた（表1.3）．さらに，大豆摂取の優位性はエストロゲン受容体（ER）/プロゲステロン受容体 (PR) 陽性乳がん患者においてより顕著であった．また，大豆摂取と抗がん剤タモキシフェンの間に相互作用はなかった．タモキシフェンを使っている女性で大豆摂取の最も多かった ER/PR 受容体陽性乳がんの女性は，がん関連の死亡や再発リスクが，タモキシフェンを使用せず，大豆摂取が最も少なかった女性と比較すると低かった（RR＝0.42）．この発見は，大豆食品の安全性に関する尺度となり，米国がん協会が乳がん患者の大豆食品の摂取を推奨する立場と一致する[10]．この研究結果は多数の症例を扱っているが，比較的短期の追跡期間の結果なのでなお注意深く観察すべきだといえるだろう．この研究対象の患者は継続してモニターされているため，近い将来の追加データが期待される．

1.2 イソフラボンの乳がん遺伝子への影響

もう 1 つ紹介したい研究は，Memorial Sloan-Kettering Cancer Center とエモリー大学の Winship Cancer Institute を含むいくつかの施設の研究者によって行われた[11]．このパイロットスタディでは非浸潤性乳管がんまたは浸潤性乳

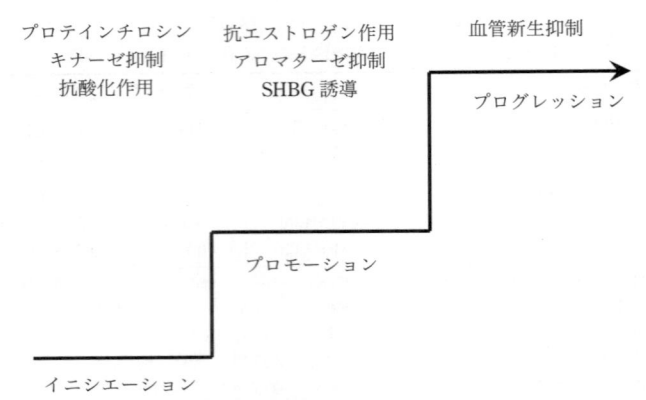

```
プロテインチロシン    抗エストロゲン作用    血管新生抑制
キナーゼ抑制         アロマターゼ抑制      ────────→
抗酸化作用           SHBG 誘導           プログレッション
                                ┌──────────────
                                │
                    ┌───────────┘
                    │  プロモーション
        ┌───────────┘
        │
────────┘
  イニシエーション
```

図 1.2 乳がん発生に関与する多面的イソフラボンの働き
がん化の段階はイニシエーション，プロモーション，プログレッションと分けうるが，大豆中のがん抑制因子も各段階に働くと思われる．

管がんと最近診断された 64 人の女性をランダムに分けて，腫瘍摘出手術あるいは乳腺切除前に 3 週間，プラセボかイソフラボンを 1 日 100mg 服用させた．bcl-2, Cyclin B1, Bax, Cx43, p21 と p-FAK の遺伝子発現をウエスタンブロット法によって分析し，タンパク質関連の上皮成長因子受容体 (ERRP), Cx43, p-AKT, p-FAK, p21, Caspase-3 と Ki-67 などの活性は免疫組織化学的に分析された．プラセボのグループと比較するとイソフラボン摂取グループは良性組織と腫瘍組織の両方で Cx43 と p21 遺伝子発現の著しい減少が見られた．また，正常な組織部分の bcl-2, Cyclin B1 と Bax の濃度も同様に著しく低下したが，腫瘍組織では減少しなかった．一方で，組織検査サンプルの悪性腫瘍と良性部分では ERRP と Cx43 の増加傾向が見られたが，イソフラボンの摂取によって p-AKT, p-FAK, p21, Caspase-3 と Ki-67 には変化がなかった．細胞増殖の抑制を表す Cx43 や p21 のようなタンパク質の遺伝子発現のダウンレギュレーションは抑制された．しかし反対に，細胞サイクルの活動期の間に存在し，細胞増殖マーカーとして定期的に使われる Ki-67 タンパク質は影響を受けなかった．いずれにしても十分な組織を得ることが難しく，大抵の場合，それぞれの指標のサンプルの数は 10 以下であるので，さらに大規模な研究が有益な情報を提供できると思われる．

1.3 イソフラボンサプリメントの安全性

　さらに大豆摂取の乳がんリスクへの影響に関するサプリメントを用いた介入研究もある．1 つは 358 人の女性に対して 2 年間プラセボまたはイソフラボンサプリメントを 1 日 80mg または 120mg 2 年間摂取させ，投与前後のマンモグラム検査を比較したものである[12]．被験者は多施設二重盲検プラセボ対照の無作為臨床試験としてデザインされた大豆使用の骨粗鬆症(こつそしょうしょう)予防試験（OPUS）への参加者である．全てのマンモグラム検査のモデルにおいては有意な治療効果（$p=0.78$）は見られなかったが，全てのグループにおいて乳房密度は毎年 1.6% 減少した（$p<0.001$）．つまり年齢的な乳腺退縮を変化させるものではないことが示されたことになる．比較的大勢の女性を対象にしているのでイソフラボンサプリメント 120mg の 2 年間摂取は安全性が確認されたといえる．

　2 つ目の研究は閉経前後の女性の生殖ホルモンの変化に対する大豆タンパク質とイソフラボンサプリメント摂取の系統的レビューとメタアナリシスの研究である[13]．11 編の閉経前女性（$n=579$），35 編の閉経後女性（$n=1165$），1 編の閉経前後の女性（$n=67$）の合計 47 の研究がメタ分析された．若い女性の場合，卵胞刺激ホルモンと黄体形成ホルモンのレベルはやや減少し，1.05 日月経周期期間が長くなったにもかかわらず，イソフラボンの摂取によってエストラジオール，エストロゲン，性ホルモン結合グロブリン（SHBG）のレベルは変化しなかった．閉経後の女性はイソフラボンの摂取により全体でエストラジオールの増加の傾向が見られたものの他のホルモンに対する影響はなかった．しかし，後者の 2 つの研究は成人の大豆摂取が乳がんのリスクを減少させる根拠とはならない．疫学的なメタアナリシスからは大豆摂取が乳がんの予防に効いているのは明らかなので，サプリメントの予防効果を確認するためには，さらに長期間の介入を行うか，マンモグラフィーによる乳房組織密度や血中ホルモンの変化とは別の新たな生体指標を使って研究を行う必要があろう．

1.4 前立腺がん予防

　日本人男性は米国の白人や黒人に比べて前立腺がんの頻度が 10 分の 1 程度しかない．前立腺の潜在がんあるいは微小がんの頻度はどちらの国もほぼ同じ

なので，臨床がんに育てない何かがあるのだろうと思われてきた[14]．大豆イソフラボンは有力な候補である．ところがイソフラボンのエストロゲン効果から男性の女性化や男性ホルモンへの影響を危惧する意見が現れた．最近の前立腺がん罹患数は胃がん，肺がんに次いで第3位のがんになっている．日本でも年間1万人ほどが罹患していて，特に60歳すぎから増加する．PSAによる検診，重粒子線照射による治療，ロボット手術など話題に事欠かないが，診断，治療よりもなぜこのように増えてきたかという分析も必要であろう．大豆のイソフラボンは5α-レダクターゼ活性を抑制し，テストステロン生成を抑制するので予防的に働く[15)-17)]．イソフラボン以外にも多様な予防効果があり，それらの複合的効果があることも考えられる．最近上市されたエクオールサプリメントは前立腺がんのマーカーとして使われるPSAの上昇を予防した[18]．

1.5 男性の生殖とホルモン効果

最近，大豆摂取によって男性が女性化するという可能性に関する論議が持ち上がった．それはハーバード大学公衆衛生大学院によって大豆摂取が精子濃度を低下させる可能性があるという疫学研究が発表され，広くメディアの注目を集めたのである．しかし，このパイロットスタディは大豆摂取が直接関与するというよりはいくつかのライフスタイル要因を評価しているにすぎず，精子濃度の減少のほとんどは実質的に射精量の増加によるものであった[19),20)]．精子と精液パラメーターの両方に関連する大豆摂取の影響を直接評価する2つの研究がある．1つはグエルフ大学とフレッドハッチンソンがん研究センターの研究者による臨床試験で，32名の健康な青年に28日間のウォッシュアウト期間を置いて，無作為に牛乳タンパク質分離体（MPI），低イソフラボン分離大豆タンパク質（LISP；～1.6 mgイソフラボン/日），または高イソフラボン分離大豆タンパク質 (HISP；～62 mgイソフラボン/日) を57日間摂取させた．1日目と57日目の精液のサンプル分析ではどの摂取も精液量，精子濃度，精子数，精子運動能，精子形態には著しい影響は見られなかった．もう1つの研究はイタリア，ローマのアグンコ産婦人科センターによるもので，20名の参加者を3つのグループに無作為に割り当て，それぞれグループA, B, Cへ160, 320または480 mg/日のイソフラボンを3か月間投与した．投与前後で，イソフラボ

ンを投与された男性の射精量，精子濃度，精子数と精子運動に大きな相違は見られなかった．

1.6 男性ホルモンへのイソフラボン影響のメタアナリシス

男性のテストステロンなど血中ホルモンレベルが大豆摂取やイソフラボンの影響をうけるかどうか，36 の臨床試験の合計 608 項目について系統的レビューが行われた結果，多くの研究が短期であり，小規模であった．副次評価項目としてホルモン計測が含まれていたが，統計モデルと解析された比較（治療変更対コントロール変更，終了時治療数値 対 終了時コントロール数値，そしてある時間での治療設備の変更）によって，生殖ホルモンに関する統計的に有意な影響はなかった．多くの研究では日本人の摂取量よりもはるかに高い量が投与されていた．

1.7 エクオールの前立腺がん予防

大豆食品の摂取が前立腺がん予防に効果があるということは厚生省多目的コホート研究を始め，いくつかの研究によって示されていて，メタアナリシスでも有効性が確認されている（図1.3）．製薬業界の関心は前立腺がんの予防にエクオールが ER（エストロゲン受容体）β アゴニストとして働くかどうかということであった[18]．なぜならばアンドロゲン受容体に反して ERβ は脂肪細胞の増殖を抑え，分化を誘導するからである．エクオールは ERβ アゴニストの定義を満足する．さらにエクオールは前立腺細胞の増殖を促すデヒドロテストステロンに拮抗作用をもつので前立腺がんの予防と治療に役立つという可能性を秘めている．Constantinou らは PC3 前立腺がん細胞でエクオールががん転移のレギュレーターであり，切除後の再発マーカーでもあるウロキナーゼ活性系を阻害することを発見した．この系ではアミロライドやパラアミノベンザミジンなどの他の阻害因子は前立腺がん細胞の浸潤を試験管内で抑制する．エクオールの多面的作用は前立腺がんの治療にエクオールが使えるかもしれないという希望を与えるが，真に役立つかどうかは臨床試験による証明が必要であろう．日本人において前立腺がんの罹患率が低いことは，大豆食品摂取の多いこ

ととエクオール産生割合が高いことを関連づけて説明できる．

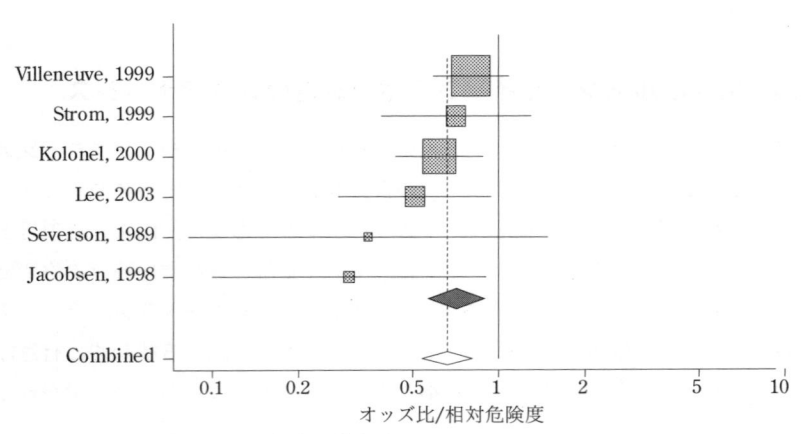

図 1.3 大豆摂取と前立腺がんリスクのメタアナリシス
Pooled risk estimate＝0.66（0.54〜0.81）

大豆摂取と前立腺がんリスクのメタアナリシス．全体のリスクは3分の2程度に下げていると思われる．

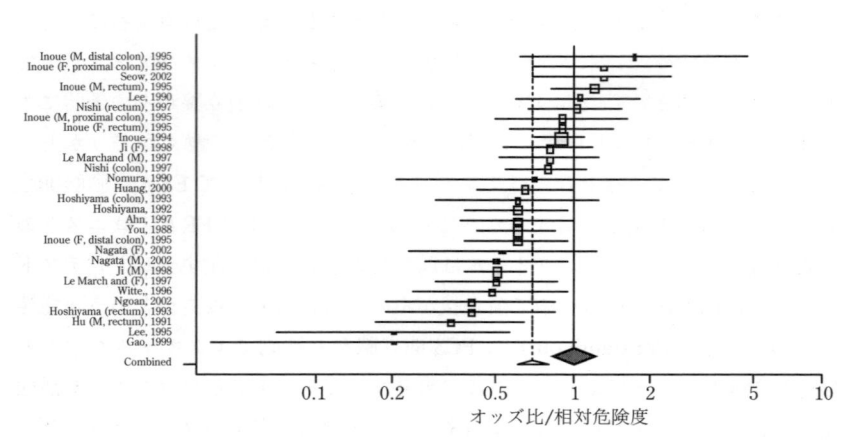

図 1.4 大豆タンパクを含む食品摂取と胃がんのリスク
Pooled risk fetimate＝0.70（95% CI＝0.61〜0.80；$p<0.001$）

大豆摂取と胃がんのリスク．全体のリスクは 0.7 と有意に低く，予防効果を示すと思われる．乳がん予防とは異なったメカニズムで働いている可能性が高い．

1.8 その他のがん

乳がん，子宮体がん，前立腺がんのようにステロイドホルモンと密接な関係をもつがんはイソフラボン摂取に影響をうける．また，大腸がんとも関連がありそうであるが，これは食物繊維の関係があるかも知れない[21]．

大豆摂取が胃がん予防にも関連がありそうなことがメタアナリシスで示されている（図1.4）．これは大豆のトリプシンインヒビターとして知られるBBIの効果と抗酸化能，エストロゲン作用などが複合的に働いている可能性がある．大豆と健康の関係は幅広く知られていてまさに人類への福音と思えるものである．

参考文献

1) Haba R, Watanabe S, Arai Y, Chiba H, Miura T. Suppression of lipid-hydroperoxide and DNA-adduct formation by isoflavone-containing soy hypocotyl tea in rats. *Environ Health Prev Med*. 2002; **7**(2): 64–73.
2) Haba R, Watanabe S, Wada M, Udaka S. Effects of lactoferrin, soya germ and polyamine on 2-amino-1-methyl-6-phenylimidazo[4,5-*b*]-pyridine(PhIP)- induced breast carcinogenesis in rats. *Biofactors*. 2004; **22**(1-4): 127–131.
3) Messina M, Barnes S. The role of soy products in reducing risk of cancer. *J Natl Cancer Inst*. 1991; **83**: 541–546.
4) Messina M, McCaskill-Stevens W, Lampe JW. Addressing the soy and breast cancer relationship: review, commentary, and workshop proceedings. *J Natl Cancer Inst*. 2006; **98**: 1275–1284.
5) Ohsumi S, Sakamoto G, Takashima S, *et al*. Long-term results of breast-conserving treatment for early-stage breast cancer in Japanese women from multicenter investigation. *Jpn J Clin Oncol*. 2003; **33**: 61–67.
6) Helferich WG, Andrade JE, Hoagland MS. Phytoestrogens and breast cancer: a complex story. *Inflammopharmacology*. 2008; **16**: 219–226.
7) Yamamoto S, Sobue T, Kobayashi M, *et al*. Soy, isofavones, and breast cancer risk in Japan. *J Natl Cancer Inst*. 2003; **95**: 906–913.
8) Zhang C, Li JP, Zhou P. Soy consumption and breast cancer risk: four recent meta-analyses. *Breast Cancer Res Treat*. 2011; **127**: 573–576.
9) Shu XO, Zheng Y, Cai H, *et al*. Soy food intake and breast cancer survival. *JAMA*. 2009; **302**(22): 2437–2443.
10) Doyle C, Kushi LH, Byers T, *et al*. Nutrition and physical activity during and after cancer treatment: an American cancer society guide for informed choices. *CA Cancer J Clin*. 2006; **56**: 323–353.

11) Messina M, Watanabe S, Setchell KD.Report on the 8th International Symposium on the Role of Soy in Health Promotion and Chronic Disease Prevention and Treatment. *J Nutr.* 2009; **139**(4): 796S-802S.
12) Maskarinec G, Verheus M, Steinberg FM, *et al.* Various doses of soy isoflavones do not modify mammographic density in postmenopausal women. *J Nutr.* 2009 ; **139**: 981-986.
13) Huber J, Imhof M, Schmidt M. Effects of soy protein and isoflavones on circulating hormone concentrations in pre- and post-menopausal women: a systematic review and meta-analysis. *Hum Reprod Update.* 2010 ; **16**(1): 110-111
14) Watanabe S, Uesugi S, Zhuo X, Kimira M. Phytoestrogen and cancer prevention. *Gan To Kagaku Ryoho.* 2003; **30**(7): 902-908.
15) Weihua Z, Lathe R, Warner M, *et al.* An endocrine pathway in the prostate, ERbeta, AR, 5alpha-androstane-3beta,17beta-diol, and CYP7B1, regulates prostate growth. *Proc Natl Acad Sci USA.* 2002; **99**: 13589-13594.
16) Muthyala RS, Ju YH, Sheng S, *et al.* Equol, a natural estrogenic metabolite from soy isoflavones: convenient preparation and resolution of R- and S-equols and their differing binding and biological activity through estrogen receptors alpha and beta. *Bioorg Med Chem.* 2004; **12**: 1559-1567.
17) Lund TD, Munson DJ, Haldy ME, *et al.* Equol is a novel anti-androgen that inhibits prostate growth and hormone feedback. *Biol Reprod.* 2004 ; **70**: 1188-1195.
18) Miyanaga N, Akaza H, Hinotsu S, *et al.* Prostate cancer chemoprevention study: an investigative randomized control study using purified isoflavones in men with rising prostate-specific antigen. *Cancer Sci.* 2012; **103**(1): 125-130.
19) Messina M. Soybean isoflavone exposure does not have feminizing effects on men: a critical examination of the clinical evidence. *Fertil Steril.* 2010 ; **93**: 2095-2104.
20) Cederroth CR, Auger J, Zimmermann C, *et al.* Soy, phyto-oestrogens and male reproductive function: a review. *Int J Androl.* 2010 Apr ; 33(2): 304-316.
21) 陳　瑞東，大豆イソフラボンの発がん抑制．於：家森幸男，渡邊　昌編，大豆イソフラボン．東京：幸書房 2001; 107-125.

（渡邊　昌）

第2章 更年期障害

　現在，日本の50歳以上の女性は3,000万人を超えており，総人口の23.7%を占めている[1]．年齢階級別の男女の人口構成比は50～54歳の階級までは，女性よりも男性の比率が高いが，55～59歳以上の階級では，逆転して女性の構成比が男性を上回っている．人生80年時代を迎え，豊かな高齢社会を築くためには，更年期に積極的な健康管理をすることが重要となる．

　女性は誰もが閉経をはさんだ50歳前後に，老年期への移行期である「更年期」を通らなければならない．この更年期には様々な不定愁訴，いわゆる「更年期症状」を自覚するようになる．これら症状は，非常に個人差が強く，ほとんど症状の無い人から，日常生活に支障を来すほど強い症状を訴える人もいる．特に症状が重篤な場合は「更年期障害」と呼ばれ，治療の対象となる．

　更年期障害の治療法として，欧米ではホルモン補充療法（hormone replacement therapy：HRT）が推奨され，広く使用された時期があった．ところが2002年に女性の健康イニシアチブ（Women's Health Initiative：WHI）が報告した大規模な臨床試験の中間報告で，HRTは乳がんや血栓性疾患のリスクを上昇させることが分かり[2]，世界に大きな衝撃が走った．これを機に，更年期障害の代替療法に関する研究は一層加速した．

　大豆に含まれているイソフラボン（ゲニステイン，ダイゼイン，グリシテイン）は女性ホルモンのエストロゲンに類似した構造を持ち，生体内で弱い女性ホルモン様作用を示すことから植物エストロゲンと呼ばれている．疫学研究ではイソフラボンの摂取量が多いほど，更年期障害や乳がん，骨粗鬆症などのリスクが低いことが示されている．このような理由から，欧米を中心に大豆食品やサプリメントが更年期症状を改善するための代替療法のひとつとして広く摂取されるようになった．近年，ダイゼインの代謝産物であるエクオールは他のイソフラボンよりもエストロゲン様作用が強い可能性が示唆され，注目を集めている．本章では，更年期障害と大豆イソフラボン摂取の関連性について解説する．

2.1 女性のライフサイクルとホルモン

女性が女性らしい体つきになり，月経の開始とともに女性としての身体機能を発揮するのは思春期である．そのカギを握るのは女性ホルモンだが，この産生をコントロールしているのは脳の視床下部や脳下垂体から分泌されるホルモンである．これらホルモンの年代による分泌パターンを図2.1に示した．

成熟した女性の卵巣や子宮は，約28日周期で変化している．この周期性は卵巣から分泌される卵胞ホルモン（エストロゲン（エストラジオール）：E2）と黄体ホルモン（プロゲステロン）の規則的な増減によるものだが，これら2つのホルモンは，脳から分泌される別のホルモンによって連鎖反応的に制御されている．まず，脳の視床下部から性腺刺激ホルモン放出ホルモン（gonadotropin releasing hormone）が下垂体に分泌される．その刺激で下垂体前葉から卵胞刺激ホルモン（follicle stimulating hormone：FSH）と黄体化ホルモン（luteinizing hormone：LH）が分泌される．FSHは卵巣からのエストロゲン分泌を促すことで，子宮粘膜の増殖を促進する．LHは排卵を促すと同時に，プロゲステロンの分泌を促進させ，妊娠を維持するよう働く．

月経周期が順調であるためには視床下部→脳下垂体→卵巣の情報伝達がきちんとコントロールできていないといけない．卵巣で作られる女性ホルモンが多

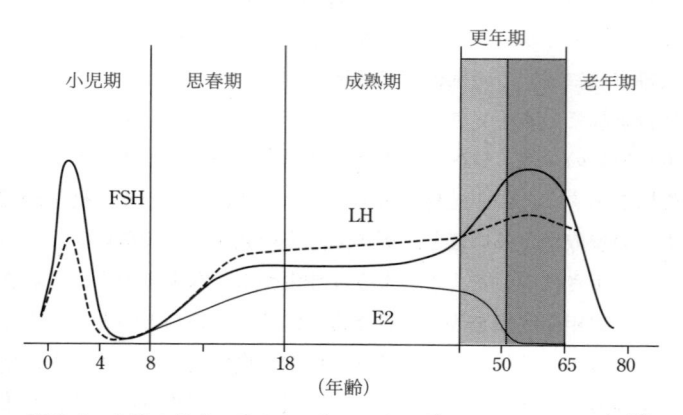

図2.1 女性のライフサイクルとエストロゲン，FSH，LHの変動[3]

くなると性腺刺激ホルモンの量は少なくなり，女性ホルモンが少なくなると性腺刺激ホルモンの分泌が増え，卵巣でのホルモン産生を促す．思春期から性成熟期まではこのフィードバックが正しく行われ，月経周期が保たれている．

更年期に入る頃になると，卵巣から分泌されるエストロゲンとプロゲステロンの量が著しく低下し，月経周期も不規則になる．卵巣の働きが衰え，女性ホルモン産生が減少してくると，これを回復させるため，下垂体は性腺刺激ホルモンを盛んに分泌し始める．この刺激を受けて，更年期初期の40代後半には，一時的に残り少ない卵胞が反応して少量のエストロゲンが生成され，不正出血を見ることもある．どれだけ性腺刺激ホルモンの刺激があっても，卵巣が女性ホルモンを放出しなくなれば閉経を迎える．しかし，その後しばらくの間，下垂体は性腺刺激ホルモンを出し続ける．脳の中枢からは卵巣だけでなく，甲状腺や副腎などのホルモン産生をコントロールする刺激ホルモンも出ており，自律神経系や免疫系にも深く関わっている．いくら刺激を与えても反応しない卵巣のために，中枢が懸命にホルモン分泌を促し続ける状態は非常に不安定で，他の生理機能にも影響を及ぼす．その結果，自律神経のアンバランスなどによりさまざまな生体反応が引き起こされる．これが更年期症状の一因となっている．

2.2 閉経前後に起こる身体・精神機能の変化

WHOにより閉経は「卵胞の消失による永久的な月経の停止」と定義されている．40歳頃から生殖機能が衰退し，特に卵巣では排卵などの機能が消失しはじめ，閉経に至る．12か月以上無月経の場合，その90%以上はそのまま閉経することから，月経停止後12か月以上経過すると「閉経」と判定される．日本産婦人科学会では43歳未満で閉経した場合を早期閉経，55歳以降に閉経した場合を遅発閉経と呼んでいる．

更年期とは生殖期から老年期への移行期のことをいう．閉経の前後5年間とされ，平均更年期年齢は45～55歳くらいである．閉経年齢は早い人では30歳後半，遅い人では60歳前半という報告もあるが，平均的には50.5歳と言われている．平均寿命や人種，社会・家庭環境などが異なっても，閉経年齢はほぼ変わらない．

運動器系症状

血管運動神経症状　　　肩こり　　　精神神経症状
　　　　　　　　　　　腰痛
　　　　　　　　　　　関節痛

顔面紅潮　　　　　　　　　　　　　いらいら
発汗　　　　　　　　　　　　　　　不眠
不眠　　　　　　　　　　　　　　　気分が沈む
　　　　　　　　　　　　　　　　　不安感

　　　　　　　　　　疲労感
　　　　　　　　　　めまい
　　　　　　　　　　胃もたれ
　　　　　　　　　　皮膚が痒い

その他の症状

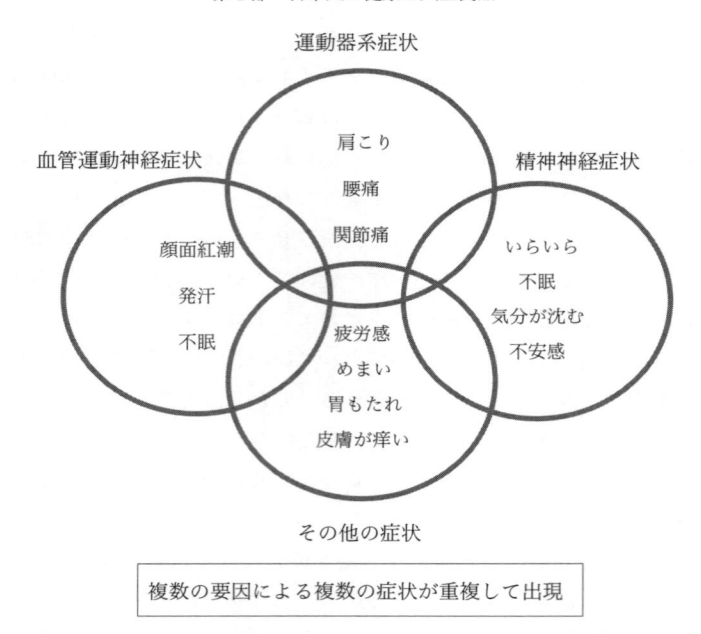

複数の要因による複数の症状が重複して出現

図 2.2　更年期障害として自覚される症状とその分析[4]

　閉経前後に起こるさまざまな不快症状を「更年期症状」といい，更年期女性の約半分が何らかの症状を自覚するとされる．更年期症状を大別すると血管運動神経症状，運動器系症状，精神神経症状，その他の症状に分類できる．それぞれの代表的な症状を図 2.2 に示す．欧米人の場合，ほてりやのぼせが主たる症状であるが，日本人の場合は肩こり，のぼせが多いといわれている．

　更年期における女性ホルモンの急激な減少は誰にでも起こるが，更年期症状の現れ方は千差万別である．日常生活に支障があるほど重篤な症状の人もいれば，ほとんど症状を感じないまま過ごす人もいる．更年期症状の強さは，体と心の両面に関連しており，女性ホルモンの減少に加え，生活習慣，社会や家庭環境，性格などに大きく左右される．

2.3　更 年 期 障 害

　日本産婦人科学会用語集によれば「更年期に現れる多種多様な症状の中で，

器質的変化に起因しない症状を更年期症状と呼び，これらの症状の中で日常生活に支障をきたす病態を更年期障害とする」と定義されている．さらに「更年期症状，更年期障害の主たる原因は卵巣機能の低下であり，これに加齢に伴う身体的変化，精神・心理的要因，社会文化的な環境因子などが複合的に影響することにより症状が発現すると考えられる」と記されている．

更年期障害の診断には月経の有無や規則性，血中の LH，FSH，エストロゲンなどのホルモン量の変動が前提となるが，患者が訴える症状が多彩なため，その状態の把握には質問紙法が用いられてきた．症状の頻度や重症度を数値化する更年期指数（更年期スコア）により，主観的な症状の訴えに客観性を持たせることが可能となる．諸外国でも様々な更年期指数が利用されているが，日本では米国で使用されていた Kupperman index [5] を改変した更年期指数が 1990 年頃まで利用されていた．その後，1992 年には小山らにより 10 症状をスコア化する「簡略更年期指数（SMI）」[6] が，1999 年には日本産婦人科学会の生殖・内分泌委員会により 21 症状をスコア化する「日本人女性の更年期症状評価表」[7] が作成され，日本人女性が高頻度に訴える症状を中心にした更年期指数が頻用されるようになった．

更年期障害における各種症状のうち，閉経後にまず認められるのはほてり，のぼせ，発汗，動悸などの血管運動神経症状で，遅れて不眠，不安，憂うつな

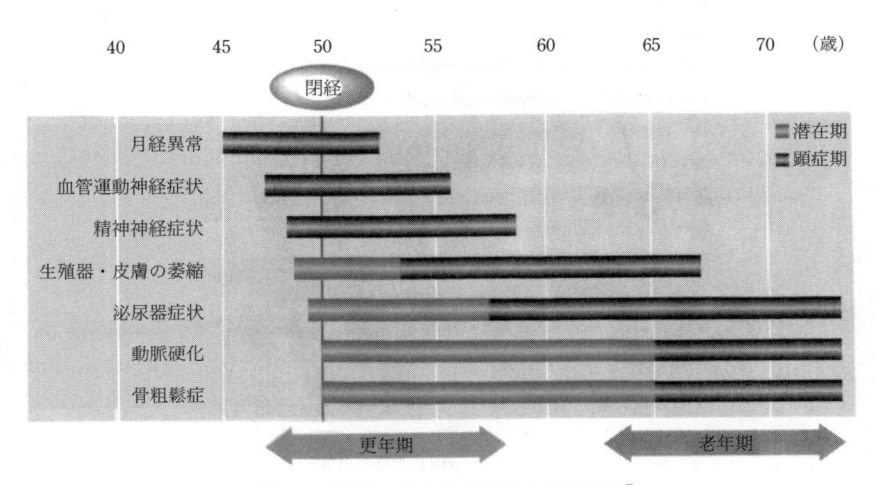

図 2.3 閉経に伴う各種症状の発現時期[8]

どの精神神経症状が出現する．その後，易疲労性，肩こり，腰痛などの運動神経症状が加わる．泌尿生殖器の萎縮や骨粗鬆症などは閉経後数年経過してから増加する（図2.3）．

2.4　更年期障害緩和のためのホルモン補充療法

ほてりやのぼせなど，重篤な血管運動神経症状や泌尿生殖器の炎症性症状などエストロゲンの低下を主因とする症状に対しては，HRTが用いられる．日本でのHRT普及率は，わずか1.5％で，米国の40％，オーストラリアの76％と比較すると先進諸国の中で最も低い状況となっている．また，アジア諸国の中で比較しても，台湾では17.4％，韓国では8.8％であり，日本における普及率はアジアの中で最も低いことがわかる（図2.4）．

これまで，更年期障害に悩まされる女性はHRT（主にエストロゲンとプロゲステロン併用）を受けるのが一般的だった．しかし，2002年に状況は一変した．WHI試験で，HRTを受けた女性で乳がんおよび脳卒中リスクの高いことが明らかとなり[2]，多くの人がHRTを中止した．この研究ではいくつかの

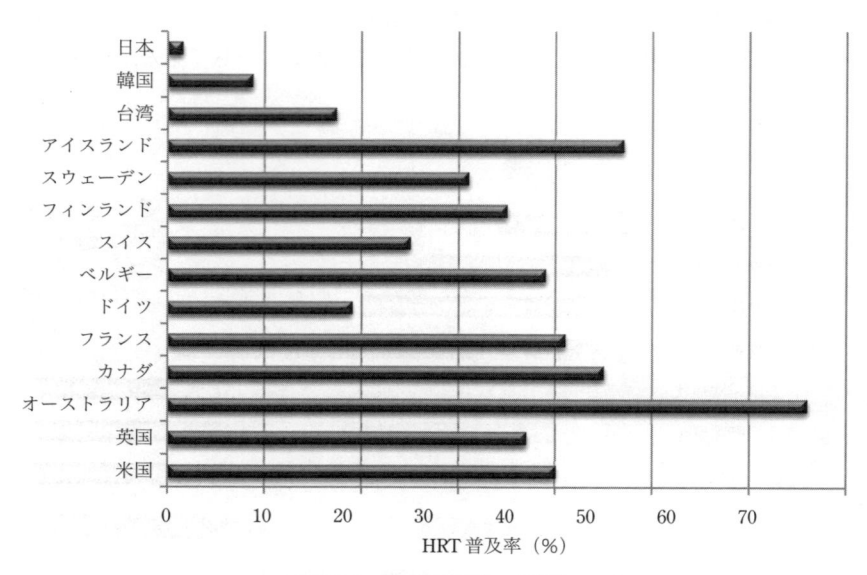

図 2.4　HRT普及率の比較[9]

ベネフィットが報告されたものの，心疾患，脳卒中および肺塞栓の増大がみられたため，2005年に早期に中止された．日本では，新聞などでリスク部分が大きく報道され，HRTについての不安が広がり使用率も減少した．しかし，この試験の対象者となった女性達はHRTを開始した平均年齢が63.3歳と一般的にHRTを実施する年齢に比べ高齢であり，約70%が肥満な上，約半数が喫煙経験者であることなど問題点が指摘されていた．

その後，WHI試験についてサブ解析が行われ，2006年4月，国際閉経学会（IMS）では，エストロゲン単独投与5年以上で，25%乳がん発症の減少が認められたこと，ならびに50歳代にHRTを実施した場合，心臓血管系疾患や物忘れにも有効な結果を得られたことを発表した[10]．また，HRTの処方は2002年以降，変更されており，最近の研究では，同治療によりベネフィットを得られる集団のあることも明らかにされている[11]．

日本では2009年，日本産科婦人科学会・日本女性医学学会の共同事業により「ホルモン補充療法ガイドライン」が，さらに，2012年には改訂版「ホルモン補充療法ガイドライン2012年度版」が刊行された．これまでに集積されたエビデンスに基づいてHRTを精査したこのガイドラインは，HRTのベネフィットとリスクが明確になり，ベネフィットを損なわずリスクの少ない処方をする目安となっている．

2.5 大豆イソフラボンによる更年期症状の軽減効果

アジアの女性は欧米人に比べ更年期症状が軽いといわれ，その理由のひとつとして大豆製品の摂取量の違いが挙げられている[8]．大豆にはさまざまな機能性成分が含まれているが，中でもエストロゲン様作用を示すイソフラボンが更年期症状を軽減する可能性が示唆されている．

大豆イソフラボンはエストロゲンに類似した構造をしており，その受容体に結合して，本物のエストロゲンの数千～1万分の1程度の弱いエストロゲン様作用を示すことから，植物エストロゲンと呼ばれる．大豆に含まれている主なイソフラボンはゲニステイン，ダイゼイン，グリシテインで，大豆製品中にはおもに配糖体として存在している（図2.5）．これら配糖体は，腸内細菌により糖が切り離され，アグリコンとなって吸収され，生理活性を発揮する．

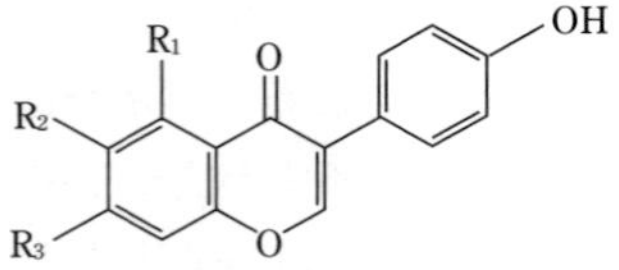

	イソフラボンの種類	R₁	R₂	R₃
アグリコン	ダイゼイン	H	H	OH
	ゲニステイン	OH	H	OH
	グリシテイン	H	OCH₃	OH
配糖体	ダイジン	H	H	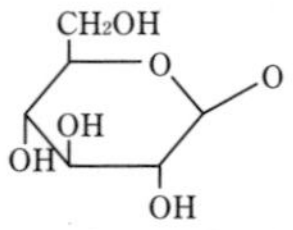 (グルコース)
	ゲニスチン	OH	H	
	グリシチン	H	OCH₃	
	6″-O-マロニルダイジン	H	H	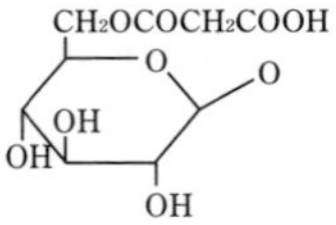 (6″-O-マロニルグルコース)
	6″-O-マロニルゲニスチン	OH	H	
	6″-O-マロニルグリシチン	H	OCH₃	
	6″-O-アセチルダイジン	H	H	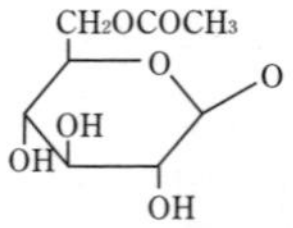 (6″-O-アセチルグルコース)
	6″-O-アセチルゲニスチン	OH	H	
	6″-O-アセチルグリシチン	H	OCH₃	

図 2.5 大豆イソフラボンの化学構造

疫学調査では，大豆の摂取量と更年期症状が負の相関を示すことが報告されている．1992年から岐阜県高山市で実施された調査で，大豆製品やイソフラボンの摂取量とのぼせ・ほてりの関連性を調べた結果，大豆製品を最も少なく摂取していた群に比べ，最大に摂取していた群では，のぼせの出現が約半分であった[12]．また，2001年に発表された閉経後の日本人女性を対象にした調査では，ほてりに関しては大豆イソフラボンの摂取量よって有意差は出なかったものの，動悸や腰痛は，明らかに大豆イソフラボンの摂取量が多いグループのほうが軽度であったと報告されている[13]．

他方，大豆イソフラボンサプリメントによる更年期症状の軽減効果はヒトを対象とした多数の臨床試験で確認されている．閉経後女性を対象に欧米で実施された複数の介入試験で，およそ50～100mg/日のイソフラボンアグリコンを12週間摂取することにより，更年期症状の改善が認められている．また，日

本人の中高年女性を対象に行われたクロスオーバー試験では，40mg のイソフラボン配糖体を4週間毎日摂取することで更年期症状が改善することが報告されている[14]．しかし，これら臨床試験によるイソフラボンの効果は有効であることもあれば，無効または有効とは言い切れない結果もあり，ばらつきが大きかった．

その後，複数の臨床試験の結果を統計的に統合し，メタ分析（meta-analysis）を行った論文も複数発表されている．11 報の臨床試験結果を使った Howes ら報告では，大豆イソフラボン摂取量とほてりの頻度に相関が認められた[15]．13 報の論文を使った Taku らのメタ分析では，プラセボ（偽薬）に比べて，大豆イソフラボンを平均 54mg/日摂取した場合，ほてりの頻度は 20.6％，重篤度は 26.2％低かった[16]．また，この分析から，イソフラボンサプリメントはゲニステイン含有量が多いと症状改善効果が高いことも明らかになった．翻って，大豆由来のサプリメントを少なくとも 12 週間以上摂取したランダム化比較試験 14 報をメタ分析した報告では，ほてりの改善効果は限定的であるとしている[17]．

これまで，大豆イソフラボン摂取による更年期症状の改善効果を証明するため，数多くの臨床試験が実施されてきた．しかし，これまでの試験はその研究方法や効果の判定方法に統一性がなかったことで，大豆イソフラボンの有効性を明確にすることができなかった．イソフラボンの効果を証明するには，サプリメントの組成を明示し，対象者を健康状態やほてりの頻度や重篤度により分類し解析するなど，従来の臨床試験における欠陥を改善した新たなデザインの臨床研究が必要となる．

2011 年に北米閉経学会（North American Menopause Society : NAMS）が発表した大豆イソフラボンに関する報告では，更年期症状に対して次の見解が示された．評価に用いた多くの試験で 50～60mg/日，12 週間のイソフラボン摂取で有意にほてりが改善したこと，改善が認められたのは 1 日に 4 回以上ほてりを感じている女性で，この改善度に用量反応性はないことが示された[18]．この結果から NAMS は，重篤な血管運動神経症状を有する更年期女性が 50mg/日以上の大豆イソフラボンを最低 12 週間継続して摂取することは，更年期障害の初期の治療法として妥当であると提言した．

2.6 エクオールと更年期症状

NAMS は上記報告の中で，ダイゼインの腸内細菌による代謝産物であるエクオールを含有するサプリメントは，エクオール産生能を持たない女性に有効である可能性も示唆した．

エクオールは他のイソフラボン同様，基本構造がエストロゲンと類似しており，エストロゲン受容体への親和性は前駆物質のダイゼインより高い[19]．また，全身に分布するエストロゲン受容体 β でのトランスアクチベーション活性（遺伝子の転写や情報伝達における活性）はイソフラボン類の中で最も高い[19]ことから，大豆イソフラボンの女性ホルモン様作用を享受するためには，エクオールを産生できるか否かが鍵となるといわれている．実際，大豆イソフラボンサプリメントによる更年期症状軽減効果はエクオール産生者にしか見られなかったという報告もある[20]．

エクオールの産生能の違いは人種差が大きいといわれ，エクオールを産生できる人の割合は，欧米人で 20〜30％，日本人は 50％ 程度とされている[21),22]．

エクオール産生に関わるヒト腸内細菌はこれまで 10 数種類同定されている[23]が，実際の産生には腸内細菌叢の影響を受けるため，食事因子[24),25]や遺伝的因子[26]の関与も予測されている．しかし，現在のところ，エクオール産生能を確実に得るための条件は明らかになっていない．

疫学研究では，エクオール産生者は非産生者に比べて有意に更年期症状が軽いという報告がある[27]．著者らの調査結果でも未閉経女性では，エクオール非産生者に比べ，産生者のほうが更年期症状スコアは有意に低かった（図 2.6）．

そこで，エクオールの経口摂取による更年期症状改善効果を調べるため，臨床試験を実施した．その結果，エクオール非産生者が 1 回 10mg のエクオールサプリメントを 1 日 3 回摂ることで，更年期症状が改善することが明らかとなった[28]．その後，エクオール非産生者のみを対象とした臨床試験で，1 日 10mg のエクオールサプリメント摂取によりほてりの頻度や肩こりの程度が改善されたことも報告されている[20]．

以上の結果から，大豆イソフラボンによる更年期障害の改善効果はエクオールを産生できるか否かにより異なることが明らかとなった．エクオール産生能

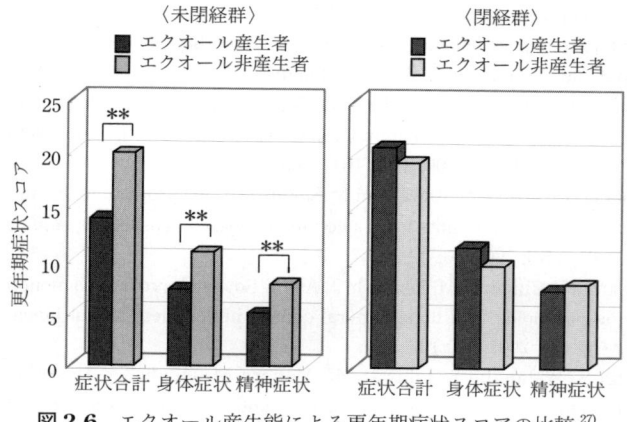

図2.6 エクオール産生能による更年期症状スコアの比較[27]
** $p<0.01$.

を左右するのは個人の腸内細菌叢であり，摂取する側の生理的な特性に依存することになる．今後は，エクオール産生能をはじめとする個人の代謝能も考慮した上で，大豆イソフラボンの有効性を究明することが求められるであろう．

参考文献

1) 総務省．住民基本台帳にもとづく人口, 人口動態及び世帯数 (平成24年3月31日)．http://www.soumu.go.jp/main_content/000170583.pdf
2) Nelson HD, Humphrey LL, Nygren P, Teutsch SM, Allan JD. Postmenopausal hormone replacement therapy: scientific review. *JAMA*. 2002; **288**: 872-881.
3) 玉舎輝彦．女性ホルモンの作用と性差の出現．京都：金芳堂 2006; 171.
4) 水沼英樹．更年期障害の取り扱い．日産婦誌 2003; **9**: N312-314.
5) Kupperman HS, Blatt MH, Wiesbader H, Filler W. Comparative clinical evaluation of estrogenic preparations by the menopausal and amenorrheal indices. *J Clin Endcrinol Metab*. 1953; **13**: 688-703.
6) 小山嵩夫, 麻生武志．更年期婦人における漢方治療；簡略化した更年期指数による評価．産婦人科漢方研究のあゆみ 1992; **9**:30-34.
7) 日本産科婦人科学会生殖・内分泌委員会．日本人女性の更年期症状評価表．日産婦誌 2001; **53**: 13-14.
8) 吉形玲美．加齢・ライフステージ別にみる発症しやすい疾患・部位．於：太田博明編．ウェルエイジングのための女性医療．東京：メディカルレビュー社 2011; 83.
9) Lundberg V, Tolonen H, Stegmayr B, Kuulasmaa K, Asplund K ; WHO MONICA Project. Use of oral contraceptives and hormone replacement therapy in the WHO

MONICA project. *Maturitas.* 2004; **48**: 39-49.
10) 6th International Menopause Society Expert Workshop 2006. http://www.imsociety.org/pdf_files/comments_and_press_statements/ims_press_statement_11_04_06.pdf
11) Stefanick ML, Anderson GL, Margolis KL, *et al.* Effects of conjugated equine estrogens on breast cancer and mammography screening in postmenopausal women with hysterectomy. *JAMA.* 2006; **295**: 1647-1657.
12) Nagata C, Takatsuka N, Kawakami N, Shimizu H. Soy product intake and hot flashes in Japanese women: results from a community-based prospective study. *Am J Epidemiol.* 2001; **153**: 790-793.
13) Somekawa Y, Chiguchi M, Ishibashi T, Aso T. Soy intake related to menopausal symptoms, serum lipids, and bone mineral density in postmenopausal Japanese women. *Obstet Gynecol.* 2001; **97**: 109-15.
14) Uesugi S, Watanabe S, Ishiwata N, Uehara M, Ouch K. Effects of isoflavone supplements on bone metabolic markers and climacteric symptoms in Japanese women. *Bio Foctors.* 2004; **22**: 221-228.
15) Howes LG, Howes JB, Knight DC. Isoflavone therapy for menopausal flushes: a systematic review and meta-analysis. *Maturitas.* 2006; **55**: 203-211.
16) Taku K, Melby MK, Kronenberg F, Kurzer MS, Messina M. Extracted or synthesized soybean isoflavones reduce menopausal hot flash frequency and severity: systematic review and meta-analysis of randomized controlled trials. *Menopause.* 2012; **19**: 776-790.
17) Jacobs A, Wegewitz U, Sommerfeld C, Grossklaus R, Lampen A. Efficacy of isoflavones in relieving vasomotor menopausal symptoms—A systematic review. *Mol Nutr Food Res.* 2009; **53**: 1084-1097.
18) North American Monopause Society. The role of soy isoflavones in menopausal health: report of The North American Menopause Society/Wulf H. Utian Transnational Science Symposium in Chicago, IL (October 2010). *Menopause.* 2011; **18**: 732-753.
19) Hwang CS, Kwak HS, Lim HJ, *et al.* Isoflavone metabolites and their *in vitro* dual functions: they can act as an estrogenic agonist or antagonist depending on the estrogen concentration. *J Steroid Biochem Mol Biol.* 2006: **101**: 246-253.
20) Aso T, Uchiyama S, Matsumura Y, *et al.* A natural S-equol supplement alleviates hot flushes and other menopausal symptoms in equol nonproducing postmenopausal Japanes women. *J Womens Health* (Larchmt) 2012; **21**: 92-100.
21) Rowland IR, Wiseman H, Sanders TA, Adlercreutz H, Bowey EA. Interindividual variation in metabolism of soy isoflavones and lignans: influence of habitual diet on equol production by the gut microflora. *Nutr Cancer.* 2000; **36**: 27-32.
22) Atkinson C, Frankenfeld CL, Lampe JW. Gut bacterial metabolism of the soy isoflavone daidzein: exploring the relevance to human health. *Exp Biol Med* (Maywood). 2005; **230**: 155-170.
23) Richard LJ, Jeffrey SG, Richard JS. Emerging evidence of the health benefits of

S-equol, an estrogen receptor β agonist. *Nutr Rev.* 2012, **69**; 432-448.
24) Uehara M, Ohta A, Sakai K, Suzuki K, Watanabe S, Adlercreutz H. Dietary fructooligosaccharides modify intestinal bioavailability of a single dose of genistein and daidzein and affect their urinary excretion and kinetics in blood of rats. *J Nutr.* 2001; **131**: 787-795.
25) Hedlund TE, Maroni PD, Ferucci PG, Long-term dietary habits affect soy isoflavone metabolism and accumulation in prostatic fluid in Caucasian men. *J Nutr.* 2005; **135**: 1400-1406.
26) Frankenfeld CL, Atkinson C, Thomas WK. Familial correlations, segregation analysis, and nongenetic correlates of soy isoflavone-metabolizing phenotypes. *Exp Biol Med* (Maywood). 2004; **229**: 902-913.
27) 内山成人, 上野友美, 正木恭介, 清水清一, 麻生武志, 城田知子. 日本人女性における大豆イソフラボンおよびエクオールと更年期症状の関係に関する調査研究. 日本更年期医学会雑誌 2007; **15**: 28-37.
28) Ishiwata N, Melby MK, Mizuno S, Watanabe S. New equol supplement for relieving menopausal symptoms: randomized, placebo-controlled trial of Japanese women. *Menopause.* 2009; **16**: 141-148.

〔石渡尚子〕

第3章 循環器疾患(高血圧・動脈硬化)

3.1 はじめに

　厚生労働省の「平成23年簡易生命表の概況」[1]によれば，2012年の日本人の平均寿命は男性で79.9歳，女性で86.4歳である．長寿の要因の1つが，米，魚，大豆，野菜を中心とした栄養バランスの良い食生活にあるといわれている．我が国は国土の約70%が山岳地帯という自然環境の下，大豆はタンパク源として貴重な存在であった．厚生労働省の「平成23年国民健康・栄養調査報告」[2]によれば，大豆および大豆製品の1人1日当たりの平均摂取量は50.3gであり，40年前と比較すると20g程度減少しているが，米国の5.5gと比較すればその摂取量はかなり多い[3]．

　世界各地には長寿の地域が存在するが，日本もその1つであることから日本型食生活の特徴についてはグローバルレベルで関心がもたれてきた．日本人に不足しているカルシウムが多く含まれている豆類について，労働省は「健康日本21」[4]の中で，成人の1日当たり平均摂取量を100g以上にすることを目標にしている．ここでは，高血圧・動脈硬化の概要，大豆・大豆製品の概要とその成分とその研究について紹介し，最後に両者の関連についてのコホート研究について概説する．

3.2 大豆・大豆製品の概要とその成分

　大豆は，循環器病と関わりのある成分としてタンパク質，脂質，ビタミンB群，ビタミンE，ビタミンK，ミネラル類，多価不飽和脂肪酸，食物繊維，イソフラボン，レシチン，サポニンなどを含んでいる．これまでの研究から，大豆・大豆製品に含まれる個々の成分の摂取と循環器疾患の関連について，傾向が認められるものの有意な差は認められなかったとする報告も少なくない．そ

第3章 循環器疾患（高血圧・動脈硬化）

100 g中の食品成分	エネルギー	水分	タンパク質	脂質	V.K.	V.B$_1$	葉酸	SFAs	MUFAs	n-3 PUFAs	n-6 PUFAs	食物繊維総量	1食分の目安量	
	kcal	g	g	g	μg	mg	μg	g	g	g	g	g		g
大豆/全粒/国産, 乾	417	12.5	35.3	19	18	0.83	230	2.59	3.66	1.79	8.62	17.1		15
大豆/全粒/国産, ゆで	180	63.5	16	9	7	0.22	39	1.22	1.73	0.85	4.09	7		30
きな粉/全粒大豆	437	5	35.5	23.4	37	0.76	250	3.38	4.52	1.79	10.83	16.9	大さじ2(12)	30
きな粉/脱皮大豆	434	5	36.8	23.1	39	0.12	270	3.33	4.46	1.77	10.7	13.7	大さじ2(12)	30
木綿豆腐	72	86.8	6.6	4.2	13	0.07	12	0.74	0.84	0.27	1.84	0.4		75
絹ごし豆腐	56	89.4	4.9	3	12	0.1	11	0.53	0.6	0.19	1.31	0.3		75
生揚げ	150	75.9	10.7	11.3	25	0.07	23	2.09	2.37	0.75	5.2	0.7		75
油揚げ	386	44	18.6	33.1	68	0.06	19	6.12	6.94	2.2	15.23	1.1		30
がんもどき	228	63.5	15.3	17.8	43	0.03	21	3.24	3.67	1.16	8.06	1.4		80
凍り豆腐	529	8.1	49.4	33.2	57	0.01	5	5.84	6.63	2.1	14.54	1.8	1個 (20g)	30
糸引き納豆	200	59.5	16.5	10	600	0.07	120	1.47	1.9	0.74	4.65	6.7		30
挽きわり納豆	194	60.9	16.6	10	930	0.14	110	1.47	1.9	0.74	4.65	5.9		30
おから/旧来製法	89	81.1	4.8	3.6	6	0.11	12	0.55	0.71	0.28	1.62	9.7		30
おから/新製法	111	75.5	6.1	3.6	8	0.11	14	0.55	0.71	0.28	1.62	11.5		30
豆乳	46	90.8	3.6	2	4	0.03	28	0.35	0.4	0.13	0.88	0.2		200
湯葉/生	231	59.1	21.8	13.7	22	0.17	25	1.9	2.8	0.91	6.15	0.8		30
湯葉/干し	511	6.5	53.2	28	48	0.2	44	4.01	5.71	1.85	12.72	3.3		6
テンペ	202	57.8	15.8	9	11	0.07	49	1.2	1.61	0.72	3.97	10.2		20

図 3.1 大豆・大豆製品の食品成分[5]と1食分の目安量

の理由は，大豆・大豆製品は成分の違いや個体差が際立っており，それぞれ成分や1食分の目安量（図3.1）が大きく異なっていること，食品中の含有量が微量であることに加え，含有成分が互いに影響しながら，生活習慣病に関わっているからであると考えられる．特徴的な成分については灰色で示した．

例えば納豆に含まれるビタミンKは，大豆の約30倍である．また，納豆に付加されているナットウキナーゼは，脳卒中や心筋梗塞の原因となる血栓を溶かす作用があることが報告[6]されている．また，納豆の凍結乾燥粘性物質は，アンジオテンシンIを活性型アンジオテンシンIIに転化させるACEという酵素を抑制する物質を含んでいるという報告[7,8]もある．さらに，高血圧の被験者に凍結乾燥粘性物質1回30g（200gの納豆相当）を連続4日間経口投与したところ，血圧は平均値で収縮期血圧が173.8±20.5mmHgから154.8±12.6mmHgに，拡張期血圧が101.0±11.4mmHgから91.2±6.6mmHgに低下したとの報告[9]もある．

大豆製品摂取の有効性に関する研究は，交絡因子の検討という意味において，大豆製品の含有成分や量についても慎重に検討する必要がある．

3.3 大豆製品と循環器疾患の関連

大豆・大豆製品は，血圧や血中コレステロールの上昇抑制作用，抗血液凝固作用を有するマグネシウム，食物繊維，葉酸などが含まれているので，血管が健康な状態で維持され血栓が出来にくく，また血中コレステロール値の上昇抑制作用を有するイソフラボンやサポニンなどの成分も含まれているため，循環器疾患とその死亡リスク減少に効果があると考えられている．

近年の生活習慣病の研究とそれにかかわる大豆製品との関連について紹介する．

JACC Study (The Japan Collaborative Cohort Study for Evaluation of Cancer Risk sponsored by the Ministry of Education, Culture, Sport, Science and Technology of Japan)[10]は，生活習慣把握のために1988～2009年，全国45地区，約11万人（40～79歳）を対象に自記式問診票により追跡した．食事についての質問に有効回答した40～79歳の男女約6万人を対象に，大豆製品の摂取頻度の少ない者から多い者へ4つのグループに分け，循環器疾患死亡および総死

亡との関連を分析したところ，摂取頻度が多いほど，総循環器疾患死亡のリスクが低いことが示された．

また，別の研究では獣肉を大豆に置き換えることで，血液中のLDLコレステロールが減り，HDLコレステロールが増えることが明らかにされ，大豆の摂取が心疾患を予防する効果のあることが報告[11]されている．

血液中のコレステロール（特にLDLコレステロール）の増加が心疾患の危険を増加させるという研究[12]がある．さらに，いくつかの臨床試験[13),14)]では，血清コレステロールを低下させることが，心疾患になっていない者の罹患および死亡率を減らすことが明らかにされている．さらに多くの研究[15),16)]では，動物性タンパク質の代わりに大豆タンパク質を摂取することで，血液中のコレステロール濃度が減少することが明らかになった．このうちAndersonらのメタアナリシス解析[16)]では，大豆タンパク質を1日平均47g摂取させるという介入を行った結果，総コレステロールが9.3%，LDLコレステロールが12.9%，中性脂肪が10.5%改善し，HDLコレステロールが2.4%上昇した．これは，大豆に含まれる植物性のタンパク質がコレステロールを下げ，血管を強くするので脂質異常症や循環器疾患の予防として効果があるとする報告である．

大豆および大豆製品には種々の植物ステロールが含まれる．これらの植物ステロールの構造はコレステロールと類似している．植物ステロールはLDLコレステロール濃度を低下させる[17)]ことが明らかにされている．先行研究[18)]においては，大豆タンパク質とイソフラボンの摂取により血中脂質の改善が見られたと報告されている．

イソフラボンの脂質改善効果に大豆タンパク質中の増強因子が必要である可能性が考えられるとの報告[19)]もある．イソフラボンを多く含む分離タンパク質の摂取は，イソフラボンを除去した同量の分離タンパク質の摂取に比べ，血中LDLコレステロールを優位に下げることが明らかにされている[20)]．

総説ではタンパク質が血圧を下げる効果について39論文を紹介している[21)]．このうち7論文が大豆タンパク質に関する研究であり，食品としての大豆の有効性も報告されている．高コレステロール血症の対象者は正常コレステロールの者に比べて改善効果が大きく，男女とも大豆製品摂取が死亡のリスクを抑制する可能性のあること示唆[22)]している論文もあるが，疾患の発生ではなく死亡をもとにした研究であるため，測定していない変数が交絡要因として働いて

いるかもしれないとして，大豆製品や魚油摂取が疾患の発生や予後に関連があるのかを明確にすることはできないと結論づけている．栄養に関する因子は相関しているため，各因子の影響を区別することは困難である．

イソフラボンは，大豆食品の成分として大豆タンパク質と同時に1～3か月間摂取される場合，特に高コレステロール血症の対象者において，血中コレステロールへ相乗的な改善効果があるが，血中コレステロールが正常な閉経期の女性において，抽出大豆イソフラボン単独摂取による脂質への改善効果を認めないことが示された[23]．したがって，血中コレステロールが高めの閉経後の女性において，抽出大豆イソフラボンのサプリメントではなく，日常的に大豆食品を多く摂ることで血中脂質改善効果が期待できることが示唆された．

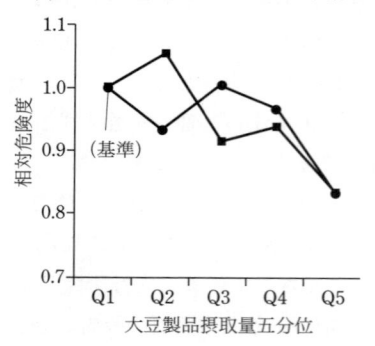

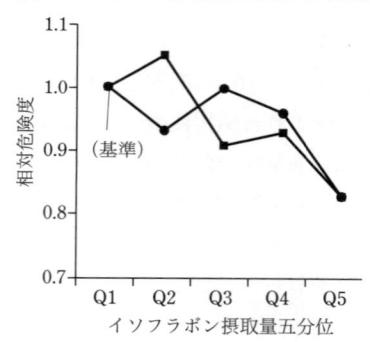

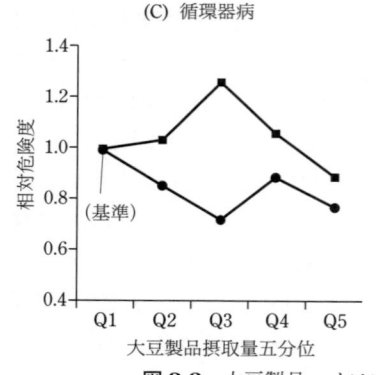

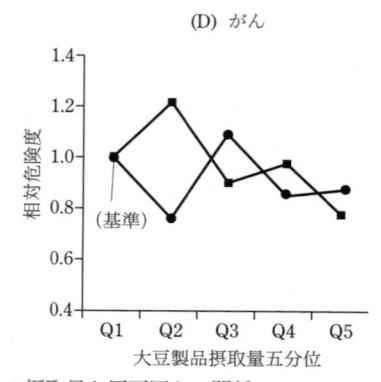

図3.2 大豆製品・イソフラボンの摂取量と原死因との関係

岐阜県の高山研究[22]によると，男性13,355名，女性15,724名の脂肪をエンドポイントにしたコホート研究の報告がある．7年間の追跡期間で2,062名の死亡が確認され，大豆製品第一分位を基準にして，第五分位は男性で0.83（95％信頼区間：0.69〜1.01，トレンド検定 $p=0.07$），女性で0.83（95％信頼区間：0.68〜1.02，トレンド検定 $p=0.04$）であった（図3.2(A)）．イソフラボンの摂取量に換算しても結果はほぼ同じで有意な結果ではなかった（図3.2(B)）．大豆製品摂取量の第一分位を基準にして，第五分位の循環器病死亡，がん死亡のリスクは男女とも有意ではなかった（図3.2(C), (D)）．

最後に近年の研究として，一般住民を対象にした厚生労働省研究班による多目的コホート研究を紹介する．この研究[24]では，がんの既往歴のない40〜59歳の日本人，男女40,462人を2002年まで11年間追跡している．その結果，587名が脳梗塞，308名が虚血性心疾患を発症，232名が循環器病で死亡したことが確認されている．また，日本人女性の大豆製品摂取量と循環器疾患発症および死亡との間の関係を12年間追跡したところ，逆相関がみられた．脳梗塞のリスクが0.64倍（95％信頼区間：0.43〜0.95），虚血性心疾患のリスクが0.55倍（95％信頼区間：0.26〜1.09），虚血性循環器病（脳梗塞と虚血性心疾患）のリスクが0.71倍（95％信頼区間：0.49〜1.01）であった（図3.3(A)）．

イソフラボン摂取量を算出し，摂取量の少ない群から多い順に5グループに分けたとき，摂取量が最も多いグループでの脳梗塞のリスクは，最も少ないグループと比べて0.35倍（95％信頼区間：0.21〜0.59），虚血性心疾患のリスクが0.37倍（95％信頼区間：0.25〜0.60）となっていた（図3.3(B)）．また，大豆摂取頻度との関係では虚血性心疾患の死亡リスクは0.31倍（95％信頼区間：0.13〜0.74）と有意に低かった（図3.3(C)）．

さらに，閉経後の女性ではイソフラボン摂取量が多いほど脳梗塞，虚血性心疾患リスクが低いという関連がみられた．同様に第一分位を基準にして循環器病による脂肪のリスクは第四，第五分位を合わせ，0.17倍（95％信頼区間：0.04〜0.78）と低かった（図3.3(D)）．

大豆はイソフラボンの主な摂取源であり，イソフラボンを大豆中の成分として摂取したとき，血中脂質の改善効果があり，脳梗塞および心筋梗塞のリスクを低減させることが明らかにされ，その効果は閉経後の女性において特に顕著であった．イソフラボンは女性ホルモン類似物質として血中総コレステロール，

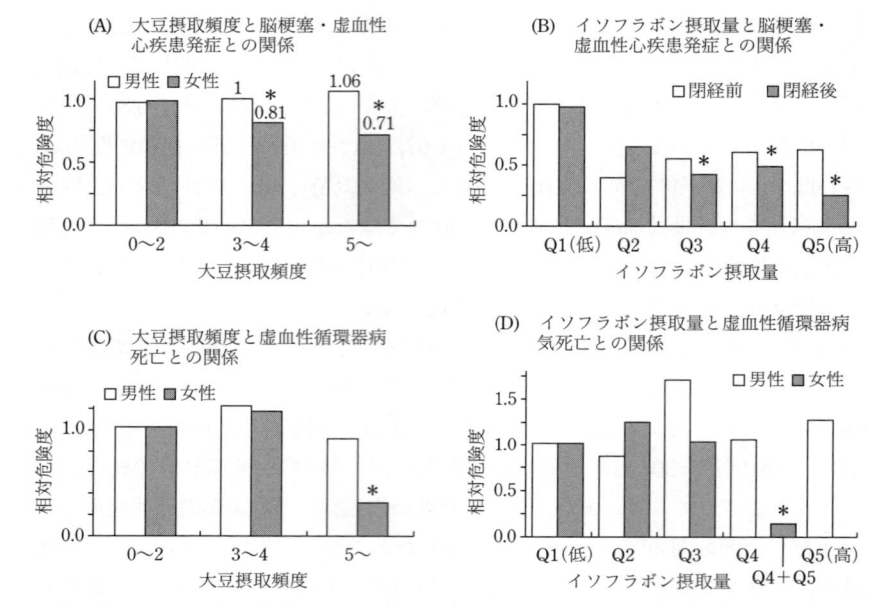

図3.3 大豆製品摂取頻度・イソフラボン摂取量と循環器病発症および死亡との関係
＊ $p<0.05$（週0〜2またはQ1を基準として）

LDLコレステロールや血圧の低下，耐糖能の改善にはたらく．また，大豆は脂肪の酸化を抑える脂溶性のビタミンEが多く含まれており，閉経後の女性の動脈硬化進展を抑制すると考えられる．

3.4 生活習慣病の予防

　大豆摂取量の多い我が国の研究では，大豆と循環器病発症および死亡との間に関連がみられる．大豆は，閉経後の女性で循環器疾患と強い関連がみられる弱い女性ホルモン様の物質であるイソフラボンや，生理的な機能性が明らかにされている大豆ペプチド，抗酸化作用や血行促進作用を有するサポニンを含むため，イソフラボンを単独で摂取するよりも大豆製品を積極的に摂取することにより，脂質異常症の改善効果や循環器病発症または死亡を予防すると考えられる．

　厚生労働省が提唱する「健康日本21」は国民の血圧が平均2mmHg低下す

れば，2万人の循環器疾患の死亡を予防できるとしている．漬物，干物，みそ漬け，乾麺など保存のために食塩を多用してきたという食文化があり，高齢化が急速に進んだ我が国では高血圧や動脈硬化の人の割合が高く国の財政的な負担になっている．高血圧は早期の生活習慣の改善により，予防と進行抑制が実現しやすい疾患である．そこで，減塩と並行して「動脈硬化性疾患治療予防ガイドライン」に掲載されている大豆の摂取により循環器病発症および死亡を予防するとともに，地域や職域に密着した健診の充実，指導や管理の強化により，これを国民に還元し，国民の健康の増進，QOL（生活の質）の向上をはかることが望まれる．

参 考 文 献

1) 厚生労働省．平成23年簡易生命表の概況．http://www.mhlw.go.jp/toukei/saikin/hw/life/life11/
2) 厚生労働省．平成23年国民健康・栄養調査報告．http://www.mhlw.go.jp/bunya/kenkou/eiyou/h23-houkoku.html
3) Erdman JW Jr. AHA Science Advisory: Soy Protein and Cardiovascular Disease. *Circulation* 2000; **102**: 2555-2559.
4) 厚生労働省．健康日本21．http://www1.mhlw.go.jp/topics/kenko21_11/pdf/b1.pdf
5) 新しい食生活を考える会．食品解説つき 新ビジュアル食品成分表．新訂版．東京：大修館書院 2011; 34-39.
6) Yamashita T, Oda E, Giddings JC, Yamamoto J.The effect of dietary Bacillus natto productive protein on in vivo endogenous thrombolysis. *Pathophysiol Haemost Thromb*. 2003; **33**(3): 138-143.
7) Hayashi W, Nagao K, Tosa S, Yoshioka S. Studies on Natto Science. *Natto Kagaku Kaishi*. 1977; **1**: 83-93.
8) Hanagata Y, Okamoto A, Koizumi Y, Yanagida T. Basic and Clinical Aspects of Japanese Traditional Food Natto. *Japan Functional food research* 1994; **1**: 89-99.
9) Maruyama M, Sumi H. Effect of Natto Diet on Blood Pressure. JTTAS 1995.
10) Tamakoshi A, Yoshimura T, Inaba Y, *et al*.; JACC Study Group. Profile of the JACC study. *J Epidemiol*. 2005; **15** Suppl 1: S4-S8.
11) Potter SM. Soy protein and serum lipids, *Curr Opin Lipidol*. 1996; **7**(4): 260-264
12) Summary of the second report of the National Cholesterol Education Program (NCEP) Expert Panel on Detection, Evaluation, and Treatment of High Blood Cholesterol in Adults. *JAMA*. 1993; **269**: 3015-3023.
13) West of Scotland Coronary Prevention Study: identification of high-risk groups and comparison with other cardiovascular intervention trials. *Lancet*. 1996; **348**: 1339-1342.

14) Downs JR, Clearfield M, Weis S, *et al*. Primary prevention of acute coronary events with lovastatin in men and women with average cholesterol levels: results of AFCAPS/TexCAPS. Air Force/Texas Coronary Atherosclerosis Prevention Study. *JAMA*. 1998; **279**: 1615–1622.
15) Carroll KK. Review of clinical studies on cholesterol-lowering response to soy protein. *J Am Diet Assoc*. 1991; **91**: 820–827.
16) Anderson JW, Johnstone BM, Cook-Newell ME. Meta-analysis of the effects of soy protein intake on serum lipids. *N Engl J Med*. 1995; **333**: 276–282.
17) Katan MB, Grundy SM, Jones P, Law M, Miettinen T, Paoletti R. Efficacy and safety of plant stanols and sterols in the management of blood cholesterol levels. *Mayo Clin Proc*. 2003; **78**: 965–978.
18) Weggemans RM, Trautwein EA. Relation between soy-associated isoflavones and LDL and HDL cholesterol concentrations in humans : a meta-analysis. *Eur J Clin Nutr*. 2003; **57**: 940–946.
19) Clarlson TB, Anthony MS. Phytoestrogens and coronary heart disease. *Baillieres Clin Endocrinol Metab*. 1998; **12**: 589–604.
20) Zhuo XG, Melby MK, Watanabe S. Soy Isoflavone intake lowers serum LDL cholesterol: Meta-analysis of 8 randomized controlled trials in humans. *J Nutr*. 2004; **134**: 2395–2400
21) Vasdev S, Stuckless J. Antihypertensive effects of dietary protein and its mechanism. *Int J Angiol*. 2010; **19**(1): e7–e20.
22) Nagata C, Takatsuka N, Shimizu H. Soy and fish oil intake and mortality in a Japanese community. *Am J Epidemiol*. 2002; **156**: 824–831.
23) Taku K, Umegaki K, Ishimi Y, Watanabe S. Effects of extracted soy isoflavone alone on blood total and LDL cholesterol:Meta-analysis of randomized controlled trials. *Ther Clin Risk Manag*. 2008; **4**: 1097–1103.
24) Kokubo Y, Iso H, Ishihara J, *et al*.; JPHC Study Group. Association of dietary intake of soy, beans,and isoflavones with risk of cerebral and myocardial infarctions in Japanese populations : the Japan Public Health Center-based(JPHC) study cohort I. *Circulation*. 2007; **116**: 2553–2562.

（山中珠美・小久保喜弘）

第4章 骨粗鬆症

4.1 骨の役割

　骨はコラーゲンやオステオカルシンなどからなる骨基質タンパク質にリン酸カルシウムが沈着して構成されており，これらを合わせて骨量という．骨は生体を支える機能の他に，カルシウムの貯蔵庫としての役割がある．血中のカルシウムが低下すると直ちに副甲状腺ホルモンの産生が亢進して，腎臓における活性型ビタミンDの合成を促し，骨からのカルシウムの溶出を亢進させる．生体のミネラルの恒常性を維持するため，骨は常に骨吸収と骨形成を繰り返して再構築されている．一方，骨量は加齢によってホルモンバランスが崩れたり，運動量が低下することにより減少する．骨強度が低下し，骨折のリスクが増大しやすくなる疾患が骨粗鬆症である．

4.2 骨粗鬆症と生活習慣

　女性の骨量は20歳前後で最大に達し，40歳頃までは一定であるが，その後低下しはじめ，閉経をむかえる50歳前後で急激に低下する（図4.1）．骨粗鬆症の定義は2000年のNIHコンセンサス会議において「骨強度が低下し，骨折のリスクが増大しやすくなる骨格疾患」とされた[1]．骨強度は，70%が骨密度により，30%が骨質により決定される．骨密度は骨に沈着しているミネラルの量を，骨質は骨基質タンパク質であるコラーゲンの質や，骨の微細構造，骨代謝回転，微小骨折，石灰化の度合いなどで決定される．これらの因子が骨の強さを決定し，骨折の起こりやすさに影響する．日本骨代謝学会の診断基準では，骨密度が若年成人（20歳から45歳まで）の骨密度の平均値の70%未満の場合を骨粗鬆症としている．若年成人の骨量の70〜80%を低骨量，80%以上を正常とし，すでに脆弱性の骨折がある場合は，若年成人の骨量の80%で骨粗鬆

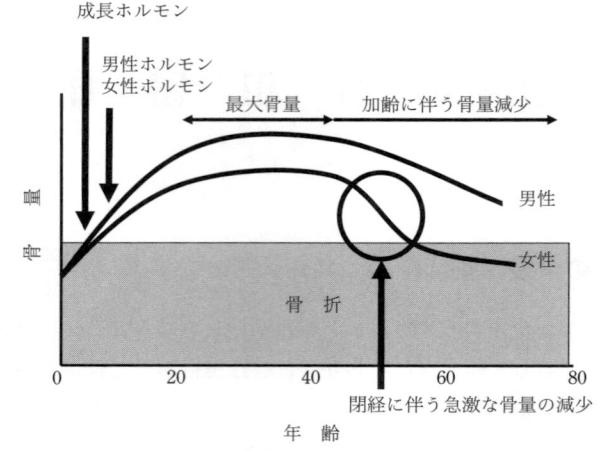

図 4.1 年齢と骨量の変化の関係

症と診断される[2]．骨粗鬆症は，遺伝素因ばかりでなく食生活や運動，ライフスタイルといった生活習慣因子にも影響を受けることから，生活習慣病の1つといえる．

骨粗鬆症の予防は，まず第一に20歳までに到達する最大骨量を高めておくこと，第二に閉経後の骨量減少を最小限にとどめること，第三に高齢期における転倒を予防することである．骨粗鬆症の予防には，生涯を通じて，カルシウムやビタミンを豊富に含む食事の習慣，骨に荷重をかける運動習慣，ビタミンDの皮膚での合成を促す日光浴の励行が重要である．

4.3 大豆の摂取と骨の健康

4.3.1 観察研究

アジアの女性は欧米人に比べ大腿骨頸部骨折の発生率が低いが，その理由のひとつとして大豆製品の摂取量の違いがあげられている．香港で行われた30～40歳の閉経前女性を対象とした3年間の観察研究では，大豆の摂取量と腰椎骨密度との間に有意な相関が認められた[3]．この観察研究では，骨密度は大豆に含まれるイソフラボンの摂取量とも相関することから，大豆イソフラボンの骨密度に対する作用に着目している．また，上海で実施された前向きコホー

ト研究（Shanghai Women's Study）では，24,403名の閉経後女性を対象に，大豆タンパク質の摂取量を4.98g/日未満から13.27g/日以上の範囲で5分位に分けて，骨折のリスクとの関連について4.5年間追跡調査している．その結果，閉経後10年未満および10年以上の女性ともに，大豆タンパク質を4.98g/日以上摂取することで骨折リスクが有意に低下することが示された（図4.2）[4),5)]．この時，大豆イソフラボンの摂取量は21.68mg/日以上で有意な差が認められた．

日本の研究では，JPOS Studyにおいて，20〜79歳の健常女性944名を対象に，食事と骨密度との関連について3年間の追跡調査を行ったところ，閉経後女性においては，納豆の習慣的な摂取と大腿骨頸部および1/3橈骨骨密度との間に有意な相関が認められた[6)]．大腿骨頸部においては，全ての交絡因子で補正しても有意な相関が認められた．納豆にはイソフラボンをはじめ，骨形成を促進するオステオカルシンの合成に必須のビタミンK_2（600μg/100g）やカルシウム吸収を促進するポリグルタミン酸が含まれている．

韓国ソウル在住の20〜27歳の若年成人34名を対象とした2年間の追跡研究において，4か月ごとの24時間思いだし法により大豆食品の摂取を評価し，大腿骨頸部，大腿骨ワーズ三角部の骨密度の増加率との相関を評価したところ，両者は正の相関を示した[7)]．

また，45〜74歳の中国系シンガポール人男女63,154名を対象として実施された前向きコホート研究では，5年以上追跡した女性において，食事頻度調査

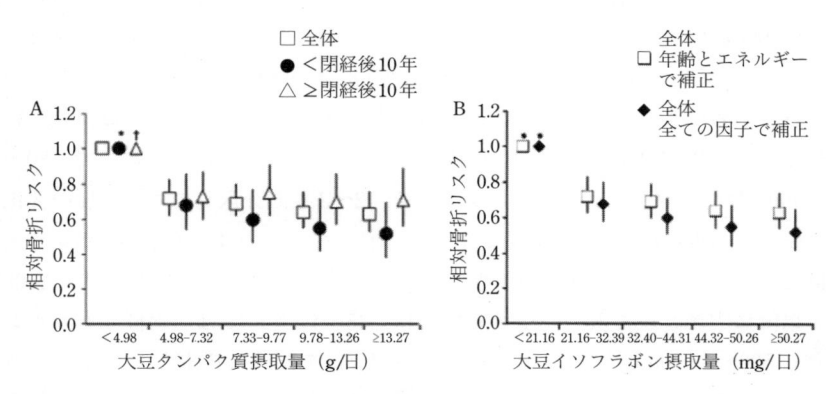

図4.2 相対骨折リスクと大豆タンパク質およびイソフラボン摂取の関係
（文献4）および5）を改変）

による大豆食品の摂取量と骨折発症率が負の相関を示した[8]．大豆食品としては，豆腐，揚げ豆腐，乾燥豆腐，テンペなどであり，豆腐に換算すると49.4～145g/日，大豆タンパク質としては2.7～7.6g/日，大豆イソフラボンとしては5.8～15.4mg/1000kcal/日を含んでいた．

　これらの研究より，アジア人においては，大豆あるいは大豆発酵食品の習慣的な摂取は，骨密度と正の相関を示し，骨折率を低下させることが示唆される．このことは，大豆の摂取が最終的には骨粗鬆症の予防につながる科学的エビデンスとなるが，介入研究を含めさらなるエビデンスの蓄積が必要であろう．

　一方，欧米人女性においては，大豆の摂取量が少ないこともあり，大豆食品と骨密度や骨折との関連を調査した観察研究は少ない[5]．

4.3.2　介　入　研　究

　女性が閉経をむかえると5～10年間はエストロゲンの分泌低下により急速に骨量が減少する．したがって，この時期に弱い女性ホルモン様作用を示す大豆イソフラボンまたはこれを含む大豆タンパク質を摂取することは理にかなっている．閉経後女性の骨に対する大豆分離タンパク質あるいは大豆イソフラボンの無作為割付比較試験（RCT）による介入研究の結果を表4.1にまとめて示した[9]．骨密度の変化を指標にした介入試験は，対象者の性別，年齢，閉経後年数，食事，その他生活習慣によって大きく影響を受けることはいうまでもない．年齢に着目した場合，これまでの研究で閉経後5年以内の健常女性を対象とし，50～100mg/日のイソフラボンアグリコンまたはこれを含む大豆タンパク質を6か月～1年間介入した試験では，イソフラボンの骨代謝への正の影響が認められている．一方，65歳以上の欧米人を対象とした大豆タンパク質の介入試験では，効果が認められない（表4.1-6，12番）．また，最近の報告で，80～300mg/日のイソフラボンサプリメントを，2～3年間介入しても骨密度の変化に影響が認められないとの報告がある．これらの報告では，イソフラボン介入群および対照群ともに，カルシウムとビタミンDを介入している．特に2009年以降に実施されたRCT（表4.1-11～13，15～17番）では，両群ともカルシウム500～1,000mg，ビタミンD200～600IU/日を同時に摂取している[10]．これは，カルシウムとビタミンDの介入研究といっても過言ではない．これを裏付ける結果として，Levisらの報告（表4.1-16番）では，ビタミンDの栄養

第4章 骨粗鬆症

表 4.1 閉経後女性を対象としたイソフラボン介入試験（1998〜2012年）

番号	国	被験者特性	摂取源（イソフラボンアグリコン当量／日）	期間	結果	カルシウム・ビタミンD補給の有無	文献
1	米国	閉経後女性（61歳）	大豆タンパク質 40g/日（54mg/日）	6か月	腰椎骨塩量および骨密度増加	なし	*Am J Clin Nutr* 1998; **68**: 1375S
2	米国	閉経後女性（51歳）	大豆タンパク質（80mg/日）	6か月	腰椎骨量低下を抑制	Ca 160mg	*Am J Clin Nutr* 2000; **72**: 844
3	イタリア	閉経後女性（52歳）	イソフラボンアグリコン（45mg/日）	1年	大腿骨、腰椎骨密度増加	なし	*J Bone Miner Res* 2002; **17**: 1904
4	香港	閉経後女性（54歳）	イソフラボンアグリコン（80mg/日）	1年	大腿骨近位部骨塩量の低下を抑制、腰椎骨密度変化なし	Ca 500mg VD 125IU	*J Clin Endocrinol Metab* 2003; **88**: 4740
5	イギリス	閉経後女性（55歳）	イソフラボンアグリコン（43.5mg/日）	1年	腰椎骨塩量および骨密度低下を抑制	なし	*Am J Clin Nutr* 2004; **79**: 326
6	オランダ	閉経後女性（67歳）	大豆タンパク質 25.6g（99mg/日）	1年	変化なし	なし	*JAMA* 2004; **292**: 65
7	日本	閉経後女性（54歳）エクオール産生者に着目	イソフラボン配糖体（47mg/日）	6か月	エクオール産生者で大腿骨近位部骨密度低下を抑制、三角骨部骨密度低下を抑制	なし	*Metabolism* 2006; **55**: 423
8	日本	閉経後女性（54歳）	イソフラボン配糖体（47mg/日）	1年	エクオール産生者で大腿骨近位部および転子部骨密度低下を抑制	なし	*J Bone Miner Res* 2006; **21**: 780
9	日本	閉経後女性（54歳）エクオール産生者に着目	イソフラボン配糖体（47mg/日）	1年	変化なし	なし	*Menopause* 2007; **14**: 866
10	オランダとフランス	閉経後女性（53歳）エクオール産生者に着目	イソフラボン強化食品（110mg/日）	1年	変化なし	Ca摂取量が1,500〜1,700mg/日になるようにCaを補給	*Am J Clin Nutr* 2008; **87**: 761
11	米国	閉経後女性（54歳）	大豆タンパク質 25g（90mg/日）	2年	変化なし	摂取量が1,200mg以下の場合はCa 315mg VD 200IU補給	*Menopause* 2009; **16**: 320
12	米国	閉経後女性（73歳）	大豆タンパク質 18g＋イソフラボン（105mg/日）	1年	変化なし	なし	*Am J Clin Nutr* 2009; **90**: 234
13	米国	閉経後女性（55歳）	イソフラボンアグリコン（80、120mg/日）	3年	大腿骨頚部で緩徐な効果	Ca 500mg VD 600IU	*Am J Clin Nutr* 2010; **91**: 218
14	日本	閉経後女性（55歳）	大豆発酵食品（S-エクオール10mg含有）	1年	尿中骨吸収マーカー低下	なし	*Menopause* 2011; **18**: 563
15	米国	閉経後女性（54歳）	イソフラボンアグリコン（80mg/日）	3年	大腿骨骨幹部で緩徐な効果	Ca 500mg VD 600IU	*J Clin Densitom* 2011; **14**: 47
16	米国	閉経後女性（52歳）	イソフラボンアグリコン（200mg/日）	2年	変化なし	Ca 500〜1,000mg VD 200〜400IU	*Arch Intern Med* 2011; **171**: 1363
17	台湾	閉経後女性（55歳）	イソフラボンアグリコン（300mg/日）	2年	変化なし	Ca 600mg VD 125IU	*Osteoporosis Int* 2012; **23**: 1571

（文献 9）を一部改変）

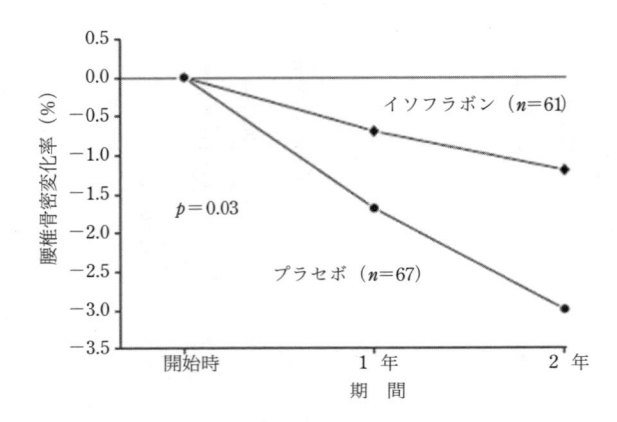

図 4.3 イソフラボン介入試験において血中ビタミンDが 20ng/mL 以下の被験者の腰椎骨密度変化率（％）（文献 10）を改変）

状態の指標である血中 25(OH)D 濃度の低い者について層別解析した結果，血中濃度が 20ng/mL 以下の対象者では，イソフラボンの介入効果が認められている（図 4.3）．通常，ホルモン補充療法においては，女性ホルモンと共にカルシウムとビタミン D も同時に投与されることから，欧米ではこのような試験デザインの研究が多い．しかし，アジアにおける観察研究で大豆の摂取と骨密度に正の相関が認められるのは，欧米に比べてカルシウムおよびビタミン D の摂取量が明らかに低いことが要因のひとつと考えられ，イソフラボンの介入研究で十分量のカルシウムとビタミン D を同時介入する試験デザインは，イソフラボンの骨に対する効果を評価する場合には，適切でないと考えられる．加えて，アジア人においては，大豆自身からのカルシウムの摂取も骨への有用性の要因のひとつと考えられる．

Wu らが行った閉経後日本人女性を対象としたイソフラボンの介入研究では，大豆イソフラボン摂取（食事由来と合計して 75mg/日）と週 3 回（1 回 45 分）のウォーキングの 1 年間の併用により，大腿骨頸部の骨量減少が抑制された[11]．

観察研究および介入研究の結果から，アジア人においては栄養バランスのとれた食事を基本として，生涯を通して大豆食品の習慣的な摂取は，骨の健康維

持に有用であろう.

4.4 骨粗鬆症のリスク低減に有用な栄養成分

大豆の栄養成分を図 4.4 に示した.大豆（乾燥）可食部 100g 中の栄養成分は,タンパク質 35.3g,脂質 19.0g,炭水化物 28.2g（うち食物繊維 17.1g),灰分 5.0g,水分 12.5g,熱量は 417kcal であり[12],その他オリゴ糖,ビタミン B_1,B_2,葉酸,ビタミン E,イソフラボンなどが含まれている.骨の健康維持に役立つ成分としては,タンパク質,カルシウム,ビタミン B 群,イソフラボンが挙げられ,

熱量　417kcal
タンパク質　35.3g
脂質　19.0g
炭水化物　28.2g
食物繊維　4.5g
灰分　5.0g
水分　12.5g

カルシウム　240 mg
マグネシウム　220 mg
リン　580 mg

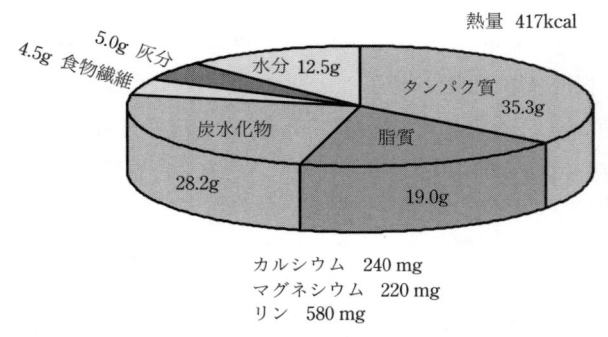

図 4.4 大豆の成分組成（可食部 100g 当たり）
（日本食品標準成分表 2010 より）

表 4.2 骨粗鬆症の治療と予防に推奨される食品,推奨されない食品

推奨される食品	過剰摂取を避けたほうがよい食品
カルシウムを多く含む食品 牛乳・乳製品,小魚,緑黄色野菜,大豆,大豆製品	リンを多く含む食品 （加工食品,一部の清涼飲料水）
ビタミン D を多く含む食品 魚類,きのこ類	食塩
ビタミン K を多く含む食品 納豆,緑色野菜	カフェインを多く含む食品 （コーヒー,紅茶）
果物と野菜	アルコール
タンパク質 （肉,魚,卵,豆,穀類など）	

（骨粗鬆症の予防と治療ガイドライン 2011 年版より）

特に大豆発酵食品である納豆にはビタミン K_2 が豊富に含まれている．表 4.2 には骨粗鬆症学会で推奨されている，骨粗鬆症の予防と治療に推奨される食品と推奨されない食品について示した．カルシウム，ビタミン K，タンパク質の摂取源として大豆が挙げられている．次にこれらの栄養成分と骨の健康との関連について詳しく述べる．

4.4.1 カルシウム

大豆に含まれる栄養成分の中で骨代謝において特に重要な成分はカルシウムである．日本食品標準成分表では，大豆（乾）に含まれるカルシウムは可食部 100g 当たり 240mg である．これは牛乳に匹敵する成分値であり，大豆は乳製品，コマツナなどと並んでカルシウムを豊富に含む食品と言って良い（表 4.3）．日本人の食事摂取基準（2015 年版）において，50～69 歳のカルシウムの推奨量は，男性で 700mg/日，女性で 650mg/日である．そして，骨量の維持・増加によって骨折の一次予防が期待できることから，カルシウムの推奨量は，目標量の意味も併せもつ[13]．他方，日本骨粗鬆症学会のガイドラインでは，骨粗鬆症や骨折の予防のために必要なカルシウムの摂取量は 800mg/日とされている（表 4.4）[2]．

カルシウムは食事から摂取するのが理想であるが，食事で摂取できない場合は，保健機能食品などから摂取できる．カルシウムは栄養機能食品としての表示が認められている栄養素（下限 210mg，上限 600mg/1 日摂取目安量）であ

表 4.3 カルシウムを豊富に含む食品

食 品 名	1 回使用量（g）	目安量	カルシウム含有量（mg）
牛　乳	200	カップ 1	220
木綿豆腐	150	1/2 丁	180
ヨーグルト	100	カップ 1/2	120
スライスチーズ	18	1 枚	110
マイワシ(丸干)	25	中 1 尾	110
チリメンジャコ	10	大さじ 2	50
納　豆	50	1 パック	45
コマツナ	80	小鉢 1	135
ヒジキ（乾燥）	10	大さじ 2	140
ゴ　マ	3	小さじ 1	35

表 4.4 栄養指導における摂取量と推奨の強さ

栄養素	摂取量
カルシウム	食品から 700〜800mg/日 （サプリメント，カルシウム薬を使用する場合には注意が必要である） （グレード B：行うよう勧められる）
ビタミン D	10〜20μg/日 （グレード B）
ビタミン K	250〜300μg/日 （グレード B）

（骨粗鬆症の予防と治療ガイドライン 2011 年版より）

るとともに，特定保健用食品の関与成分として骨粗鬆症に対する疾病リスク低減表示が認められている（下限 300mg，上限 700mg/1 日摂取目安量）．

カルシウムの吸収にはビタミン D が必要であるが，カルシウム吸収を高めるその他の食品成分として，カゼインホスホペプチド（CPP），クエン酸リンゴ酸カルシウム（CCM），フラクトオリゴ糖，ポリグルタミン酸などがある．CPP は牛乳に，フラクトオリゴ糖はゴボウやタマネギに，ポリグルタミン酸は納豆に含まれている．大豆にはラフィノースやスタキオースなどのオリゴ糖が含まれている．

4.4.2 ビタミン K

日常的に摂取するビタミン K は K_1 と K_2 である．ビタミン K_1 は緑黄色野菜に，K_2 は納豆などの大豆発酵食品に豊富に含まれている．食事性のビタミン K と骨代謝の関係については，近年大規模観察研究が報告された．ビタミン K は骨基質タンパク質であるオステオカルシンの γ-カルボキシル化反応の補酵素としてはたらく．オステオカルシンは γ-カルボキシル化により，カルシウム結合能を獲得して骨の石灰化を促す．高齢女性において，低ビタミン K 栄養状態では血中の低カルボキシル化オステオカルシン濃度が増加し，大腿骨頸部骨折のリスクが上がることが報告されている．また，日本人においては主に納豆から摂取するビタミン K_2（メナキノン-7）の摂取量と大腿骨頸部骨折に負の相関が認められている[14]．

疫学研究では，正常な骨代謝の維持には 109μg/日以上のビタミン K の摂取

が必要であると報告されている．また，現在，納豆（メナキノン-7：650μg/日）および錠菓（メナキノン-4：1.5mg/日）が「骨の健康が気になる方」のための特定保健用食品の関与成分として許可されている．他方，我が国では，メナキノン-4（45mg/日）が骨粗鬆症の治療薬として使われている．なおビタミンKは血液凝固を促進するためワルファリンの服用中は注意を要する．

4.4.3　ビタミンB群およびビタミンC

ビタミンB不足による高ホモシステイン血症は，骨代謝に悪影響を及ぼす．作用機序としては，高ホモシステイン血症により，正常なコラーゲン架橋が抑制され，異常なコラーゲン繊維の架橋が起こることにより，骨の微小構造が変化し，これが骨質の低下ならびに骨折に結びつく可能性が示唆されている[15]．一方，ビタミンCはコラーゲン合成に必須のビタミンである．これらのことから，葉酸，ビタミンB_6，B_{12}，Cを多く含む野菜類や豆類の摂取は，骨粗鬆症のリスク低減に有用であるといえる．厚生労働省の健康施策である「健康日本21」（第一次）では，1日に必要な野菜の摂取量は350gとされた．

4.4.4　ビタミンD

ビタミンDは大豆に特に多く含まれる栄養成分ではないが，骨代謝に重要な役割を担う食品成分であることから，ここで解説する．

ビタミンDは腸管からのカルシウム吸収を促進するとともに，血清カルシウムが低下した場合には骨からカルシウムを動員して血中のカルシウムの恒常性を維持する．ビタミンDが欠乏すると骨の石灰化不全が起こり，くる病（成人では骨軟化症）を発症するが，骨粗鬆症との関連では，血中の25水酸化ビタミンD濃度が低いと骨折頻度が高いことが報告されている．したがって，ビタミンD不足も骨粗鬆症発症のリスク因子といえる．日本人の食事摂取基準（2015年版）における成人のビタミンDの摂取目安量は，男女ともに5.5μg/日である[13]．ビタミンDは栄養機能食品の表示ができる成分である（下限1.5μg，上限5μg/1日摂取目安量）．ビタミンDを豊富に含む食品は，干しシイタケ，キクラゲなどのきのこ類，サケ，サンマなどの魚貝類である．

4.4.5 タンパク質

骨基質はコラーゲンやオステオカルシンなどの骨基質タンパク質で構成されている．したがって，タンパク質は骨形成や骨量の維持に関与する重要な栄養素である．疫学調査では，タンパク質摂取量と骨折の発症率に相関があると報告されている．日本人の食事摂取基準（2015年版）における成人のタンパク質の推奨量は，成人男性で60g/日，成人女性で50g/日である[13]．大豆タンパク質はアミノ酸スコアも100に近く，良質な植物性のタンパク源となる．一方，タンパク質の過剰摂取により尿中へのカルシウム排泄が増加し，カルシウムバランスを負にする可能性があるので過剰摂取には注意を要する．耐容上限量は定められていないが，成人では2g/kg体重/日以下に留めることが適当とされている．

大豆タンパク質は，腸管内で胆汁酸と結合してその排泄を促すことにより，血中のコレステロールを低下させる効果があることから，我が国では「コレステロールが気になる方」のための特定保健用食品の関与成分として許可されている．また，米国食品医薬品局（FDA）より，25g/日の大豆タンパク質の摂取は心疾患の予防効果がある旨のヘルスクレームの表示が認められている．

4.4.6 大豆イソフラボン

大豆イソフラボンは弱い女性ホルモン様作用があることから，近年，閉経後女性の骨の健康維持に対する有用性が期待されている．日本では大豆イソフラボンは「骨の健康が気になる方」のための特定保健用食品の関与成分として許可されている．

イソフラボンは大豆のほか，同じマメ科の葛根（クズデンプン）やアルファルファにも含まれている．大豆に含まれている主なイソフラボンは，ダイゼイン，ゲニステイン，グリシテインで，その多くは配糖体，マロニル配糖体，アセチル配糖体として存在している．これらの配糖体は腸内細菌により糖が切断され，アグリコンとなって約1/3が吸収され，残りのアグリコンはさらに腸内細菌によって代謝を受けた後に吸収される．イソフラボンの代謝速度は早く，いずれも24時間以内に尿中に排泄される．イソフラボンのエストロゲン受容体に対する親和性はエストロゲンの約1/1,000〜1/10,000であり，エストロゲン存在下では抗エストロゲン作用を，またエストロゲン欠乏状態では弱いエス

トロゲン様作用を示す．
1) 大豆イソフラボンと骨代謝に関連する RCT のメタ解析

ごく最近のイソフラボン介入試験のメタ解析（2011年10月時点）では，イソフラボンの介入は，骨密度の増加，尿中の骨吸収マーカーの低下をもたらすが，骨形成マーカーには影響しないとされている[16]．以前の大豆イソフラボンの無作為割付介入試験（RCT）を対象としたメタ解析においても，90mg/日（アグリコン当量）以上の大豆イソフラボンを，6〜24か月摂取することにより，閉経期女性の腰椎骨密度が有意に増加するとの結果であった[17]．また，イソフラボンサプリメントの介入試験をメタ解析した Taku らの報告では，アグリコン当量で 82（47〜150）mg のイソフラボンを6か月から1年間摂取することで，腰椎骨密度が 22.25 mg/cm^2（95% CI：7.62, 32.89; p＝0.002），または 2.38%（95% CI：0.93, 3.83; p＝0.001）増加することが示された[18]．一方，前述したように，白人女性を対象としたイソフラボンの長期介入試験では骨密度に影響しないという報告が多い．これは，前述した試験デザインによる影響も大きいが，後述するイソフラボンの代謝に個人差があることが関与している可能性もある．

2) 大豆イソフラボンの代謝産物エクオール

近年，ダイゼインの代謝産物であるエクオールに関する研究が注目されている．ダイゼインは腸内細菌によって活性のより強いエクオールあるいは活性の弱い O-デスメチルアンゴレンシン（O-DMA）に代謝される（図4.5）．このうちエクオールは女性ホルモン様作用が他のイソフラボンに比べて高いこと，腸内におけるエクオールの産生は個々人の腸内細菌叢に依存することがわかってきた．エクオール産生者は地域と年齢により異なるが，おおよそ 30〜50% であることなどが報告されている．エクオール産生菌は，これまでにヒトおよび動物の腸内より17種類が単離されており，種類も多岐にわたっている．近年，大豆イソフラボンの生体への影響は，個人の代謝能により異なることが示唆されており，エクオール産生能の有無が関連していると考えられるようになってきた．

疫学的な観察研究では，エクオール産生者は非産生者に比べて有意に乳がんや前立腺がんの発症率が低いという報告があるが結論は出ていない[19]．一方，閉経後日本人女性を対象とした大豆イソフラボンの介入研究では，エクオール非産生者に比べて産生者でより効果的に骨量減少が緩和された[20]．この結果

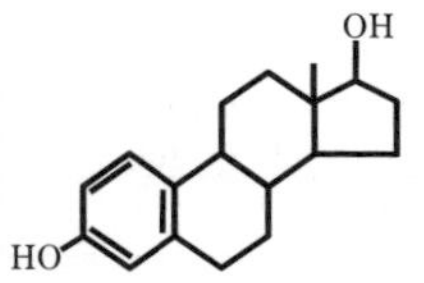

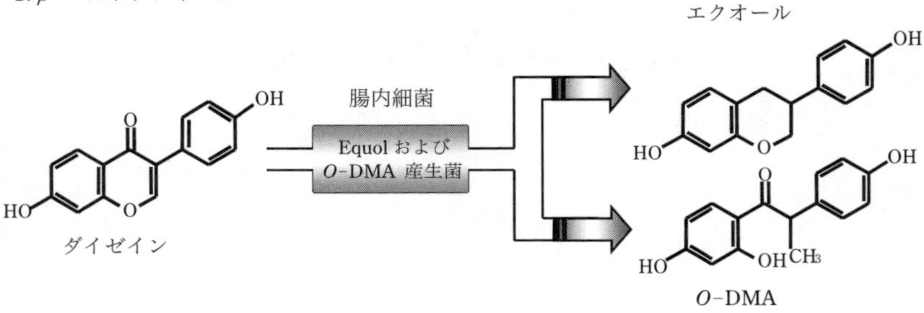

図 4.5 ダイゼインからエクオールへの代謝
ダイゼインは，腸内細菌によりエクオールと O-DMA に代謝される．

を受けて，東泉らは，エクオール含有大豆発酵食品を用いて，閉経後 5 年以内の健常日本人女性を対象に，二重盲検 RCT を行った．その結果，骨吸収マーカーである尿中デオキシピリジノリン（DPD）は，エクオール 10mg 含有大豆発酵食品摂取群において経時的に正常域まで有意に低下し，12 か月後の低下率は，プラセボ群に比べて顕著であった（$p=0.02$）（図 4.6）[21]．DPD はエクオール含有食品の摂取を中止して 1 か月後の事後検診時には他の群と同等のレベルまで上昇した．さらに，12 か月後にはエクオール 10mg 摂取群では，全身の骨密度の低下率がプラセボ群と比較し，わずかであるが有意に抑制された（$p<0.05$）．

また，日本人の尿中エクオールの生理的濃度と同試験の被験者における尿中排泄量を比較したところ，10mg/日摂取群の尿中エクオール排泄量は生理的排泄量内であった．これらのことから，エクオール非産生の閉経後女性において，エクオール含有大豆発酵食品（エクオール 10mg）の摂取は，骨の健康維持に有用である可能性が示唆された．安全性に関しては，血中生化学マーカー，性ホルモン，甲状腺ホルモンなどには影響が認められなかった[21]．

エクオールは腸内細菌のはたらきにより産生が促進されるため，腸内細菌の増殖を促進する食物繊維やオリゴ糖の摂取により，エクオール産生が亢進し，

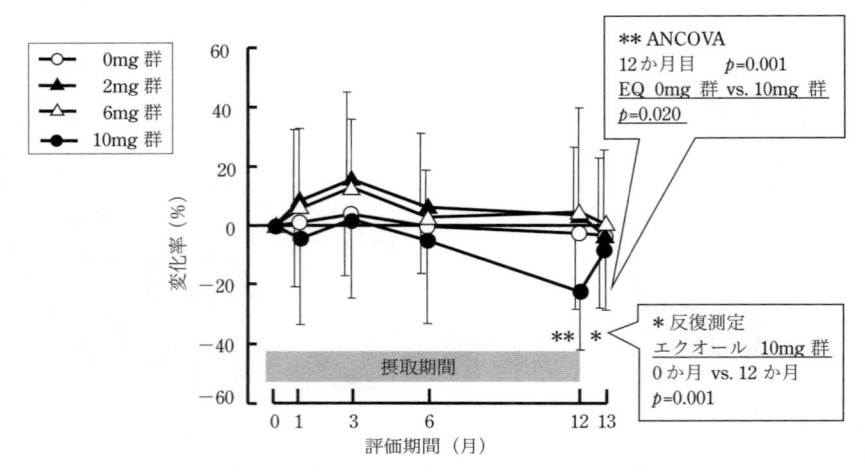

グラフ凡例:
- 0mg 群
- 2mg 群
- 6mg 群
- 10mg 群

** ANCOVA
12か月目　$p=0.001$
EQ 0mg 群 vs. 10mg 群
$p=0.020$

* 反復測定
エクオール 10mg 群
0か月 vs. 12か月
$p=0.001$

図4.6　エクオール含有発酵食品の摂取が閉経後女性の尿中デオキシピリジノリンに及ぼす影響（変化率％）

イソフラボンの骨量減少抑制作用が増強されることが動物試験で明らかにされている．

4.5　骨粗鬆症のリスク因子となる食品成分

　表 4.2 に骨の健康維持において過剰摂取を避けたほうが良い食品を挙げた．アルコールおよびカフェインは長期間の過剰摂取により低骨密度を呈することが報告されている．高齢女性を対象とした3年間のカフェインの摂取量と骨密度の関係を解析した報告では，300mg/日以上のカフェインを摂取している群は，それ以下の群に比べて有意に骨量の減少率が高かったという．また，欧米の疫学研究の結果では，ビタミンAサプリメント利用者においてビタミンAの摂取量と骨量の間に負の相関が認められた[22]．特に高齢者はサプリメントからのビタミンAの摂取量が過剰にならないよう注意する必要があろう．一方，大豆や未精製の穀類に含まれるフィチン酸は，大量に摂取するとカルシウム，マグネシウム，亜鉛などのミネラルを不溶化し，腸管における吸収を阻害するとされている．

参考文献

1) Osteoporosis preventon, Diagnosis, and Therapy. *NIH Consensus Statement* 2000; **17**: 1-45.
2) 骨粗鬆症の予防と治療ガイドライン作成委員会編. 骨粗鬆症の予防と治療ガイドライン 2011 年版. ライフサイエンス出版 2011.
3) Ho SC, Chan SG, Yi Q, Wong E, Leung PC. Soy intake and the maintenance of peak bone mass in Hong Kong Chinese women. *J Bone Miner Res.* 2001; **16**: 1363-1369.
4) Zhang X, Shu X-O, Li H, Yang G, Gao Y-T, Zheng W. Prospective cohort study of soy food consumption and risk of bone fracture among postmenopausal women. *Arch Intern Med.* 2005; **165**: 1890-1895.
5) Reinwald S, Weaver CM. Soy components vs. whole soy: are we betting our bones on a long shot? *J Nutr.* 2010; **140**: 2312S-2317S.
6) Ikeda Y, Iki M, Morita A, et al. Intake of fermented soybeans, natto, is associated with reduced bone loss in postmenopausal women: Japanese Population-Based Osteoporosis (JPOS) Study. *J Nutr* 2006; **136**: 1323-1328.
7) Song Y, Paik HY, Joung H. Soybean and soy isoflavone intake indicate a positive change in bone mineral density for 2 years in young Korean women. *Nutr Res.* 2008; **28**: 25-30.
8) Koh WP, Wu AH, Ang LW, Heng D, Yuan JM, Yu MC. Gender-specific associations between soy and risk of hip fracture in the Singapore Chinese Health Study. *Am J Epidemiol.* 2009; **170**: 901-909.
9) Uehara M. Isoflavone metabolism and bone-sparing effects of daidzein-metabolites. *J Clin Biochem Nutr.* 2013; **52**: 193-201.
10) Levis S, Strickman-Stein N, Ganjei-Azar P, Xu P, Doerge DR, Krischer J. Soy isoflavones in the prevention of menopausal bone loss and menopausal symptoms: a randomized, double-blind trial. *Arch Intern Med.* 2011; **171**: 1363-1369.
11) Wu J, Oka J, Tabata I, et al. Effects of isoflavone and exercise on BMD and fat mass in postmenopausal Japanese women: a 1-year randomized placebo-controlled trial. *J Bone Miner Res.* 2006; **21**: 780-789.
12) 日本食品標準成分表 2010. 文部科学省 科学技術・学術審議会 資源調査分科会報告, 2010.
13) 日本人の食事摂取基準 (2015 年版). 厚生労働省, 2014.
14) Kaneki M, Hodges SJ, Hosoi T, et al. Japanese fermented soybean food as the major determinant of the large geographic difference in circulating levels of vitamin K2: possible implications for hip-fracture risk. *Nutrition.* 2001; **17**: 315-321.
15) Saito M. Nutrition and bone health. Roles of vitamin C and vitamin B as regulators of bone mass and quality. *Clin Calcium.* 2009; **19**: 1192-1199.
16) Wei P, Liu M, Chen Y, Chen DC. Systematic review of soy isoflavone supplements on osteoporosis in women. *Asian Pac J Trop Med.* 2012; **5**: 243-248.
17) Ma DF, Katoh R. Soy isoflavone intake inhibits bone resorption and stimulates bone

formation in menopausal women: meta-analysis of randomized controlled trials. *Eur J Clin Nutr.* 2008; **62**: 155-161.
18) Taku K, Melby MK, Takebayashi J, *et al*. Effect of soy isoflavone extract supplements on bone mineral density in menopausal women: meta-analysis of randomized controlled trials. *Asia Pac J Clin Nutr.* 2010; **19**: 33-42.
19) Lampe JW. Emerging research on equol and cancer. *J Nutr.* 2010; **140**: 1369S-1372S
20) Wu J, Oka J, Ezaki J, *et al*. Possible role of equol status in the effects of isoflavone on bone and fat mass in postmenopausal Japanese women: a double-blind, randomized control trial. *Menopause*. 2007; **14**: 866-874.
21) Tousen Y, Ezaki J, Fujii Y, Ueno T, Nishimuta M, Ishimi Y. Natural S-equol decreases bone resorption in postmenopausal, non-equol-producing Japanese women: a pilot randomized, placebo-controlled trial. *Menopause*. 2011; **18**: 563-574.
22) Promislow JH, Goodman-Gruen D, Slymen DJ, Barrett-Connor E. Retinol intake and bone mineral density in the elderly: the Rancho Bernardo Study. *J Bone Miner Res*. 2002; **17**: 1349-1358.

〔石見佳子〕

第5章　大豆と肥満，糖尿病

　日本のように長年，大豆食品を食べてきた国は長寿国となっているが，欧米のように肉食文化の国では肥満や心筋梗塞などさまざまな健康上の問題がある．大豆と健康の関係については多数の動物実験や疫学的研究，臨床試験や介入研究によって明らかにされている．心疾患の多い米国では1995年にAndersonら[1]が38の臨床試験をメタ分析し，大豆タンパク質摂取が低密度リポタンパク質コレステロール（血漿LDL）を12.9％低下させることを報告し，大豆タンパク質の新しい効能が論じられるようになった．4年後の1999年に米国の食品医薬品局（FDA）は大豆タンパク質がコレステロールを低下させるという効果を検証し，大豆タンパク質の摂取が冠状動脈性心臓疾患のリスクを減少させる可能性があるという，健康強調表示(Health Claim)を承認している[2]．しかし，これは大豆タンパク質中に残存するイソフラボンの効果も考えられる[3]．2007年12月にはFDAは健康強調表示を許可した他の3つのサプリメントと共にエビデンスの再評価を行うと発表した（http://www.fda.gov/OHRMS/DOCKETS/98fr/E7-24813.pdf）．最近のメタ分析によるとLDL-Cの減少は，およそ7.1mg/dL（〜5％）程度だと示されている．大豆タンパク質のコレステロール低下作用は水溶性繊維の作用に近い効果があり，健康増強の観点から関連性が明らかであると思われる[4]．最近，不二製油は大豆タンパク質中のβ-コングルシニンがLDL低下に効果があることをつきとめ，特定保健用食品として認められた．

5.1　大豆食品摂取と糖尿病

　著者が国立がんセンターにいたときに国立循環器センターや全国の11保健所と協力してつくった厚生省多目的コホート（JPHS研究）や，佐久総合病院の人間ドック受診者のコホート（SCOP研究）では大豆摂取の多いものは糖尿

病になるリスクが低いという一貫した結果が得られている[5), 6)]．食品のように10年，20年という長期の影響が考えられる場合，ヒトへの単一の疫学研究でリスクをいうのは難しいが，メタ分析によっていくつもの研究が同じ方向を指し示すならば信用に足る所見といえる．例えば炭水化物（糖質）制限食が肥満や糖尿病によいともてはやされるようになっているが，長期のコホート研究はいずれも心血管疾患のリスクをあげていて，それは高タンパク食に傾くためと考えられている[7)-10)]．

2006年度に佐久総合病院の1泊人間ドック受診者のうちの3,039名を2007年度から2010年度までの4年間追跡した結果を以下に示す[6)]．対象者3,039名のうち，554名（18.2％）が耐糖能異常，317名（10.4％）が空腹時高血糖に当てはまった．対象者の約3分の1（3,039名中，970名）がインスリン分泌不全に当てはまり，インスリン抵抗性に当てはまる者は少なかった（139名）．インスリン分泌不全の者は，BMI，腹囲，収縮期血圧，LDLコレステロール，中性脂肪，CRP（C反応性タンパク）の値が最も低く，HDLコレステロール値が最も高く，肥満者の割合が最も少なかった．逆にインスリン抵抗性を示すものは肥満が多く，BMIが上昇するほど糖尿病発症のリスクが高かった．1,000人年当たりの発症率は，正常6.1，インスリン分泌不全36.3，インスリン抵抗性27.0，インスリン分泌不全＋抵抗性84.7であった．インスリン分泌不全の糖尿病発症リスク（ハザード比）は，様々な要因を調整してもほとんど変わら

表5.1 大豆食品摂取による糖尿病発症リスクの多変量解析結果

	適当量	少量摂取	多量摂取
男			
n	476	271	86
症例数	18	20	3
HRs (95% CIs)			
年齢調整	1	2.02 (1.06～3.85)	0.84 (0.25～2.86)
多変量調整	1	2.04 (1.06～3.92)	0.92 (0.27～3.16)
女			
n	462	254	86
症例数	16	7	3
HRs (95% CIs)			
年齢調整	1	1.07 (0.43～2.63)	0.91 (0.27～3.13)
多変量調整	1	1.00 (0.41～2.48)	0.91 (0.26～3.15)

HRs：ハザード比．

なかった（表 5.1）．

一方，インスリン抵抗性は交絡因子の影響が大きく，特に，BMI と腹囲，脂質，炎症所見，γ-GTP の影響が大きかった．これら交絡因子を考慮して，正常者と比較すると，インスリン分泌不全の者は約 6 倍，インスリン抵抗性の者は約 2 倍，インスリン分泌不全＋抵抗性の者は約 5.5 倍糖尿病発症リスクが高かった．日本人の糖尿病発症にはインスリン分泌不全の影響が大きく，診断，治療に関して肥満からの発症と分けて考えねばならないであろう．老化とともに脳がブドウ糖を要求する程度が増えるために血糖を上げているのかもしれないという可能性も検討課題となる．

大豆摂取との関係をみると，大豆食品の少量摂取は男性において 2 型糖尿病発症のリスクとなっている．また，例数が少なく有意ではないが，100g 以上摂取者は男女とも，2 型糖尿病発症リスクを減らしている可能性がある．

厚生省多目的コホート研究（JPHC Study）は全国 11 保健所をベースにした研究であり，1990〜1993 年にかけて 14 万人が参加して行われた．20 年追跡し，2008 年までの結果では死亡 16,252 人，がん 13,559 人，心血管死 5,767 人である．生活習慣に関するアンケート結果の妥当性を検証するのに凍結保存血清を使用して，イソフラボンを定量し，推計大豆摂取量ときわめてよい相関を得た．大豆食品摂取と糖尿病罹患のリスクは BMI 25 以上の肥満者において摂取量の多いほど有意に下げ，ほとんど半減させている[5]（表 5.2）．

表 5.2　大豆食品摂取と糖尿病リスク

	BMI＜25, n=23,586						BMI≧25, n=9,459		
	摂取エネルギー調整五分位			粗摂取量の五分位			摂取エネルギー調整五分位		
大豆摂取量	n	症例数	オッズ比	n	症例数	オッズ比	n	症例数	オッズ比
Q1 (L)	4,756	46	1.00	1,797	60	1.00	1,784	55	1.00
Q2	4,900	39	0.82	1,772	42	0.65*	1,730	44	0.78
Q3	4,796	50	1.05	1,885	42	0.56*	1,854	47	0.79
Q4	4,666	38	0.82	1,908	54	0.67	1,957	40	0.62*
Q5 (H)	4,468	46	0.93	2,097	51	0.49*	2,134	63	0.89
p-trend	0.80			0.027			0.41		

* p＜0.05.

(JPHC Study, 2010)

表 5.3 JPHC 研究における大豆食品摂取量五分位の各摂取量
(女性, $n=33{,}919$)

	Q1	Q2	Q3	Q4	Q5	p-trend
総エネルギー摂取量 (kJ/日)	7,989	8,164	8,139	8,000	7,800	< 0.001
大豆食品 (g/日)	29	52	72	97	190	< 0.001
ダイゼイン (mg/日)	5.6	10.4	14.4	18.9	29.6	< 0.001
ゲニステイン (mg/日)	8	16.3	22.9	30.4	49.4	< 0.001
野菜 (g/日)	199	222	233	239	258	< 0.001
魚 (g/日)	82	86	88	89	86	< 0.001

5.2　エネルギー源の糖質，脂質，タンパク質の最適割合

　血糖値を低くするのに食事療法として糖質制限食（低炭水化物食）が喧伝されている．サル，マウス，ラットでは食事制限によって寿命がのびるが，カロリー制限の基準はどこかという点が不明瞭であり，自由摂食では過食なので適正量に戻っただけ，という可能性がある．そのためヒトでは効果はなかろう，という意見が多い．日本では腹八分というように食養生では少食をすすめてきた．絶食療法も修業や治療で試みられてきた．

　「体重コントロールに対する低炭水化物食や地中海食の意義」がADVANCE試験[11]によって示され，2008年に米国糖尿病学会（ADA）は糖質制限食をカロリー制限食と同様に位置付ける声明をだした．

　この試験は，過体重もしくは肥満のイスラエル人を (1) 脂質制限かつカロリー制限食（以下，カロリー制限食），(2) カロリー制限付き地中海食（以下，地中海食），(3) カロリー無制限の糖質制限食（以下，糖質制限食）—にランダムに割り付け，2年間観察したものである．最も体重減量に成功していたのが (3) であり，糖尿病患者のHbA1cを最も低下させていたのも (3) であったが，リバウンドも含めると長期に効果のあったのは (2) であった（図5.1）．食事介入によるこれらの代謝指標への影響には，減量期に改善し維持期には改善が失われるパターン（パターンA）と，減量期にも維持期にも改善し続けるパターン（パターンB）があるが，論文の著者らはパターンAは脂肪量を反映したものであり，パターンBは脂肪（細胞）の質を反映したものであるという仮説を立てている．

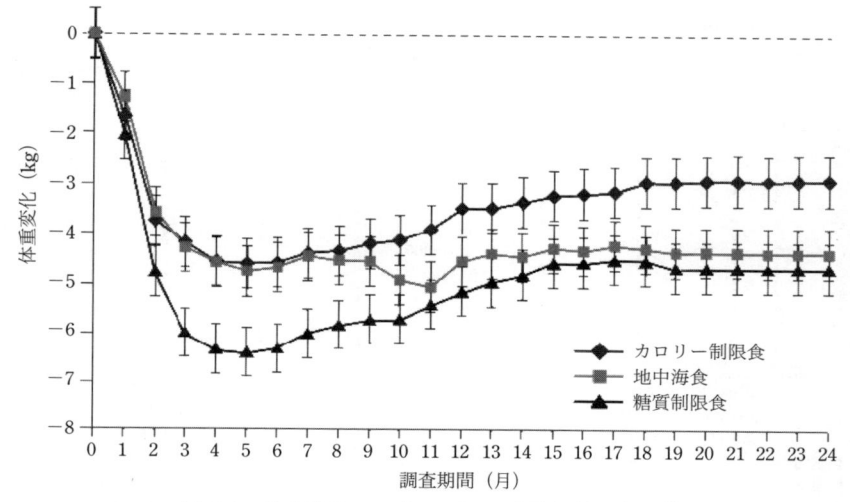

図 5.1　各食事グループにおける 2 年間の体重変化 [12]

　日本の正食（マクロビオテイック）は玄米，菜食を主とするが，近藤とし子 [13] の「まごわやさしい」（豆，ゴマ，ワカメ，野菜，魚，シイタケ，いも）の副食は地中海食に劣らぬ成果を上げてきた．日本人の食生活によって肥満が抑えられてきたのが，西洋式の肉，脂質尊重の食事になって肥満，糖尿病が増えてきたのである．

　さまざまな食事法で，タンパク質，特に過剰な動物性タンパク質は健康に悪い．①低脂肪食，②低 GI（グリセミックインデックス）食，③低糖質食の比較を 4 週間ごとのクロスオーバーデザインによって行った実験によると 3 種の試験食後のベースライン時からのエネルギー代謝の変化は総エネルギー消費量が低糖質・高タンパク質食が有意に高くなっていた [14]（図 5.2）．③の低糖質食はタンパク質が 30％（151.5 ± 1.1g）も摂取されているので体重 kg 当たりにすると 1.5g になる．③のみエネルギー消費量が増えた者が多いことはタンパク質分解のための酵素の合成やアミノ酸あるは窒素代謝のための酵素合成に ATP が消費されたと思われ，高タンパク食のエネルギー代謝に及ぼす悪影響がきれいに示されたものと思われる．呼吸商 RQ も①が 0.905，②が 0.861，③が 0.826 であり，①が糖質の完全燃焼に近い．

　ストレスマーカーとして尿中コルチゾールは①が 50μg/日，②が 60μg/日，

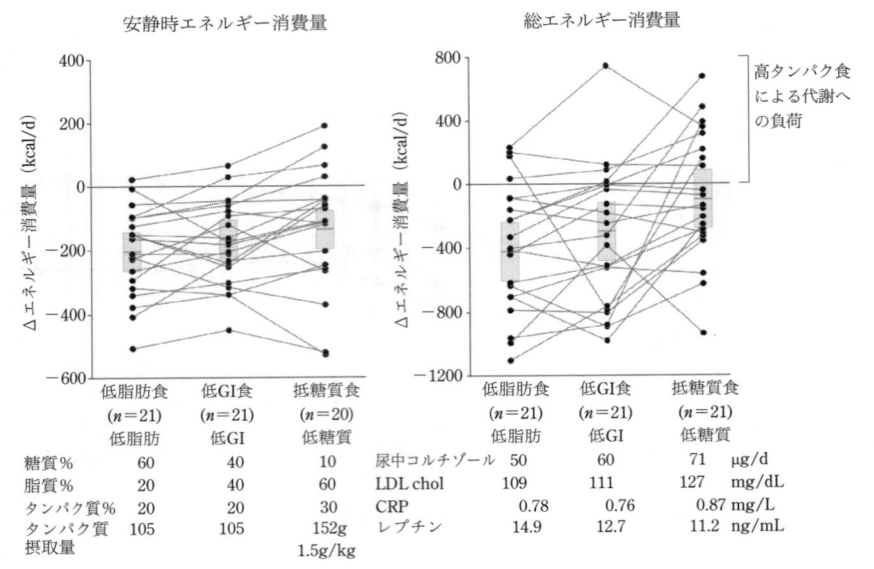

	安静時エネルギー消費量			総エネルギー消費量			高タンパク食による代謝への負荷
	低脂肪食 ($n=21$) 低脂肪	低GI食 ($n=21$) 低GI	抵糖質食 ($n=20$) 低糖質	低脂肪食 ($n=21$) 低脂肪	低GI食 ($n=21$) 低GI	抵糖質食 ($n=21$) 低糖質	
糖質%	60	40	10	尿中コルチゾール 50	60	71	μg/d
脂質%	20	40	60	LDL chol 109	111	127	mg/dL
タンパク質%	20	20	30	CRP 0.78	0.76	0.87	mg/L
タンパク質摂取量	105	105	152g 1.5g/kg	レプチン 14.9	12.7	11.2	ng/mL

図 5.2　エネルギー源の成分を変えた時の代謝の変化 [14]

③が 71μg/日で高タンパク食が有意に高い．コレステロールも HDL，非 HDL ともに③が高くなる．また炎症マーカーの CRP も③が 0.87mg/L と高い．レプチンや TSH，PAI-1，また中性脂肪などの代謝マーカーは①が高く，②，③と低くなる．

日本で高血糖を解消するのに低糖質食が推奨されてからまだ 10 年程度の体験しかなく[5]，食事の影響は 20 年，30 年とかかって現れることを思うと，血糖を下げることのみを目標にした低糖質食は安全といえる状態ではない．

糖質制限食の長期追跡結果が米国や北欧のコホート研究によって得られている[7-9]（表5.4）．スウェーデンのコホートでは平均 15.7 年の観察期間中に 1,270 件の心血管イベントが起きた．重回帰分析により，低糖質・高タンパク質スコアが 2 点上がるにつれ，5％ずつ心血管イベントが発症しやすくなることが示された．これは，20g の糖質摂取の減少と 5g のタンパク質摂取の増加が，5％の心血管イベントの増加につながるということを意味する．そして，この心血管イベントの増加は，イベントの種類によらず，虚血性心疾患であれば 4％，脳梗塞であれば 7％の増加につながっていた．

第5章 大豆と肥満, 糖尿病

表5.4 糖質制限スコアを用いた前向きコホート研究の比較

	Nurses' Health Study	Swedish Women's Lifestyle and Health Cohort	Greek component of the European Prospective Investigation into Cancer and Nutrition study	Uppsala Longitudinal Study of Adult Men cohort	Swedish Women's Lifestyle and Health Cohort
筆頭著者	Halton TL	Lagiou P	Trichopoulou A	Sjögren P	Lagiou P
収載雑誌	*N Engl J Med* 2006; **355**: 1991	*J Intern Med* 2007; **261**: 366	*Eur J Clin Nutr* 2007; **61**: 575	*Am J Clin Nutr* 2010; **92**: 967	*BMJ* 2012; **344**: e4026
国	米 国	スウェーデン	ギリシャ	スウェーデン	スウェーデン
性 別	女性のみ	女性のみ	男性 40.6%	男性のみ	女性のみ
人 数	82,802	42,237	22,944	924	43,396
観察年数	20	12	4.9	10.2	15.7
主たる結果	低糖質・高タンパク質・高脂質で虚血性心疾患は増えない. 植物由来の脂質・タンパク質だと虚血性心疾患は減少するかもしれない.	低糖質・高タンパク質で心血管死亡や全死亡が増加する.	低糖質・高タンパク質で全死亡が増加する.	低糖質で全死亡が増加しそうである. 地中海食だと減少する.	低糖質・高タンパク質で心血管イベントが増える.

なお，タンパク質摂取は中央値が 61.4g, 10 パーセンタイルが 39.9g, 90 パーセンタイルが 87.9g であり，日本人とほぼ同等程度の摂取である．タンパク質としては 90 パーセンタイルの部分で動物性タンパク質が 62g, 植物性タンパク質が 29g で約 2：1 である．動物性タンパク質摂取を中央値の 40.9g/ 日で分けたところ，動物性タンパク質の多い方が心血管イベントの発症率比は大きくなる傾向にあった．低糖質・高タンパク質食は動脈硬化症およびそれに起因する心筋梗塞などの発症につながる傾向にある（表 5.4）．

ヒトを長期間追跡するコホート研究には多くの制約がともなうが，4 万人を越える長期のコホート研究の結果には真実が含まれていると考えた方がよい．糖質制限食を指導する際には，減量なり血糖改善なりの臨床的効果を確実に得たら，正常の食事とは何か，その人に合った個別対応の食事をみつける必要があろう．洞察力をもって考えると，食の欲望をほどほどに抑え，減量には運動を増やし，食事を減らすというのが王道であり，3 大栄養素の組成を変えて減量を目指すというのはいかがなものであろうか？

人間は 100 兆個以上の細菌と太古の昔から共生状態にあり，日本人のような穀物食を続けてきた民族の腸内細菌は肉食を主としてきた民族と異なることは自明の理といえよう．本研究からは糖質を 40％から 60％の範囲で摂取するなら大差はなさそうであるので，この程度は個人の嗜好の問題とも言える．それよりも「玄米，少食，まごわやさしい」食[13] の方が簡単に腸内環境を整え，包括的に健康長寿食となりうることは多くの先人が体験してきたことである．

5.3 血糖値のコントロール目標

高齢者の血糖値コントロールは高めの方が QOL がよいという報告がある[15]．2002 年 10 月～2006 年 12 月に On Lok（米国の高齢者支援 NPO）に登録された人のうち，糖尿病を持っていた 367 人を 2 年間追跡した研究がある．評価項目は (1) 日常生活動作（ADL）スコアの低下，(2) ADL スコアの低下もしくは死亡であり，ADL スコアは①入浴，②着替え，③トイレ，④移動，⑤食事の 5 項目について，独立（2 点），部分的に独立（1 点），介護に依存（0 点）で点数付けすることで評価された．登録時の患者背景は，平均年齢 80±9 歳，女性 67％，アジア人 65％，白人 15％，ヒスパニック 12％，黒人 9％，経口糖

尿病薬使用者 32％，インスリン使用者 50％という集団であった．2 年間のフォローアップ中に 231 人（62.9％）が ADL の低下を生じ，275 人（74.9％）が ADL スコアの低下もしくは死亡を生じた．米国老年医学会では高齢者の目標 HbA1c を 8.0％以下（NGSP 値，以下同；JDS 値では 8.4％以下）としている

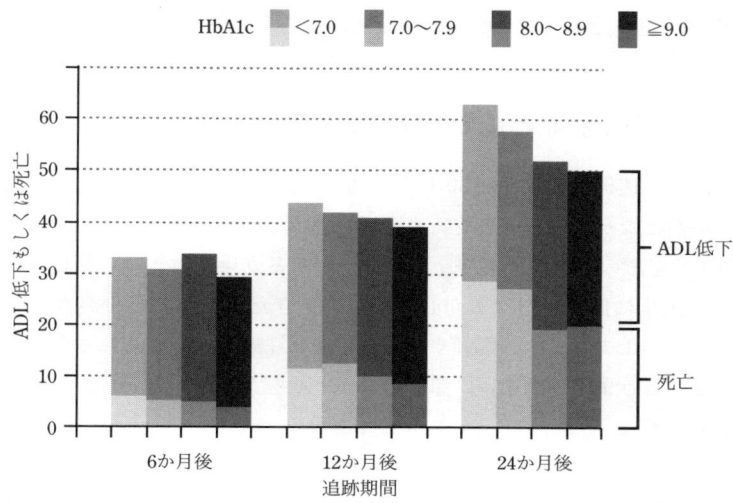

図 5.3 高齢者の HbA1c は 8％台のコントロールがもっとも良好 [17]

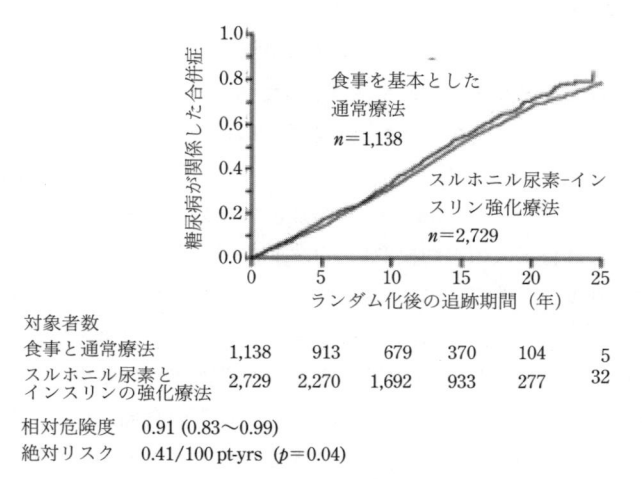

対象者数
食事と通常療法　　　　　　1,138　913　679　370　104　5
スルホニル尿素と
インスリンの強化療法　　　2,729　2,270　1,692　933　277　32

相対危険度　0.91（0.83～0.99）
絶対リスク　0.41/100 pt-yrs（$p=0.04$）

図 5.4 糖尿病の強化療法は有効か？ UKPDS 25 年間の追跡結果 [19]

ので[16], ここでは7.0～7.9%を1として相対リスクを算出しているが, その結果, HbA1c 8.0～8.9%が最もリスクが小さいものとなった（図5.3）[17].

インスリン強化療法と通常療法との比較はACCORD試験で行われたが, 強化療法の方が予後が悪かった[18]. 長期に追跡したUKPDS 25でも食事療法を主にした治療群と薬剤強化治療群で合併症の頻度に差がなかった（図5.4）[19].

QOLやコストを考えたら食事療法を主体にする利益は大きい.

5.4 糖尿病合併症としての腎不全予防

現在, 人工透析患者数は約30万人を超え, 1人年間500万円としても1.5兆円の医療費となっている. また新規透析患者は年間約3万人で, その内3分の1が糖尿病患者の合併症であり, これを予防する効果は大きい. 著者らは腎不全の進行阻止に低タンパク質が必要と説いてきた[20]. 患者自身が食事や毎日の生活に何の工夫もせず, 医師や看護師が薬と注射で治してくれるだろうと他人まかせではうまくいかない. 患者自身が主治医なのだ, ということを理解させる必要がある.

低タンパク食は尿素付加を減らし, 糸球体の過剰濾過を予防する上で見直されている. 血圧が高ければ減塩食が必要で1日6g以下に減らす. 水分制限が必要になる場合もある. カリウムやリンのコントロールも腎不全の患者では必要だが, 低タンパク食にするとこれらも通常解決される. カリウムやリンは組織崩壊にともなう内因性のものが多いからである.

腎臓病の進行阻止に低タンパク食の効果は戦前からいわれているが, どこから低タンパク食というのか, という点に関しては合意がない. CKD（慢性腎臓病）診断ガイドラインでは0.8～0.6g/kgを低タンパク食としているが, 食事摂取基準では日本人の平均摂取量が0.6gであり, 2sd（標準偏差の2倍）を加えて97～98%の人に不足がない量を0.8gとして推奨量としている. これから考えると0.5gから窒素平衡量の0.3gまでが低タンパク食というにふさわしく, 昭和医大の出浦らは0.5g以上のタンパク質摂取では効果がない, というデータを示している[20]. 著者らも長期間0.5g以下の食餌で代謝的にもDEXA（骨密度検査）による体組成にも何の問題もないことを確かめた[21]. 腎不全の進行予防には低タンパク質が必須である. タンパク質の質については経験的に

肉がよいとされているが，Azadbakht[22]は肉の半分を大豆タンパク質に置き換えることでよい臨床結果を得ている（表5.5）．この研究はメカニズム解析を含めて，追試される必要がある．今後アミノ酸組成をも配慮したタンパク質摂取の研究が必要であろう．

透析に入ると漏出するタンパク質を補う考えから高タンパク食が薦められている．しかし，最近の透析膜の品質が向上したことからタンパクの漏出は1回10g未満と思われ，体重50kgの人なら0.2g/kgにしかならない．低タンパク食の基準とする0.5gに0.2gを足した0.7g/kgでよいことになる．実際，東京医大の中尾らは透析に入っても低タンパク食を実行することで透析回数を減少できることを報告している．制限するのは代謝され尿毒素となるタンパク質と過剰貯留が生命維持を困難にする水分，食塩，カリウム，リンであるが，肉食をやめることで大幅に改善できる．透析食のミネラルは食事摂取基準のおよそ半分であるが，欠乏症の症状がでることは少ない．大豆タンパク質はこの面でもよい供給源となる[23]．

表5.5 腎合併症へのタンパク質組成の影響[22]

	70%動物性タンパク質 ＋30%植物性タンパク質		35%動物性タンパク質 ＋35%大豆タンパク質 ＋30%植物性タンパク質	
	4年後	ベースライン	4年後	ベースライン
体重（kg）	73	72	71	71
収縮期血圧（mmHg）	148	153	147	150
拡張期血圧	93	91	93	96
空腹時血糖（mg/dL）	147*	137	121*	141
総コレステロール（mg/dL）	228*	218	201*	225
LDL-C	158*	151	128	149
HDL-C	45*	43	53*	49
血中尿素窒素（mg/dL）	19.5*	18.1	12.8*	17.2
タンパク尿	725*	691	513*	667
血清クレアチニン	1.61*	1.49	1.41*	1.56
CRP	3.9	3.5	2.4	3.8
推定糸球体濾過量（eGFR） （mL/min）	81	78	88	84
血漿中植物エストロゲン （μmol/L）	1.08	1.07	1.29*	1.02

41列の腎合併症をもつ2型糖尿病患者（男性18人，女性23人）に体重kg当たり0.8gのタンパク質の食事を与えた．
* $p<0.05$（4年後の有意な上昇または低下）

栄養目標の指標として，食事の制限，透析による栄養素の喪失，合併症といったハンディキャップがあるが，透析患者が元気でいられる体重および栄養の指標程度にすることは一般には可能である．年齢，原病などで状況が異なり一概にはいかないのでテーラーメイドの食事療法が必要である．

参考文献

1) Anderson JW, Johnstone BM, Cook-Newell ME. Meta-analysis of the effects of soy protein intake on serum lipids. *N Engl J Med*. 1995; **333**: 276-282.
2) Federal Drug Administration. Food labeling: Health Claims; Soya Protein and Coronary Heart Disease; Final Rule. Federal Register: (Volume 64, Number 206), 1999: 57699-57733.
3) Taku K, Umegaki K, Watanabe S, *et al*. Soy isoflavones lower serum total and LDL cholesterol in humans: a meta-analysis of 11 randomized controlled trials. *Am J Clin Nutr*. 2007; **85**: 1148-1156.
4) Jenkins DJ, Kendall CW, Mehling CC, *et al*. Combined effect of vegetable protein (soy) and soluble fiber added to a standard cholesterol-lowering diet. *Metabolism*. 1999; **48**(6): 809-816.
5) Nanri A, Mizoue T, Takahashi Y, *et al*. Soy product and isoflavone intakes are associated with a lower risk of type 2 diabetes in overweight Japanese women. *J Nutr*. 2010; **140**: 580-586.
6) Morimoto A, Ohno Y, Tatsumi Y, *et al*. Effects of healthy dietary pattern and other lifestyle factors on incidence of diabetes in a rural Japanese population. *Asia Pac J Clin Nutr*. 2012; **21**: 601-608.
7) Lagiou P, Sandin S, Lof M, Trichopoulos D, Adami HO, Weiderpass E. Low carbohydrate-high protein diet and incidence of cardiovascular diseases in Swedish women: prospective cohort study. *BMJ*. 2012; **344**: e4026
8) Fung TT, van Dam RM, Hankinson SE, Stampfer M, Willett WC, Hu FB. Low-carbohydrate diets and all-cause and cause-specific mortality: two cohort studies. *Ann Intern Med*. 2010; **153**(5): 289-298.
9) Floegel A, Pischon T. Low carbohydrate-high protein diets. *BMJ*. 2012; **344**: e3801.
10) 山田 悟，糖質制限食をめぐる議論の沸騰〈1〉低糖質・高タンパク質摂取で心血管イベントが上昇!?　MT Pro. Medical Tribune. mtpro-mail@medical-tribune.co.jp
11) The ADVANCE Collaborative Group; Patel A, MacMahon S, Chalmers J, *et al*. Intensive blood glucose control and vascular outcomes in patients with type 2 diabetes. *N Engl J Med*. 2008; **358**(24): 2560-2572.
12) Iris Shai RD, Dan Schwarzfuchs MD, Yaakov Henkin MD, *et al*. Weight Loss with a Low-Carbohydrate, Mediterranean, or Low-Fat Diet. *N Engl J Med*. 2008; **359**: 229-241.
13) 渡邊 昌，テーラーメイド・ヌトリション「まごたち食の栄養評価」，医と食

2010; **2**(3): 162-167.
14) Ebbeling CB, Swain JF, Feldman HA, *et al*. Effects of dietary composition on energy expenditure during weight-loss maintenance. *JAMA*. 2012; **307**: 2627-2634.
15) Brown AF, Mangione CM, Saliba D, Sarkisian CA; California Healthcare Foundation/American Geriatrics Society Panel on Improving Care for Elders with Diabetes. Guidelines for improving the care of the older person with diabetes mellitus. *J Am Geriatr Soc*. 2003; **51**(5 Suppl Guidelines): S265-S280.
16) Brown AF, Mangione CM, Saiba D, Sarkisian CA. Guidelines for improving the care of the older person with diabetes mellitus. California Helthcare Foundation/American Geriatrics Society Panel on Improving Care for Elders with Diabetes. *J Am Geriatr Soc*. 2003; **51**(5 Suppl guidelines): S265-S280.
17) Yau CK, Eng C, Cenzer IS, Boscardin WJ, Rice-Trumble K, Lee SJ. Glycosylated hemoglobin and functional decline community-dwelling nursing home-eligible elderly adults with diabetes mellitus. *J Am Geriatr Soc*. 2012; **60**: 1215-1221.
18) Terry T, Raravikar K, Chokrungvaranon N, Reaven PD. Does aggressive glycemic control benefit macrovascular and microvascular disease in type 2 diabetes? Insights from ACCORD, ADVANCE, and VADT. *Curr Cardiol Rep*. 2012; **14**(1): 79-88.
19) Holman RR, Paul SK, Bethel MA, Matthews DR, Neil HA. 10-year follow-up of intensive glucose control in type 2 diabetes. *N Engl J Med*. 2008; **359**(15): 1577-1589.
20) 渡邊　昌，低タンパク食の効果を探る，医と食 2009; **1**(5): 247-255.
21) Watanabe S, Noboru M, Yasunari M, Ideura T. A cross-sectional study on the effects of long term very low protein diets in patients with chronic kidney disease: serum and urine DEXA and amino acid profile. *Anti-aging Medicine*. 2010; **7**(2): 7-13.
22) Azadbakht L, Atabak S, Esmaillzadeh A. Soy protein intake, cardiorenal indices, and C-reactive protein in type 2 diabetes with nephropathy: a longitudinal randomized clinical trial. *Diabetes Care*. 2008; **31**(4): 648-654.
23) Sandberg AS. Bioavailability of minerals in legumes. *Br J Nutr*. 2002; **88** Suppl 3: S281-S285.

（渡邊　昌）

第2部　大豆食品の健康的側面

第1章 納　　豆

　多くの食品の起源が中国にあるが，納豆（糸引き納豆）は日本独自の食品として生まれた．食べてうまい日本の納豆は伝統的大豆発酵微生物（*Bacillus subtilis* var. *natto*）によるものであり，明治38年（1905年：日露戦争時）に澤村真博士が，納豆より分離した桿菌(かんきん)を煮豆に植えると旺盛な粘質物と納豆特有の風味を出すことを確かめ，単独納豆菌説を提唱した[1]．

　納豆菌はグラム陽性土壌細菌であり，分類学上枯草菌（*Bacillus subtilis*）の亜種にあたるが[1,2]，納豆の製造には宮城野菌，高橋菌，成瀬菌と呼ばれる種菌（スターター）が一般的に用いられている．

1.1　ナットウキナーゼ

　1980年秋，著者は日本の伝統的発酵食品である"納豆"中に，これまでにない非常に強力な血栓溶解酵素活性を認めた（図1.1，図1.2）．分離された血栓溶解酵素がウロキナーゼやプラスミンに似た非常に強いフィブリン分解活性を示すことから，ナットウキナーゼ（nattokinase）と命名した[3)-6)]．ナットウキナーゼは微生物（納豆菌）由来であるため大量生産が可能であり，極めて安価である．また，熱および酸，塩基にも比較的安定，かつ分離精製も容易である．さらに何よりも優れた特長としては，納豆そのものが我が国で1000年以上にわたって食されてきたものであり，経口化にあたりその安全性が十分に保証されていることである．

　図1.3にナットウキナーゼの基本構造を示す[7)-9)]．ナットウキナーゼは納豆菌のみが生産することから，この275個のアミノ酸配列の有無により，それが真の納豆か否かが決まる．

　ナットウキナーゼの活性を評価する方法として，フィブリン平板を用いる方法がよく使われるが，著者らは工業的（洗剤など）に用いられるナットウキナー

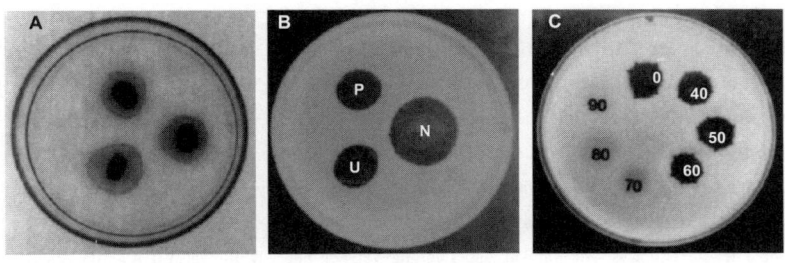

図 1.1 納豆が持つ血栓溶解能
A：人工血栓（フィブリン）上に直接のせた場合．
B：N：300g の納豆から生食 220mL で抽出，P：プラスミン 4CU/mL，U：ウロキナーゼ 100IU/mL と比較．
C：各抽出液を各温度で，10 分間処理した場合．37℃，18 時間目の溶解窓を示す．

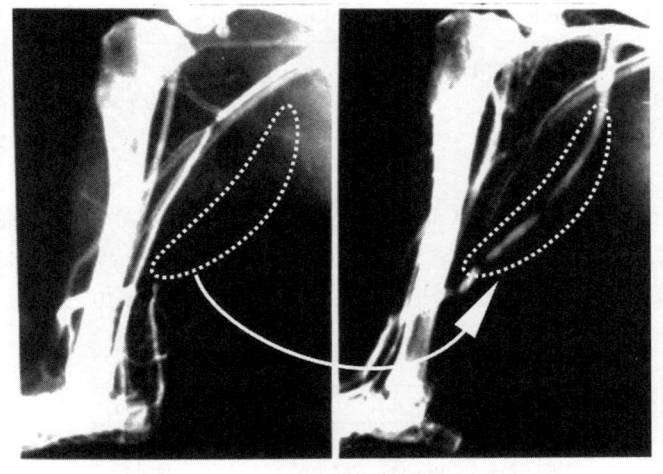

図 1.2 ナットウキナーゼ投与前後の血管造影
腸溶カプセル投与前（左），および 5 時間後（右）の写真を示す．
経口投与したナットウキナーゼが効果を示すことが分かる．

ゼ様活性を示す酵素と判別する方法として，合成アミド基質による測定法を確立した[2]．

　純粋なナットウキナーゼを用い，12 種類の合成アミド基質における特性を調べた結果，最もよく反応したのは合成基質Ⅰ（Bz-Ile-Glu-(OR)-Gly-Arg-pNA）であり，残りの基質に対しては活性が弱い，あるいは活性が見られない

```
                1                              10                            20
H₂N-Ala-Gln-Ser-Val-Pro-Tyr-Gly-Ile-Ser-Gln-Ile-Lys-Ala-Pro-Ala-Leu-His-Ser-Gln-Gly-Tyr-
                 30         *
Thr-Gly-Ser-Asn-Val-Lys-Val-Ala-Val-Ile-Asp-Ser-Gly-Ile-Asp-Ser-Ser-His-Pro-Asp-Leu-Asn-
                          50                              60                      *
Val-Arg-Gly-Gly-Ala-Ser-Phe-Val-Pro-Ser-Glu-Thr-Asn-Pro-Tyr-Gln-Asp-Gly-Ser-Ser-His-Gly-
                     70                          80
Thr-His-Val-Ala-Gly-Thr-Ile-Ala-Ala-Leu-Asn-Asn-Ser-Ile-Gly-Val-Leu-Gly-Val-Ala-Pro-Ser-
         90                                100
Ala-Ser-Leu-Tyr-Ala-Val-Lys-Val-Leu-Asp-Ser-Thr-Gly-Ser-Gly-Gln-Tyr-Ser-Trp-Ile-Ile-Asn-
     110                              120                                130
Gly-Ile-Glu-Trp-Ala-Ile-Ser-Asn-Asn-Met-Asp-Val-Ile-Asn-Met-Ser-Leu-Gly-Gly-Pro-Thr-Gly-
                            140                              150
Ser-Thr-Ala-Leu-Lys-Thr-Val-Val-Asp-Lys-Ala-Val-Ser-Ser-Gly-Ile-Val-Val-Ala-Ala-Ala-Ala-
             160                              170
Gly-Asn-Glu-Gly-Ser-Ser-Gly-Ser-Ser-Thr-Ser-Thr-Val-Gly-Thr-Pro-Ala-Lys-Tyr-Pro-Ser-Thr-Ile-
                 180                              190
Ala-Val-Gly-Ala-Val-Asn-Ser-Ser-Asn-Gln-Arg-Ala-Ser-Phe-Ser-Ser-Val-Gly-Ser-Glu-Leu-Asp-
         200                              210
Val-Met-Ala-Pro-Gly-Val-Ser-Ile-Gln-Ser-Thr-Leu-Pro-Gly-Gly-Thr-Tyr-Gly-Ala-Tyr-Asn-Gly-
 220    *                          230                              240
Thr-Ser-Met-Ala-Thr-Pro-His-Val-Ala-Gly-Ala-Ala-Ala-Leu-Ile-Leu-Ser-Lys-His-Pro-Thr-Trp-
                            250                              260
Thr-Asn-Ala-Gln-Val-Arg-Asp-Arg-Leu-Glu-Ser-Thr-Ala-Thr-Tyr-Leu-Gly-Asn-Ser-Phe-Tyr-
                     270
Tyr-Gly-Lys-Gly-Leu-Ile-Asn-Val-Gln-Ala-Ala-Ala-Gln-COOH
```

図 1.3 ナットウキナーゼの分子構造

275 個のアミノ酸残基が連なった一本鎖構造のポリペプチド（計算分子量 27,724）である．
* 活性部位（active site）．

ことが分かった（表 1.1）（Carlsberg や BPN′ などの枯草菌の酵素は基質 II に対し強く反応する）．合成アミド基質 I における反応を LineWerver-Burk の式に当てはめてみると，きれいな直線関係が得られ $K_m = 7.43 \times 10^{-4}$ M, $V_{max} = 0.088$

表 1.1 ナットウキナーゼの基質特性

合成基質	μmol/min
Bz-Ile-Glu-(OR)-Gly-Arg-pNA (I)	3440.46
Suc-Ala-Ala-Pro-Phe-pNA (II)	1775.72
MeO-Suc-Arg-Pro-Tyr-pNA	549.36
H-D-Ile-Pro-Arg-pNA	0
H-D-Val-Leu-Lys-pNA	0
pyro-Glu-Pro-Val-pNA	0
Suc-Ala-Ala-Ala-pNA	0
H-D-Phe-Pip-Arg-pNA	0
pyro-Glu-Gly-Arg-pNA	0
H-D-Pro-Phe-Arg-pNA	0
H-D-Val-Leu-Arg-pNA	0
Z-D-Arg-Gly-Arg-pNA	0

基質濃度：5×10^{-4}M：0.17M BSB（pH 7.8）

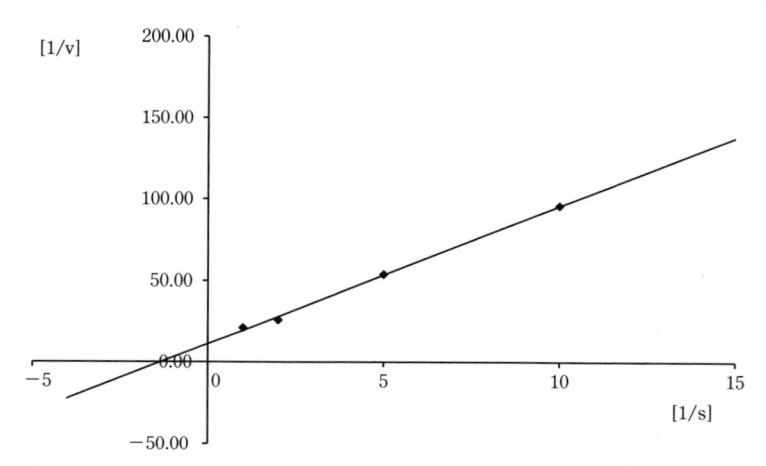

図 1.4 ナットウキナーゼの Bz-Ile-Glu-(OR)-Gly-Arg-pNA に対する特異性
0.1mg/mL の酵素を用い，0.17M BSB（pH 7.8）で Bz-Ile-Glu-(OR)-Gly-Arg-pNA の分解能を測定．

μmol/min であった（図 1.4）．

現在，この特異性を生かしナットウキナーゼおよび市販納豆の力価検定が行われている[2),10),11]．

毎年開催される全国納豆鑑評会の受賞製品など，一般的な種菌を用いた納豆を調べた結果，それらは基質Ⅰを最もよく分解し，ナットウキナーゼ抗体とも反応を示した（当然のことながら Carlsberg や BPN′ などの枯草菌の酵素は反応しない）[10)-12]．

このほか，著者らはラットあるいはヒトにおいて納豆摂取により降圧効果のあること[13]，また純粋なエラスタチナールがエラスターゼ活性を有するナットウキナーゼに対して強く阻害することを明らかにした[14]．

エラスチンは真皮構成成分としてコラーゲンと共に共存しており，皮膚の老化現象である弾力性低下やシワ，たるみの要因の1つとして変性エラスチンの関与が推測されている．

ナットウキナーゼは強力な線溶酵素（フィブリン分解酵素）であるが，一方でキニノーゲン（キニンの前駆体）に働きキニンを産生することから循環系調節への関与が指摘されている．

現在，柳澤らはナットウキナーゼの結晶化（針状および板状）に成功してお

表 1.2 ナットウキナーゼの X 線結晶解析

結晶学パラメータ	
空間群	$C2$
格子定数 (Å, °)	$a=74.3$, $b=49.9$, $c=56.3$, $\beta=95.2$
データ収集	
d_{min} (Å)	1.74
R_{merge}	0.052 (0.153)
Completeness	0.693 (0.300)
構造決定	
分解能 (Å)	41.4〜1.74
R 因子	0.133 (0.143)
R_{free}	0.199 (0.236)
R.m.s.d. bond (Å)	0.006
R.m.s.d. angle (Å)	0.974
PDBid*	4dww

＊ Protein Data Bank（蛋白質構造データバンク）ID.

り[15]，種々の物理化学的性質を明らかにしている（表 1.2）.

1.2　t-PA 活性の増強作用

脳梗塞急性期治療として高い有効性が証明されているのが，t-PA（組織プラスミノーゲンアクチベーター）による血栓溶解療法である．1995 年に報告された NINDS rt-PA Stroke Study では，発症 3 時間以内の急性期脳梗塞に対する t-PA 静注療法が，患者の社会生活自立を有意に増加させることを明らかにしている．この結果を受け，世界中で脳梗塞に対する t-PA の使用が認可され，

表 1.3　納豆菌による t-PA 活性の増強効果

	試料 (mm^2)	対照 (mm^2)	試料/対照	n	p
Bacillus subtilis natto					
成瀬菌	326.2±121.5	16.4±20.2	19.9	38	＊
宮城野菌	486.8±6.6	24.4±7.2	20.2	3	＊
髙橋菌	237.3±121.6	23.5±6.3	10.1	3	
Escherichia coli					
E.coli IFO3301	31.3±5.7	17.3±2.3	1.8	3	

培養液 30μL を人工血栓にのせ，37℃，48 時間後に生じる溶解面積 (mm^2) を測定した．＊ $p<0.001$.

我が国でも 2005 年から保険適用となった．

各種納豆菌の培養液による t-PA 産生能を調べた結果，試料と対照との比較で，大腸菌（*E.coli*）では大きな差は見られなかったが，納豆菌として，特に成瀬菌を用いた場合，非常に強いフィブリン分解能が現れることが分かった（$p<0.001$, $n=38$）（表 1.3）[16]．これはナットウキナーゼが血管内皮細胞に働きかけ t-PA 活性を増強させるためと考えられている[17]．

1.3 抗 菌 作 用

かつての我が国では食中毒は日常茶飯事で，その際一種の"薬"として，納豆が現在の抗生物質のような使われ方をされていた．こうした薬餌としての納豆の効果は，当時のナチスドイツにまで伝わり，実際にギリシャ戦線などで燻製品として使われたことも知られている．図 1.5 は 10^6 個/mL の納豆菌を大腸菌 O 157 と混合してハートインフュージョン培地で培養し，経日的にサンプリングしてその中に含まれる生菌数を調べたものである．O 157 は納豆菌によりその生育が強力に抑制され，培養液の中で 4 日後には完全消失してしまうことが分かる[18]．

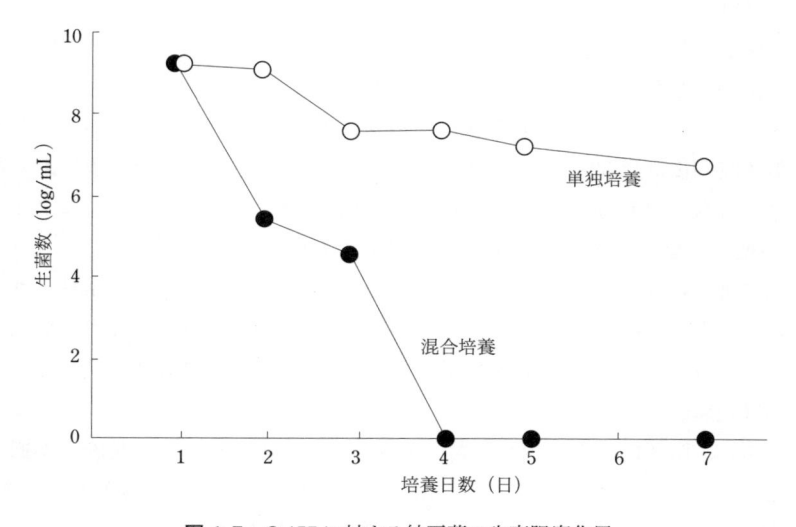

図 1.5 O 157 に対する納豆菌の生育阻害作用

納豆中の抗菌物質の1つにジピコリン酸がある．ジピコリン酸は，昭和11年（1936年），有働繁三によって発見された納豆菌が生産する抗菌物質であり[19]，酒の酵母である *Saccharomyces cerevisiae*（MIC：0.20mg/mL）および *E.coli* O 157（MIC：4.0mg/mL）に対し抗菌効果を持つ．昔から，酒屋は決して納豆を食べるなといわれたことがうなずける．また，一種のキレート物質として働き，その菌体内濃度が納豆菌の耐熱性と関係するのではないかと考えられている．さらにジピコリン酸は幅広い抗菌スペクトラムを示すこと[20]，また放射能除去物質あるいは制がん物質としても注目されている[1]．このほか，納豆に溶菌作用を有するリゾチーム活性のあることが認められている[21]．

このように納豆菌は幅広い抗菌作用を有することから農薬としての効果も注目されている．

1.4　ビタミンK_2

厚生省の「骨粗鬆症の予防に関する総合研究班」が行った大腿骨頸部骨折の全国調査結果（1995年）では，女性患者は東日本より西日本に多い傾向が表れ，これに西日本は東日本より納豆の消費量が少ないとの統計を重ね合わせると，骨折発生比率と納豆摂取量が逆相関関係にあることが明らかになり，社会的に話題となった[22]．

市販納豆摂取による血中のビタミンKの変化を，高速液体クロマトグラフィー（HPLC）で分析した結果，摂取前には見られなかったK_2のピークが摂取4時間後には50倍以上と著しく高まった（図1.6）[23]．また，摂取量の違いによる血中のK_2濃度の変化を調べた結果，いずれも1回の摂取でビタミンK_2濃度をかなり長時間にわたって亢進することが分かった（表1.4）[24]．これは，納豆に含まれるビタミンK_2の70％以上が水溶性タイプであり，脂溶性よりもはるかに長時間効果が続くためと考えられる．また，納豆摂取により，腸内において納豆菌がビタミンK_2を生産することから，長い人では1週間近く血中の濃度亢進が起こると考えられる．

さらに，臨床的にも骨折した老人患者で有意に血中ビタミンK濃度が低いこと，それも植物由来のビタミンK_1（フィロキノン）濃度では差がないが，微生物由来のK_2（メナキノン-7）濃度に差が確認されている．

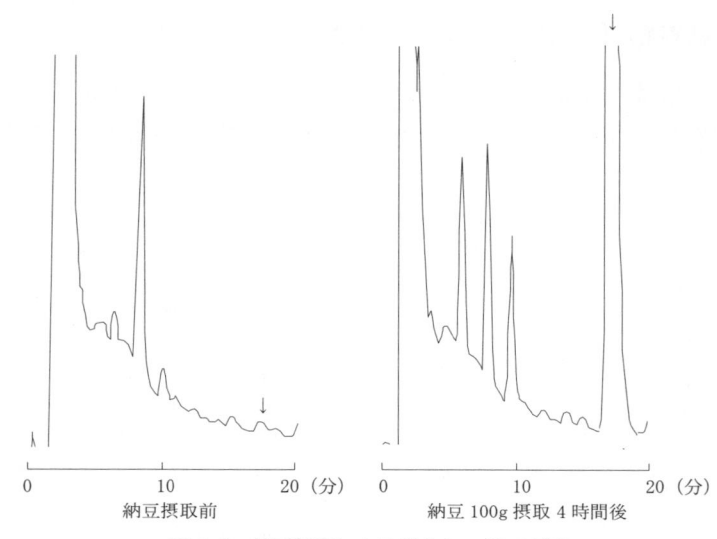

図 1.6 納豆摂取によるビタミン K_2 の変化
矢印はビタミン K_2 のピークを示す.

表 1.4 納豆摂取後の血中ビタミン K_2（メナキノン-7）濃度

		摂取前	摂取後（時間）			
			4	12	24	48
納豆	5g	1.1 ± 0.4	11.5±3.1	7.7±2.5	3.8±2.3	1.5±1.0
	30g	1.0 ± 0.5	22.5±5.0	11.1±3.1	5.2±2.9**	1.9±0.9
	100g	1.1 ± 0.5	57.1±7.7**	30.6±10.2**	14.58±2.3	10.9±3.7*

各値は血漿中のメナキノン-7 濃度, 平均±標準偏差（ng/mL 血漿, $n=5$）：*$p<0.05$, **$p<0.005$.

ビタミン K は血液凝固因子として知られるが, ビタミン K_2 には心臓循環器疾患の予防効果もあることが分ってきた. 動脈硬化の要因の 1 つに血管壁へのカルシウム沈着があるが, ビタミン K_2 はこのカルシウム沈着を予防する.

ビタミン K_2 を関与成分とする特定保健用食品は既に認可されているが, K_2 は大豆だけでなく, 麦類[25]あるいは焼酎の蒸留粕[26]の納豆菌による発酵でも生産可能である.

1.5 粘質物（γ-ポリグルタミン酸）

納豆の粘質物の主成分はアミノ酸の1つであるグルタミン酸の $α$ 位のアミノ基と $γ$ 位のカルボキシ基がペプチド結合し，10,000 個以上直鎖状につながった

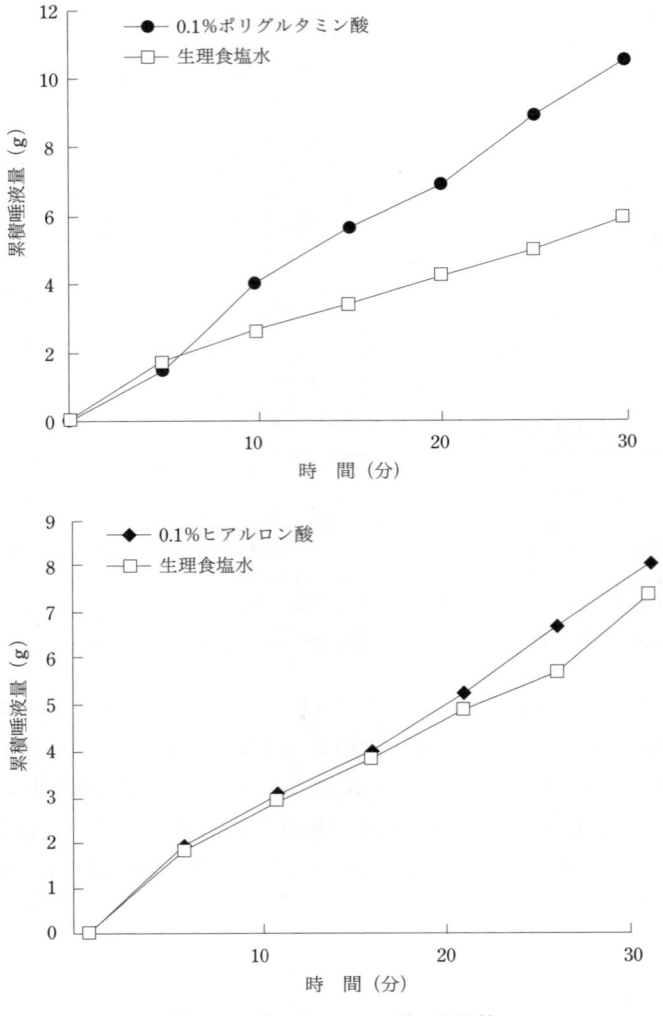

図 1.7 ポリグルタミン酸の保湿性

高分子タンパク質である．生体を構成するアミノ酸は通常 L 型の鏡像体であるのに対し，粘質物には 50〜80％の割合で D 型が含まれ，D 型は一般のペプチダーゼで分解されにくい特徴がある．γ-ポリグルタミン酸はその特徴的構造から，保湿性，凝集性，生分解性などが注目されている．

例えば，保湿性に関してポリグルタミン酸はヒアルロン酸以上の作用を示すことから，ドライマウスなどへの効果が期待されている．図 1.7 は 0.1％ポリグルタミン酸溶液で洗口した場合の唾液分泌量であるが，30 分後の累積分泌量は生理食塩水の場合の 1.51 倍の促進率，さらに 1％のポリグルタミン酸溶液では 1.78 倍の促進率を示すことが分かった．しかし，対照の 0.1％ヒアルロン酸溶液では分泌促進効果はほとんど見られなかった[27]．

このほか，それらの性質を利用した化粧品，食品などがあり，カルシウム吸収促進作用に着目した特定保健用食品（サプリメント）も販売されている．

1.6 ポリアミン

納豆に多く含まれるポリアミンは，アンチエイジング効果があるとして注目されている物質である．ポリアミンが入った餌を食べたマウスは食べなかったものと比べ著しく長生きすることが明らかにされている．血中ポリアミン濃度が上昇したマウスの毛並はきれいで若々しく，さらに 80 週までの比較では生存率が明らかに高く，人間に当てはめると中年期の生存率が高くなるという．ポリアミンは，天然成分では主に 3 種類（プトレシン，スペルミジン，スペルミン）が存在し，体内でも合成されるが，加齢と共に減少する．また，ポリアミンは消化管内に入るとそのまま吸収されるため，食品からの摂取により体内のポリアミン量は増加する．

全国納豆鑑評会で受賞した納豆（うま味，粘りともに優れたもの）に含まれる総ポリアミン含量は，4.06 ± 0.86 mg/100g（$n=14$）であった．特にスペルミジンが多く，スペルミン，プトレシンと続いた．なお，納豆ではなく納豆菌分画には乾燥重量当たりにして納豆のほぼ 10 倍量のポリアミンが検出された[28]．

1.7 プロバイオティクス効果

　納豆菌は腸内環境を整えることが分かっている．納豆菌のプロバイオティクスとしての効果は，腸内細菌叢の変化（ビフィズス菌や乳酸桿菌の増加など），下痢の改善，成長促進，糞便中腐敗物質の減少などが報告されている（図 1.8）[29]．実際，健常成人に納豆を摂取させる試験が行われ，*Bifidobacterium* spp. 菌数の増加，レシチナーゼ陽性 *Clostridium* spp. 菌数および検出率の減少，酢酸，総有機酸，コハク酸の増加，フェノール，スカトールなど腐敗産物の減少が明らかにされている．また，無菌マウスにヒト乳児腸内細菌叢を定着させたノトバイオートマウスに納豆を投与し，糞便中でインドールなどの腐敗産物などが減少することが確認されている．

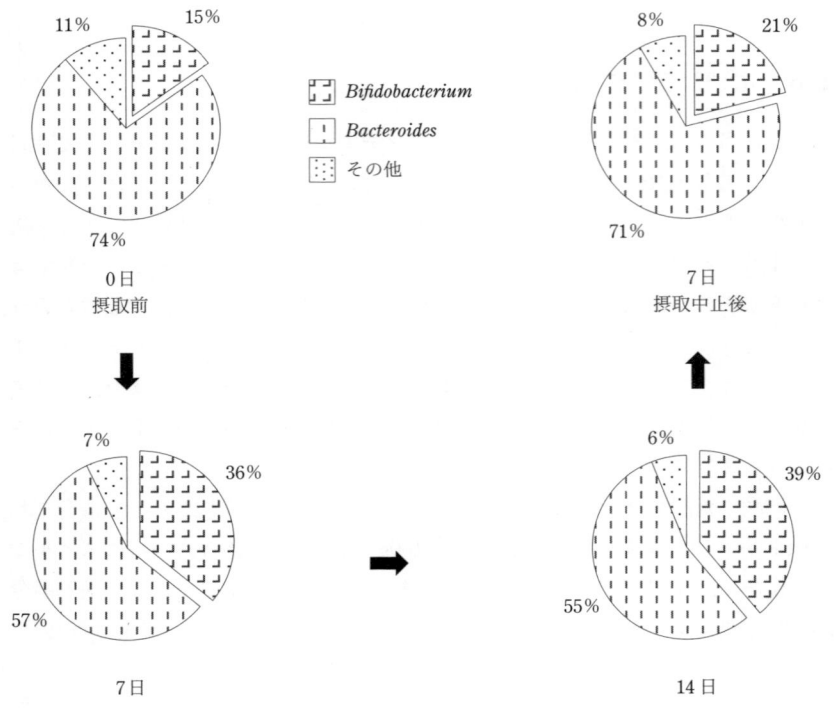

図 1.8　納豆摂取による腸内細菌叢の変動[29]
納豆食を継続すると，その期間は腸内のビフィズス菌が増加していることが分かる．

このように納豆摂取により腸内の乳酸菌が増殖することから，整腸薬としても使われている．

1.8 そ の 他

納豆には血流改善効果による認知症予防や，飲酒後の血液中のアルコールやアルデヒド濃度を下げる働きもあり，我が国で高血圧自然発症ラット（SHR）が開発された際も，最初にその効果が試験されたのが納豆である．また，納豆食に関して女性に関心の高い美容効果（肌の潤い，スベスベ感，ツヤ，キメなど）も報告されている[30]．

そのほか，納豆菌が生産するサーファクチン類（界面活性能などを有する），SOD活性，ナットウキナーゼがt-PAの阻害剤（PAI-1）を分解する，アルツハイマー病の原因にもなるアミロイド繊維の異性化に働く，あるいは血小板凝集反応を抑制するなど，納豆には数多くの機能性がある．

しかし，現在問題となっているのは，一般には食べることができない枯草菌まで納豆菌として使われていることである[12),31)]．これは，ナットウキナーゼ以外の酵素までナットウキナーゼ活性として表示可能な力価測定法にも一因があり，納豆菌以外の枯草菌を用いた場合，食品としての歴史がなく，将来副作用や毒性の問題にも発展しかねないのではないかと大変危惧している．

参考文献

1) フーズパイオニア編．納豆沿革史．東京：全国納豆協同組合連合会1975.
2) 木内 幹, 永井利郎, 木村啓太郎編著．納豆の科学―最新情報による総合的考察―．東京：建帛社2008.
3) Sumi H, Hamada H, Tsushima H, Mihara H, Muraki H. A novel fibrinolytic enzyme (nattokinase) in the vegetable cheese Natto; a typical and popular soybean in food of the Japanese diet. *Experientia*. 1987; **43**: 1110-1111.
4) Sumi H, Hamada H, Nakanishi H, Hiratani H. Enhancement of fibrinolytic activity in plasma by oral administration of nattokinase. *Acta Haematol*. 1990; **84**: 139-143.
5) 天然物・生理機能素材研究委員会編．納豆の機能成分，及び治療，予防に関する研究（Ⅰ）．東京：日本工業技術振興協会1994.
6) 天然物・生理機能素材研究委員会編．納豆の機能成分，及び治療，予防に関する研究（Ⅱ）．東京：日本工業技術振興協会1998.
7) Sumi H, Taya N, Nakajima N, Hiratani H. Structure fibrinolytic properties of natto-

8) 須見洋行. 納豆の機能性. 日本醸造協会誌 1990; **85**: 518-524.
9) Sumi H, Yatagai C. Fermented soybean components and disease prevention. In: Sugano M. Ed. *Soy in Health and Disease Prevention*. New York: Taylor&Francis 2005: 251-278.
10) 須見洋行. ナットウキナーゼの合成アミドに対する基質特異性, 並びにキニン産生能（血圧降下, 循環改善）. 和光純薬時報 2010; **78**(4): 8-10.
11) Sumi H, Naito S, Yatagai C, *et al*. Nattokinase derived from *Bacillus subtilis natto* promoted t-PA release from human cells. XIIIth International Workshop on Molecular & Cellular Biology of Plasminogen Activation. Cambridge, England, 2011.
12) 須見洋行, 内藤佐和, 矢田貝智恵子 他. 納豆酵素の強力な血栓溶解能：ナットウキナーゼが有する基質特異性について. *New Food Industry*. 2011; **53**(1): 33-38.
13) Maruyama M, Sumi H. Effect of diet on blood pressure. *Basic and Clinical Aspects of Japanese Traditional Food Natto*. 1994; **2**: 1-3.
14) Sumi H, Naito S, Saito J, Maruyama M. Elastase activity and elastatinal inhibition of nattokinase. XXIII Congress of ISTH, P-TU-269, Kyoto, 2011.
15) Yanagisawa Y, Chatake T, Naito S, *et al*. X-ray structure determination and deuteration of Nattokinase. *J Synchrotron Rad*. 2013; **20**: 875-879.
16) Yatagai C, Maruyama M, Kawahara T, Sumi H. Nattokinase-promoted tissue plasminogen activator release from human cells. *Pathophysiol Haemost Thromb*. 2009; **36**: 227-232.
17) 須見洋行, 内藤佐和, 矢田貝智恵子 他. 納豆が有するt-PA産生能―心筋梗塞, 脳血栓の治療薬および中枢神経系における可能性―. *New Food Industry*. 2013; **55**(8): 11-15.
18) 須見洋行. 病原性大腸菌（O-157）に対する納豆の抗菌作用. 食生活研究 1997; **17**(6): 42-46.
19) 有働繁三. 納豆の成分について. 納豆中のジピコリン酸の存在とその影響. 日本農芸化学会誌 1936; **12**: 386-394.
20) Ohsugi T, Ikeda S, Sumi H. Anti-platelet aggregation and anti-blood coagulation activities of dipicolinic acid, a sporal component of *Bacillus subtilis natto*. *Food Sci Tech Res*. 2005; **11**: 308-310.
21) 須見洋行, 矢田貝智恵子. 納豆中の溶菌酵素リゾチームの研究. 納豆連会報（平成12年度全国納豆協同組合連合会委託研究報告書）2001.
22) 折茂 肇. 骨粗鬆症についての最近の知見. 日本医事新報 1996; No.3767: 1-11.
23) Sumi H. Accumulation of vitamin K (menaquinone-7) in plasma after ingestion of natto and natto bacilli (*B. subtilis natto*). *Food Sci Technol Res*. 1999; **5**: 48-50.
24) 須見洋行. 納豆菌発酵, および納豆摂取時の被験者血液中のビタミンK（メナキノン-7）濃度. 日本家政誌 1999; **50**: 309-312.
25) 須見洋行, 浅野倫和, 矢田貝智恵子. 無蒸煮麦類の納豆菌処理による栄養価及び生理活性の付加. 日本醸造協会誌 2005; **100**: 449-453.
26) 須見洋行, 池田志織, 今井雅敏, 矢田貝智恵子. 酒粕類, 特に焼酎蒸留粕を原料と

したナットウキナーゼ及びビタミン K_2（メナキノン-7）の発酵生産．日本醸造協会誌 2004; **99**: 867-872.
27) 魚谷和道．ポリグルタミン酸と唾液分泌促進作用．*Food Style 21*. 2005; **9**: 47-49.
28) 須見洋行，瀬良田充，矢田貝智恵子，内藤佐和，今井雅敏，丸山眞杉．真の納豆（納豆菌）は抗老化物質ポリアミン含量が高い．*New Food Industry*. 2012; **54**: 35-39.
29) Terada A, Yamamoto M, Yoshimura E. Effect of the fermented soybean product "Natto" on the composition and metabolic activity of the human fecal flora. *Jpn J Food Microbiol*. 1999; **16**: 221-230.
30) 赤田圭司．納豆の機能性―納豆と皮膚の関係．日本醸造協会誌 2006; **101**: 749-754.
31) 須見洋行．"納豆"の国際化に向けて．日本醸造協会誌 2011; **106**: 793.

（須見洋行）

第2章 みそ・醤油

　みそ，醤油は我が国で発展した伝統的な有塩発酵食品である．その起源は，古代中国から伝えられた"醤（ジャン）"や"豉（チー）"に遡るのが一般的である．"醤"は野菜や穀物，動物の肉，魚を塩蔵し，一定の期間微生物の作用を受けた調味料であり，紀元前から存在した"豉"は穀醤に改良が加えられたものとされる．

2.1　がん抑制効果

　1981年10月の日本癌学会で，当時国立がんセンター研究所の平山雄疫学部長は，みそ汁の摂取頻度と胃がん死亡率との関係につき疫学調査結果を発表した[1]．図2.1は全国から選んだ6県29保健所管内の40歳以上の成人265,119人（男122,262人，女142,857人）を，1966年以降13年間観察し続け，あらかじめ喫煙・飲酒などとともに食生活を調査し，それらを資料として，みそ汁摂取

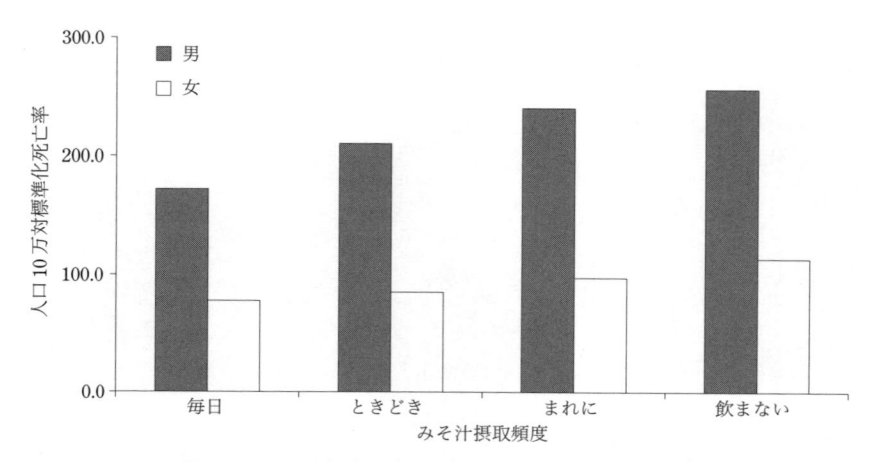

図2.1　みそ汁摂取頻度別にみた胃がん標準化死亡率[1]

頻度別に胃がんの年齢標準化死亡率を計算したものである．

エイムス（Ames）試験による変異原性を N-メチル-N'-ニトロ-N-ニトロソグアニジン（MNNG）および Trp-P-1（3-アミノ-1,4-ジメチル-5H-ピリド [4,3-b] インドール）を用いて調べた場合，みそのメタノール抽出液は強い抑制力を持ち，中でも麦みそや米みそに比べて豆みそが強いことが分かっている．変異原として Trp-P-1 とベンゾ [a] ピレンを用いてエイムス法により試験した結果，みその脂肪酸エチルエステル，ピラジン，フルフラール類，グアヤコールなどに抗変異原性が認められている．豆みそ抽出物から得られたラジカル消去活性を有するイソフラボン化合物の各種がん由来培養細胞に対する増殖抑制活性を調べたところ，豆みそから DPPH（1,1-ジフェニル-2-ピクリルヒドラジル）ラジカル消去活性を指標として9種類の化合物を分離し，これらの中では 8-ヒドロキシダイゼイン（8-OHD），8-ヒドロキシゲニステイン（8-OHG）およびシリンガ酸が α-トコフェロールに相当する高い抗酸化活性を有することが示されている[2]．分離されたダイゼイン，ゲニステイン，8-OHD，8-OHG をヒト骨髄性白血病細胞（HL-60），ヒト肺がん細胞（A549），マウスメラノーマ細胞（B16 melanoma 4A5）に作用させたところ，いずれも増殖抑制効果を示すが，8-OHG にヒト白血病細胞 HL-60 に対して最も高い増殖抑制活性（IC$_{50}$＝5.2μM）が確認されている．

また，肝がん自然発症雄 C3H マウスを用いて肝がんに対する醤油とみその抑制効果も報告されている（表 2.1）[3]．醤油10％を含む餌，みそ10％を含む餌を13か月間，雄 C3H マウスに与え肝がんの発生数を調べたところ，みそ，醤油とも肝がんの抑制効果があり，醤油投与群は有意に腫瘍発生率，発生数とも減少した．

また，醤油より水溶性のイソフラボン酒石酸誘導体が単離されており，肝が

表 2.1　マウス肝がんに対するみそ，醤油の発がん抑制効果[3]

試験群	匹数[a]	重量 (g)		肝がん	
		体重	肝臓	発生率(%)	発生数/マウス
コントロール	28	39.3±5.20	2.5±1.28	89	2.86
みそ	30	40.2±3.20	2.1±0.80	32[b]	1.06[c]
醤油	30	35.0±5.58[b]	1.7±0.35[b]	38[b]	0.63[c]

a：肝がん自然発症 C3H マウス使用，b：$p<0.05$，c：$p<0.01$．

ん自然発症雄 C3H マウスに対する醤油の肝がん抑制作用は，これらのイソフラボン誘導体や次に述べる醤油香気成分の関与が考えられる．醤油はそのままでも抗腫瘍性を持つが，その中の香気成分である 4-ヒドロキシ-2-エチル-5-メチル-3(2H)-フラノン（HEMF）は，重量当たりではビタミン C を上回る抗酸化活性を示すと共に強い発がん抑制効果を持つ[3),4)]．ベンゾピレンを用いて誘発されたマウスの前胃がんに対する添加効果では，醤油を与えた群では腫瘍発生率が減少すること，また HEMF は 25ppm で有意に腫瘍発生数・発生率を減少させ，特に 50ppm では発生率約 60% まで発がん抑制の見られることが分かった．

2.2 抗 酸 化 能

天然ラジカル消去物質が活性酸素およびアセトアルデヒド存在下で微弱発光することを見出し，その方法を用いてみその成分（イソフラボンやサポニンなど）に高い活性酸素消去能のあることが明らかにされている[5)]．また，ペルオキシラジカルの捕捉作用は未熟成みそに比べ熟成みそで高いこと[6)]，電子スピン共鳴（ESR）法によってみそがヒドロキシラジカル，スーパーオキシドラジカル，DPPH ラジカルを消去することも報告されている[7)]．ラットの食餌中に脱塩みそを 20% 添加する実験では，血清コレステロール濃度の低下が認められ[8)]，それはコレステロールの胆汁酸への異化亢進によるものとされている[9)]．

また，みその着色度と抗酸化能には相関関係が見られ，この関係は淡色系の白みそ 3 点を除くと相関係数はさらに向上するという[10)]．また，みその種類による抗酸化力を比較した実験では[11)]，色度の L^* 値（明るさ）と原料大豆の配合割合に強い負の相関があり，大豆の配合割合が多いほど色調は暗いことが確認されている（表 2.2）．さらに抗酸化力を比較するとラジカル消去力，活性酸素消去力ともに豆みそ＞米赤色辛みそ・麦みそ＞米淡色辛みそ＞米甘みその順であった．ラジカル消去力と活性酸素消去力は総イソフラボン量やイソフラボンアグリコン量と強い正の相関があり，L^* との間には強い負の相関のあることが明らかにされている．つまり，みそは大豆の配合割合が多いほど色が暗く，抗酸化力が強く，総イソフラボン量やイソフラボンアグリコン量が多いということである．

表 2.2 市販みその 70％エタノール抽出液の色度，抗酸化力とイソフラボン量 [11]

みそ	色度			抗酸化力		イソフラボン量	
	L^*	a^*	b^*	ラジカル消去力[1] (μmol TE[3]/g)	活性酸素消去力[2] (μmol TE[3]/g)	配糖体＋アグリコン (mg/100g)	アグリコン (mg/100g)
豆みそ[4]	19.6	0.9	1.3	1,570	27	23.4 ± 1.0[a]	20.2 ± 1.0[b]
麦みそ[5]	30.1	10	13.5	460	22	13.4 ± 0.8[b]	10.5 ± 0.5[d]
米みそ							
赤色辛みそ[6]	27.7	9.5	10.3	450	24	22.5 ± 1.0[a]	18.7 ± 1.0[b]
淡色辛みそ[7]	35	10.9	15.6	200	20	14.4 ± 0.5[b]	13.4 ± 0.5[c]
甘みそ[8]	51.2	3.3	20.5	50	13	7.2 ± 0.2[e]	1.8 ± 0.2[f]

1：1,1-ジフェニル-2-ピクリルヒドラジル50％消去力，2：活性酸素50％消去力，3：トロロックス相当量，4：M社（岡崎市），5：C社（長崎市），6：M社（岡崎市），7：M社（飯田市），8：N社（愛知県西枇杷島町）を使用．データは三連で測定し，平均値±標準偏差で表した．各列中の同じ小文字は Turkey の多重検定で有意差のないことを示す（$p<0.05$）．

醤油の抗酸化作用については，ダイゼインとゲニステインの関与[12]，またメラノイジン関連物質の関与が推測されている[13]．その他，みそから単離された 8-ヒドロキシゲニステインなどの O-ジヒドロキシイソフラボンが，オリジナルのゲニステインなどよりも強い抗酸化活性を示すことも報告されている[14]．

2.3 降圧効果など

みそ中のアミンについては，例えばヒスタミンは最も強力な機能性物質の 1 つと考えられる．濃口醤油，再仕込み醤油に比べてたまり醤油のプトレシン，スペルミジンが非常に高い濃度で存在することが報告されている[15]．

みそと醤油について分析した結果，総ポリアミン量は 3.15 ± 1.98mg/100g（湿重量，$n=7$）であり，プトレシンが多く，スペルミンが非常に少ないという特徴があった（図 2.2）[16]．また，八丁みそエキスの中に乾物当たりで 1,000～1,500ppm の芳香族アミンを認め，これをマウスに食べさせる実験で学習能力が向上することが確認されている[17]．

一般に発酵大豆はアンジオテンシン変換酵素（ACE）阻害活性を持ち降圧効果を示すが[18]，*in vitro* で測定した ACE 活性が実際の摂取効果と相関する訳ではない（これも豆麹みそが一番強く，次に米麹，麦麹の順）．みその熱水抽

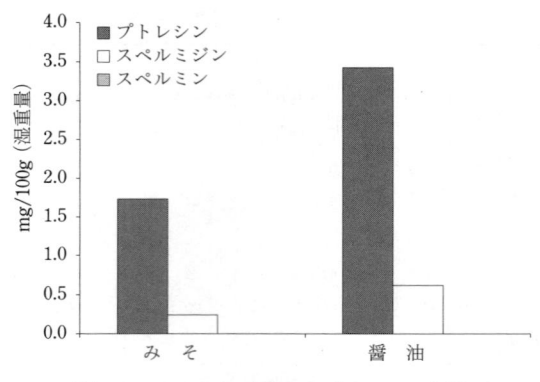

図2.2 みそおよび醤油のポリアミン含量

出物3.8g/kg体重を自然発症の高血圧ラット（SHR）に経口投与した場合，投与後6～24時間までの間に最大で40mmHgの血圧低下を認めている[19]．また，同様の傾向はみそ熱水抽出物を飼料に10％混入して，SHRに6週間にわたり自由摂取させた時に認められている[20]．

醤油もヒトに対する生理作用として血圧降下，胃液分泌作用がよく知られている．前者についてはヒスタミン吸収促進物質[21]が，またニコチアナミンなどによるACE阻害物質の関係[22]が推測されている．さらに，低塩醤油およびみそについて6週間の介入試験後の血圧への影響を調べた結果，特に拡張期血圧が有意に低下することが確認されている[23]．醤油の胃液分泌効果については群馬大学医学部内科の入院患者15例の実験で，天然醸造品で調製したすまし汁（醤油25mL＋湯300mL）が対照のカッチュ・カルク・カフェイン液（0.07％カフェイン）と同等の胃液分泌量を示したが，化学分解のアミノ酸醤油ではその分泌量が著しく低いことが報告されている[24]．

また，調味料の機能性を探索している過程で，醤油の成分が血小板凝集抑制作用（抗血栓作用）を示すことも報告されている[25]．醤油をジエチルエーテルで抽出した区分は，コラーゲン刺激による血小板凝集を完全に抑制した．1-メチル-1,2,3,4-テトラヒドロ-β-カルボリン（MTBC）と1-メチル-β-カルボリン（MBC）が活性化合物として単離された．醤油中の濃度は，市販醤油5サンプルの平均で，前者が52μg/mL，後者が4.5μg/mLであった．日本人の醤油摂取量は23～30mL/日と推定されているので，計算上，我々は1.2～1.6mg

の MTBC と 35～46μg の MBC を毎日摂取していることになる．

2.4 放射能除去効果

　みそが持つ放射能除去効果は世界的によく知られている．1986年，旧ソ連のウクライナ地方で発生したチェルノブイリの原子炉事故で大量放出された放射性物質に被爆した住民を守るためみそが配布されている．これは広島，長崎の原爆後遺症にみそが有効とする証言があったことによる[26]．また，^{131}I および ^{134}Cs をマウスに投与し，みそ飼料による効果を調べた実験では，対照群に対して血液，腎あるいは筋肉で残留量の低いことが報告されている[26)-28)]．その本体は明らかでないが，同様の実験は X 線全身照射による死亡率でも調べられ，みそに延命効果が認められている．

　また，醤油にも放射線誘発異常の防除効果のあることが知られている．広島大学原爆放射能医学研究所が行った妊娠ラットの母体に放射線（^{60}Co）を照射する実験では，前もって醤油を経口投与しておくと，胎児の異常発生を減少させることができたという[29]．

2.5 メラノイジン類の機能性

　みそおよび醤油の黒色色素であるメラノイジンの幅広い機能性が注目されている（表2.3）[30]．練りみそ調製の調理工程において生じる褐変化と抗酸化性増強の関係を解析した報告がある[31]．市販の米みそ，豆みそ，麦みそをそれぞれ等量混合加熱した練りみそ試料の色調を測定し，抗酸化活性を測定した結果，加熱することによって抗酸化活性が上昇したことから，抗酸化活性の上昇と褐変度は関連性があることが分かった．

　また，醤油のうま味となる鍵化合物を明らかにするために，典型的な日本の醤油である濃口醤油を分取用クロマトグラフィーによって分別し，0.6mM の L-グルタミン酸一ナトリウム（MSG）溶液のうま味強度に基づいて，うま味増強画分のスクリーニングを行った実験では，うま味増強画分の液体クロマトグラフィー・飛行時間質量分析（LC-TOFMS），1D/2D 核磁気共鳴分光法（NMR）により，N-(1-デオキシ-D-フルクトス-1-イル) バリン（Fru-Val），N-(1-デ

表 2.3 醤油，みそに含まれるメラノイジンの機能性 [30]

機　能　性	メラノイジン	醤　油	み　そ
肝臓がん予防効果	有	有	有
コレステロール低下作用	有	－	有
抗変異原性	有	－	有
抗酸化性	有	有	有
ラジカル消去作用	有	有	有
アンジオテンシン変換酵素阻害作用	有	有	有
トリプシン阻害作用	有	微有	微有
アミラーゼ阻害作用	有	－	－
耐糖能改善効果	有	－	－
リパーゼ阻害作用	有	－	－
食物繊維類似作用	有	－	－
腸内乳酸菌増加効果	有	－	－
微量金属体外排出効果	有	－	－

オキシ-D-フルクトス-1-イル) メチオニン (Fru-Met)，ピログルタミン酸 (pGlu-Gln) が同定された．同定された全化合物は醤油中の濃度が閾値未満であったが，味再構成実験により，それらが醤油のうま味の一部に寄与することが明らかにされている．醤油の濃い色は主にメイラード反応によって生成したメラノイジンに帰せられると考えられている．図 2.3 は各種醤油製造における 2,4-

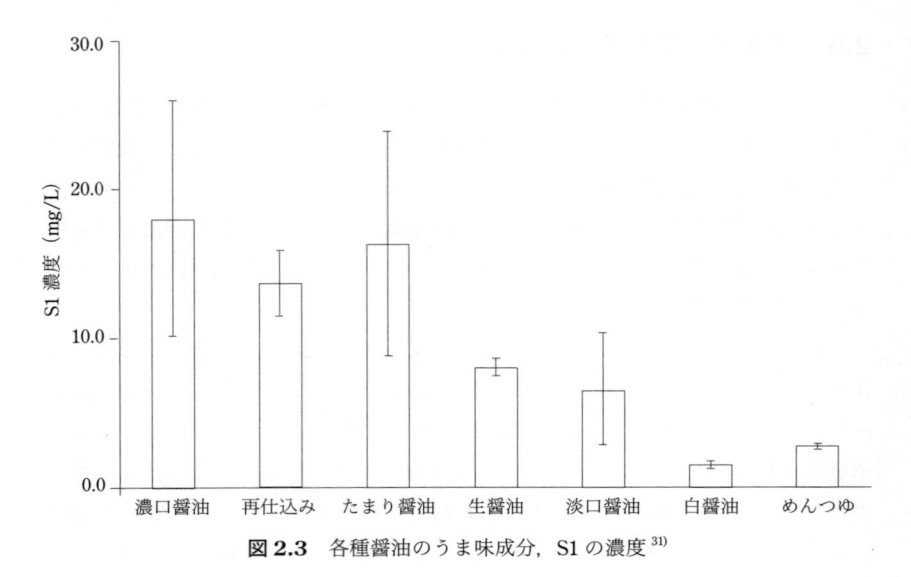

図 2.3　各種醤油のうま味成分，S1 の濃度 [31]

ジヒドロキシ-2,5-ジメチル-3(2H)-チオフェノン（S1）の濃度である[32]．

醤油中のメラノイジンの含量は700〜2,120mg/100mL と非常に高いことから，日常の摂取量でも十分健康面での効果が期待できると考えられる．

2.6 その他

醤油が大腸菌，赤痢菌，コレラ菌，チフス菌などの一般腸管病原細菌，あるいは腸管出血性大腸菌 O 157 に対して殺菌力があること[33]，また醤油中における *E.coli* O 157 の消長が明らかにされている[34]．

醤油製造には麹菌が用いられるが，この麹菌が生産する酵素により大豆や小麦に含まれるタンパク質が，アレルゲン性を示さないアミノ酸やペプチドにまで低分子化され，醤油の重要なうま味成分となる．大豆には多糖類も含まれ麹菌が生産する酵素により分解を受けて可溶化するが，完全には分解されず，製品醤油中に約1％存在し，醤油多糖類（SPS：shoyu polysaccharides）と総称されている．このSPSの抗アレルギー効果を評価した実験では，二度にわたる臨床試験において，1日当たり600mgのSPSを継続摂取することで，「くしゃみ，鼻水，鼻づまり」などのアレルギー症状が有意に低減することが確認されている（図2.4）[35]．

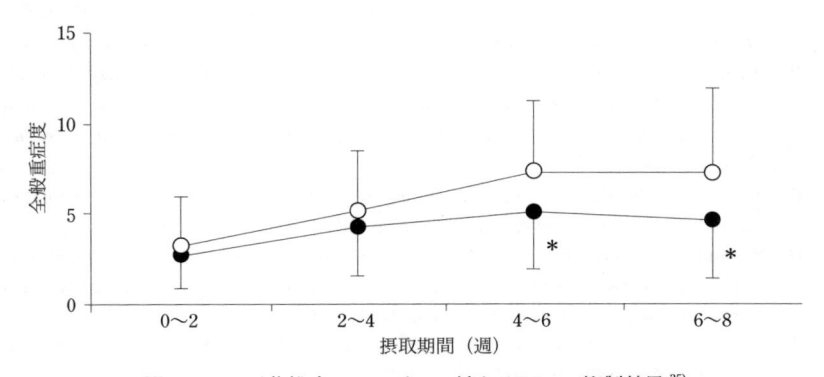

図 2.4 スギ花粉症アレルギーに対する SPS の抑制効果[35]
アレルギー所見スコアのスコア合計値を全般重症度と定義した．マン・ホイットニーU検定による有意差検定を行い，プラセボ群に対し有意差があることを示す（＊ $p<0.05$）．
●：SPS群，○：プラセボ群．

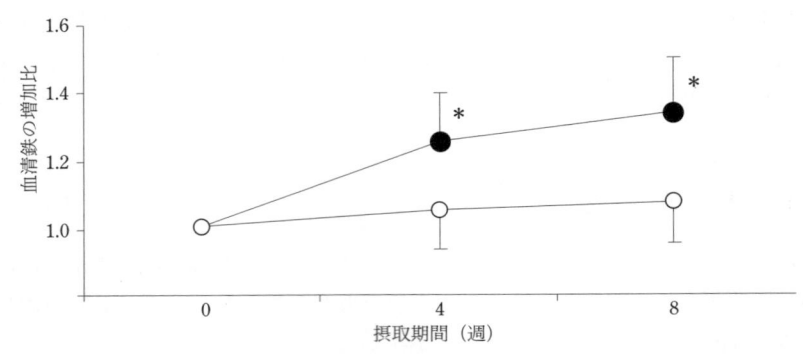

図 2.5 SPS による鉄吸収促進効果 [36]

健常な女性を対象として SPS 群，プラセボ群を 2 群とする二重盲検試験を実施．スチューデント t 検定による有意差検定を行い，プラセボ群に対し有意差があることを示す（＊ $p<0.05$）．
● : SPS 群，○ : プラセボ群.

また，SPS による鉄吸収促進効果も明らかにされており（図 2.5）[36]，国立健康・栄養研究所の健康栄養情報基盤データシステムによると，醤油は鉄の栄養素寄与率を高めることが明らかにされている．

参考文献

1) Hirayama T. A large scale short study on cancer risks by diet with special reference to the risk reducing effects of green yellow vegetable consumption. In: Hayashi Y, Ed. *Diet Nutrition and Cancer*, Tokyo: Japan Scientific Societies Press 1986; 41-53.
2) Hirota A, Taki S, Kawaii S, Yano M, Abe N. 1,1-Diphenyl-2-picrylhydrazyl Radical-scavenging Compounds from Soybean Miso and Antiproliferative Activity of Isoflavones from Soybean Miso toward the Cancer Cell Lines, *Biosci Biotechnol Biochem*. 2000; **64**: 1038-1040.
3) Ito A, Watanabe H, Basaran N. Effects of soy products in reducing risk of spontaneous and neutron-induce liver tumors in mice. *Int J Oncol*. 1993; **2**: 773-776.
4) Nagahara A, Benjyamin H, Storkson J, *et al*. Inhibition of benzo[a]pyrene-induced mouse forestomach neoplasia by a principal flavor component of Japanese-style fermented soy sauce. *Cancer Res*. 1992; **52**: 1754-1756.
5) 吉城由美子，大久保一良．新規微弱発酵系によるみそ等の活性酵素ラジカル消去能．日本醸造協会誌 1998; **93**: 702-708.
6) 加藤博通．みその成分が細胞の老化を予防する．みそサイエンス最前線 1999; No.6: 30-38.
7) Santiago LA, Hiramatsu M, Mori A. Japanese soybean paste miso scavenges free radi-

cals and inhibis lipid peroxidation. *J Nutr Sci Vitaminol*. 1992; **38**: 297-304.
8) 堀井正治, 井手　隆, 川島賢二, 山本忠志. 高コレステロール胆汁酸ラットにおける脱塩みその血清コレステロール低下作用. 日本食品工業学会誌 1990; **37**: 148-153.
9) 井出　隆, 家納定雄, 森内祐士. 脱塩みそ摂食ラット肝臓コレステロール合成系と分解系の鍵酵素の活性. 日本食品工業学会誌 1991; **38**: 435-440.
10) 山口直彦. 味噌の抗酸化機能について. 日本醸造協会誌 1992; **87**: 721-725.
11) 松尾眞砂子, 人見英理. 味噌の種類・調理法および添加香辛料による抗酸化力の変化. 食科工誌 2007; **54**: 503-508.
12) 松田茂樹. 醤油粕に含まれる抗酸化性物質について. 日本醸造協会誌 1998; **93**: 263-269.
13) 山口直彦, 横尾良夫, 藤巻正生. 味そ及びしょう油のリノール酸に対する抗酸化力. 日本食品工業学会誌 1979; **26**: 71-75.
14) 江崎秀男, 川岸舜朗. 大豆発酵食品におけるO-ジヒドロキシイソフラボンの形成とその抗酸化的役割—豆みそを中心として—. 日本醸造協会誌 2002; **97**: 39-45.
15) Okamoto A, Sugi E, Koizumi Y, Yanagida F, Udaka S. Polyamine content of ordinary foodstuffs and various fermented foods. *Biosci Biotechnol Biochem*. 1997; **61**: 1582-1584.
16) 須見洋行, 瀬良田充, 矢田貝智恵子, 内藤佐和, 今井雅敏, 丸山眞杉. 真の納豆（納豆菌）は抗老化物質ポリアミン含量が高い. *New Food Industry*. 2012; **54**: 1-5.
17) 八丁みそエキスを共同開発　バルク供給開始へ. 健康産業速報 2008; No.1285: 4.
18) Kiyosawa I, Miura W, Sato T, Yonenaga M, Ebine H. Suppressive effects of the methanol extract from Miso on SOS response of Salmonella typhimurium induced by mutagens and their isoflavone contents. *Food Sci Technol Int*. 1996; **2**(4); 181-183.
19) 岩下敦子, 高橋裕司, 河村幸雄. 味噌の機能性. 日本醸造協会誌 1994; **89**: 869-872.
20) 岩下敦子, 岡野智子, 高浜昭博, 高橋裕司, 中塚正博, 河村幸雄. みそ熱水抽出物の経口投与によるSHRの血圧上昇抑制効果. 1993年度日本農芸化学会大会講演要旨集 1993; **67**: 84.
21) 梶本義衛. 醤油の血圧下降. 食品衛生誌 1963; **4**: 123-129.
22) 木下恵美子, 山越　純, 菊地　譲. 醤油中の血圧降下物質について. 日本醸造協会誌 1994; **89**: 126-130.
23) Nakamura M, Aoki N, Yamada T, Kubo N. Feasibility and effect on blood pressure of 6-week trial of low sodium soy sauce and miso (fermented soybean paste). *Circ J*. 2003; **67**: 530-534.
24) 小島猛男. 醤油の胃液分泌に及ぼす影響について（第1報）. 臨床消化病 1954; **2**: 728-732.
25) Tsuchiya H, Sato M, Watanabe I. Antiplatelet activity of soy sauce as functional seasoning. *J Agric Food Chem*. 1999; **47**: 4167-4174.
26) 秋月辰一郎. 体質と食物　健康への道. クリエー出版 2010.
27) 伊藤明弘. 放射性物質を除去するみその効用. みそサイエンス最前線 1993; No.1; 1-6.

28) 渡辺敦光,高橋忠照.マウスのX線照射による小腸障害に対する味噌の効果.味噌の科学と技術 1991; **39**: 29-32.
29) 佐藤幸男.放射線誘発胎児死亡および奇形発生抑制を指標としての醤油の生物学的効果の側面.広島文化女子短期大学紀要 1997; **30**: 31-38.
30) 有賀敏明.味噌・醤油・メイラード反応生成物.於:高宮和彦編.色から見た食品のサイエンス.東京:サイエンスフォーラム 2004; 298-300.
31) 酒向史行,勝田啓子.練り味噌調製による褐変化と抗酸化活性.日本調理科学会誌 2001; **34**: 73-79.
32) 村田容常.醤油の低分子黄色色素 2,4-ジヒドロキシ-2,5-ジメチル-3(2*H*)-チオフェノンについて.日本醸造協会誌 2012; **107**: 733-739.
33) 秋葉朝一郎,氏家冬深,横山 繁.醤油及びソースの腸管病原菌に対する殺菌効果について.調味科学 1957; **4**(4): 1-9.
34) Masuda S, Hara-Kudo Y, Kumagai S. Reduction of *Escherichia coli* O157:H7 populations in soy sauce, a fermented seasoning. *J Food Prot*. 1989; **61**: 657-661.
35) Kobayashi M, Matsushita H, Tsukiyama R, Saito M, Sugita T. Shoyu polysaccharides from soy sauce improve quality of life for patients with seasonal allergic rhinitis: a double-blind placebo-controlled clinical study. *Int J Mol Med*. 2005; **15**: 463-467.
36) Matsushita H, Kobayashi M, Tsukiyama R, Yamamoto K. In vitro and in vivo immunomodulating activities of Shoyu polysaccharides from soy sauce. *Int J Mol Med*. 2006; **17**: 905-909.

(須見洋行)

第3章 豆乳・豆腐

3.1 豆　　乳

3.1.1 概　　要

　豆乳の伝統的な調製法では，大豆を浸漬膨潤後，磨砕し，適度に水を加え加熱したものをろ過し，豆乳とオカラが作られる．水を入れながら磨砕する水磨が紀元前200年，中国の前漢時代の墳墓から発見されていることから，この頃には既に豆乳が作られていたと考えられている．豆乳は豆腐の調製法と共に宋時代（10世紀頃）には，華僑の移住や貿易と共に中国から東南アジアや朝鮮半島に伝わった．日本では遣唐使が豆腐製造の中間物として伝えたが，豆腐製造用が主体であり，飲用としては普及しなかった．

　第一次大戦後，大豆はタンパク質や脂質を豊富に含むことから油糧および飼料・肥料作物として注目され，東アジアからヨーロッパに輸出されたが，第二次大戦で輸出が減少すると北米での生産が盛んとなった．現在，南北アメリカ大陸で世界の大豆（2億6,000万トン，2010年）の約80％が生産されている[1]．米国では，中国，韓国系住民が豆乳を飲むと共に，乳糖不耐症，牛乳アレルギー保持者やベジタリアンのためにより飲みやすい豆臭の無い豆乳の新製造法が開発（1967年）された[2]．タンパク質摂取が畜肉に偏り心臓病が多い米国では，1999年「大豆タンパク質の摂取が心臓病のリスクを低減する」とのFDAによる表示許可がなされ[3]，現在では健康飲料として定着している．この新製造法は日本へも普及し，飲みやすさと健康ブームで豆乳飲用者が増加している．さら

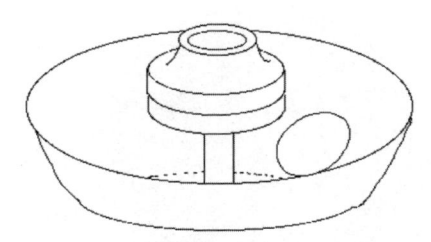

図3.1　漢代の王墓から出土した豆乳用臼の陶製模型（寿春の報恩寺にある寿州博物館蔵）

に，韓国，中国などでも豆乳を敬遠しがちな若年層に新製造法の豆乳は受け入れられ，需要が伸びている．

3.1.2 豆乳の主な成分
1) 糖　　質
　大豆に含まれる主な成分，糖質・脂質・タンパク質（30，20，35％の割合で含む）は細胞が破砕されると水によく分散する性質を持ち，加熱しても凝集などを引き起こさないため，豆乳の調製が可能となる．糖質はショ糖，ラフィノース，スタキオースなどの水可溶の少糖類と細胞膜・細胞壁などの多糖類で構成され，デンプンなどの貯蔵糖質はほとんど含んでいない．多糖類は水難溶性で主にオカラの成分となるが，全糖類の約60％は豆乳に溶解する．ラフィノースやスタキオースなどのオリゴ糖は腸内を健康に保つビフィズス因子としても注目されている．

2) 脂　　質
　脂質は約0.4μmの球状顆粒の形でオイルボディとして含まれている（図3.2）．図3.2はトウモロコシのもので1/4切断図であるが，大豆や他の油糧作物もほぼ同じと考えられている[4]．オイルボディは，油滴の表面を1層のリン脂質が被い（黒丸），さらに円板状の頭を持つ釘状のタンパク質（オレオシン）が全面に突き刺さり，表面がしっかりとタンパク質で被われた構造を持っている．そのため水に安定に分散し，加熱に対しても安定で，豆乳の主な乳濁物質となっている．脂質の成分は栄養的に必須脂肪酸であるリノール酸が最も多く，オレイン酸，リノレン酸などを含んでいる．リノール酸，リノレン酸は健康上重要な栄養成分であるが，酸化されやすい脂肪酸でもある．豆乳中ではリン脂質やタンパク質に被われ，オイルボディとして

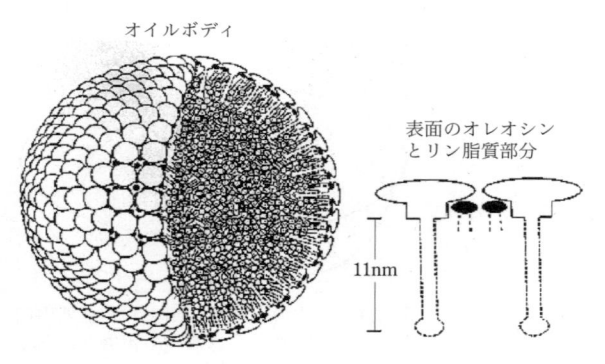

図3.2 オイルボディの構造（トウモロコシ）[4]

存在するため製造工程で過度な磨砕などを受けなければ安定である．また，オイルボディ中にはリン脂質，ビタミンEなども含まれ，これらの供給源としても重要である．

3) タンパク質

タンパク質は豆乳中に最も多く含まれる成分で，製造時の加水量で3〜4%に調整される．大豆タンパク質の70%はグリシニン，β-コングリシニンといわれる種子の貯蔵タンパク質で，水に溶解分散するグロブリンである．さらに15%は酵素やレクチン，トリプシンインヒビターなどの生体タンパク質で水可溶であり，残り15%は膜形成などに関与する水不溶のものでオカラ成分に含まれる．豆乳は加熱して作られるが，タンパク質のほとんどは加熱により変性する．グリシニンは加熱によりアシデック（酸性サブユニット）とベーシック（塩基性サブユニット）のペプチド部分に分離し，グリシニンだけだとベーシックは互いに結合し沈殿する．β-コングリシニンは糖鎖を結合したタンパク質で加熱による不溶化は起こらない．グリシニンとβ-コングリシニンの両者が存在すると分離したベーシックにβ-コングリシニンが結合し，粒子状のタンパク質凝集体（0.1 μm前後）が生成し，安定に分散することが知られている[5]．通常の大豆には両タンパク質が含まれるので，豆乳調製で加熱してもタンパク質は沈殿せず，粒子状タンパク質と可溶性のタンパク質とで安定である．15%含まれる酵素などの生体タンパク質は加熱により不溶化するが，粒子状タンパク質に結合し，安定に分散していることが知られている[6]．これらのことから，大豆中タンパク質で加熱により不溶化するものはβ-コングリシニンとの結合で粒子状タンパク質として安定化し，水に可溶分散するタンパク質のほとんどが加熱しても豆乳中に安定に分散していることが分かる．タンパク質の栄養価としては，アミノ酸組成によるが，大豆タンパク質の生物価がほぼ100に近い．アミノ酸スコアでも100となり，牛乳や卵に匹敵することが知られている[7]．またタンパク質から生じるペプチドについても多くの生理活性が知られている（第3部参照）．

3.1.3 豆乳製造技術の進歩

伝統的な豆乳の製造法では，リポキシゲナーゼなどの酵素により脂質の一部が酸化され，青臭い豆臭が問題になっていた．古くからの常飲者には風味であっ

たが，新たに飲もうとするものには耐えられない臭いであった．米国コーネル大学の Wilkens ら[2] は磨砕前あるいは磨砕時に加熱し，リポキシゲナーゼを失活させ豆乳を調製する方法を開発した．その後，加熱磨砕後，全粒を強制分散したオカラの出ない豆乳や，脱皮大豆をエクストルーダー処理で粉末化後，水を加えて強制分散する方法などが提案された．日本では磨砕時加熱法が多く用いられ，さらにリポキシゲナーゼ欠失大豆を用いたものも製品化されている．この方法では豆腐用豆乳に近い滑らかさと豆臭の少ない豆乳が調製されている．

大豆は，豆臭を引き起こすリポキシゲナーゼだけでなく，消化阻害を起こすトリプシンインヒビター，赤血球凝集作用をもつヘマグルチニン（レクチンの一種）などを含んでいる．これらはタンパク質であり，豆乳調製時の加熱により失活する．また，甲状腺肥大や溶血を引き起こすサポニンや，ミネラルの吸収を阻害するフィチンも含まれているが，豆乳では，これらの濃度が大豆の 1/10 程度に希釈されるのと，これだけを食事として摂ることはないため問題にはならない．むしろ適度な摂取により健康増進に寄与することが知られている（第 3 部参照）．生大豆は毒を含むが，豆乳に加工すると栄養豊富で健康増進作用をもつ優れた食品となる．

しかし，サポニンやフィチンは苦味や渋みを持ち，豆乳の嗜好性を低下させる要因となっている．味を悪くするサポニンの多くは胚芽に含まれることから，胚芽除去のため脱皮した大豆を用い，より飲みやすい豆乳を作る方法もとられている．また，リポキシゲナーゼ欠で味の悪いサポニンを低減した大豆（きぬさやか）も育種されている．フィチンの渋みは，豆乳では感じるが豆腐になると消失する．これは凝固剤により不溶化したためである．そこで，カルシウムなどを添加し，フィチンをタンパク質に結合させ味を改善すると共に，カルシウム含量を牛乳に近づけた強化豆乳も開発されている．

3.2 豆　　腐

3.2.1 豆 腐 の 歴 史

豆腐は豆乳に凝固剤を添加して作る．豆腐の製造は，『本草綱目』（1578 年）によると紀元前の中国前漢，淮南王・劉安（BC 179〜122 年）が発見したとされている．しかし，最古の農業書『斉民要術』（540 年頃）に記述がなく，宋

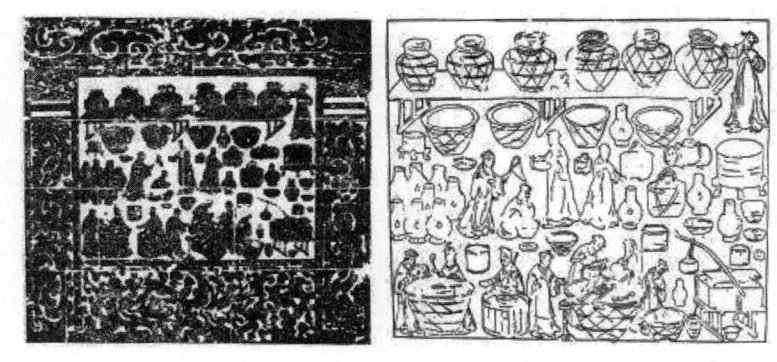

図 3.3 中国河南省密県の打虎亭一号漢墓（後漢時代）のレリーフ[8]

代の『清異録』に初めて出てくることから異論もあったが，漢墓から豆腐造りのレリーフが見つかり，淮南王説が有力となった[8]．その後レリーフは酒造りの図ではないかとの疑義があり，未だ確定はしていない．いずれにしろ宋代（960～1279年）には庶民の食にまで普及していた．日本には奈良時代（700年代），遣唐使の僧侶によって寺社に伝えられ，その頃は豆腐とは呼ばず「かべ」「白かべ」などと呼ばれていた．その後，室町時代（1300年代）には庶民にもなじみの食べ物となり，和歌などにもたびたび登場している．江戸時代には『豆腐百珍』（1782年）という料理書が出版され，さらに続編・付録，余録なども刊行され，豆腐が庶民にいかに愛されていたかが分かる．江戸時代には，現在でもおなじみの「もめん，きぬ，おぼろ」などの豆腐製造法が確立されていた．しかし，豆腐の消費期限は約1日と短いため豆腐屋近くでの販売に限られ，生産量も限定されていた．昭和35年（1960年代）以降，コールドチェーンや各家庭への冷蔵庫の普及により，豆腐の小規模広域流通が可能となった．それに伴い豆腐製造機械が開発されるようになり，大量生産による低コスト化が開始された．現在（2013年）では，大規模店が製造工程の完全機械化とHACCP（危害要因分析必須管理点）管理によって消費期限の長い（約2週間）豆腐を大量・安価に製造するようになり，スーパーマーケットなどによる広域流通が一般的となった．従来の小規模店は激減したが，個性的な豆腐作りで地域の消費者に愛される店として残っている．

3.2.2 豆腐の製造
1) 伝統法による豆腐製造

　豆腐用豆乳は大豆の細胞を常温以下で破砕し，内容物を水で十分に抽出，溶解分散したものを加熱，ろ過して調製する．この方法は加熱しぼり法といわれている．加熱前にろ過する方法もあり，生しぼり法と言われ中国明代ではこの方法が採られていた．加熱しぼり法は操作に無駄が無く豆腐の歩留りも良いことから，現在の豆腐用豆乳によく用いられている．生しぼり法は加熱前にオカラを除去するため胚軸や皮に含まれる雑味成分が除かれると言われている．いずれの豆乳も図に示すように加水，磨砕してできた生豆乳を加熱することにより，オイルボディと粒子状タンパク質が可溶性タンパク質，ショ糖およびオリゴ糖，フィチン，ミネラルなどを含む溶液に分散した牛乳のように白濁した豆乳となる．伝統的な豆腐製造では，水で膨潤した大豆を磨砕，加熱，ろ過して調製し，豆乳が少し冷えたところで（70℃付近）凝固剤を 0.2〜0.3% なるように加え，素早く撹拌後静置して凝固物を作る．大豆から豆腐まで無理のない一

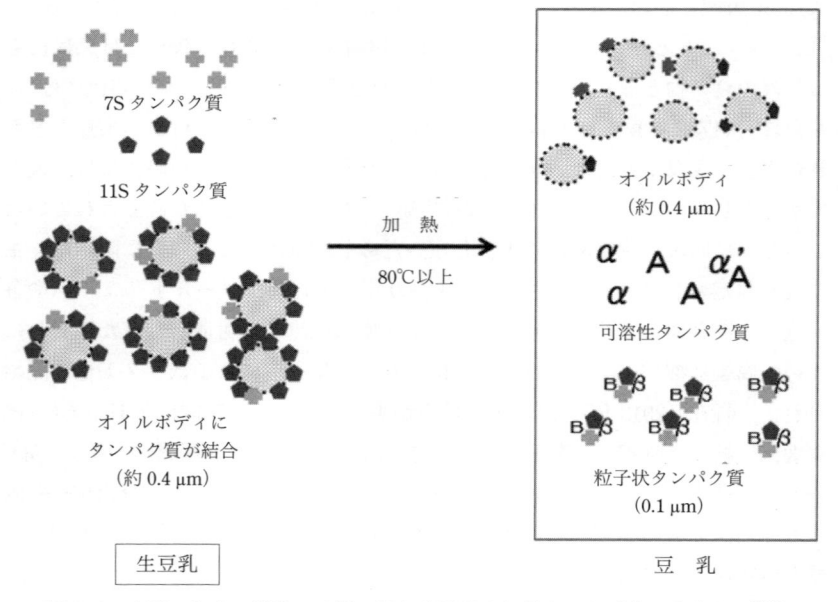

図 3.4 大豆の加水，磨砕，ろ過で得た生豆乳を加熱すると豆乳が生成する[5),10)]

連の操作で作業効率に優れた製造法である．どのような豆腐にするかは，豆乳濃度，凝固剤の種類とその濃度，凝固物の後処理で決まる．豆乳を濃いめ（5～6倍加水（大豆重の5～6倍の水添加））に作り，pH低下の少ない"にがり"を凝固剤に使用し固めたものが「きぬ豆腐」である．柔らかく滑らかでうま味があるものができる．「もめん豆腐」は少し薄め（8～10倍加水）の豆乳を用い，凝固剤に"すましこ"を使って固め，固まったものを崩し，布を張った穴あき容器に入れ，適度に加圧し"ゆ"（上澄み）をこぼして作る．しっかり固まっているが中に適度な亀裂が入っていて，料理に適した豆腐である．「きぬ」と「もめん」の中間の豆乳濃度を用い，"にがり"または"すましこ"を用いて固め，大きめに崩したものをゆるく加圧して作る「ソフト豆腐」というものもある．「きぬ」は冷や奴に合うとすると「ソフト」は湯豆腐やみそ汁に向く．「もめん」は鍋や煮物，田楽などに向いている．

　薄め（15倍加水）の豆乳を用い，しっかり固めて作った豆腐を−10℃で凍結後，−1～−3℃で3週間ほど冷蔵（熟成，"もや"という）したものを解凍，脱水，乾燥して凍り豆腐ができる．凍り豆腐は水分含量（8％）が低く消費期限が長いため，古くから貯蔵食品として重宝された．産地である寺社や地域の土産品や特産物として流通し，戦国時代には兵糧ともなり，生産が推奨された．タンパク質50％，脂質35％の高タンパク，高エネルギー食品であり，肉を摂取できない寺社などでは健康に欠かせない食材であったと考えられる．豆腐は流通が限られるが，凍り豆腐は軽くて長持ちするため古くから広く流通した．

2) 現代の豆腐製造

　豆腐は早朝から昼頃までに作ったものをその日の内に売るという消費期限の短い製品であった．地方の小規模店では今でもこの方法が採られている．しかし，現在では大きく変わってきている．まず，大豆の汚染箇所は表面であり，これをいかに洗浄するかの工夫がなされた．場合によっては表皮を除去することも行われている．次に，磨砕，加熱，ろ過のユニット間がパイプにより連結され，外気への露出が極力抑えられている．できた豆乳は脱気処理後，凝固用容器に移され，凝固剤添加，凝固，成形，容器充填で豆腐製品となる．これらの操作は自動化され，凝固用容器が回分式のものと連続式のものがある．連続式では凝固剤の均一分散のため冷却豆乳が用いられ，通電加熱（ジュール加熱）などによる加熱レーンで凝固し，切断，成形，充填などが自動化されてい

る．プラスチック容器にパックされた豆腐は，場合によっては低温殺菌などの加熱処理がなされ消費期限はより長くなった．大豆の大量処理と自動化で豆腐の価格は小規模店の約 1/3 となり，HACCP などの衛生・生産管理で消費期限が長くなり，スーパーなどで手軽に入手できるようになった．

　常時入手可能な価格の安い豆腐（300g（タンパク質含量 6％）：60 円）と肉（100g（18％）：200 円）や牛乳（1L（3％）：200 円）のタンパク質当たりの価格の比較では，豆腐を 1 とすると牛乳が 2，豚肉が 3 となる．時として特売される 100g で 100 円の豚肉でも 2 となり，豆腐が安い．豆腐もメーカー品だと 1 丁（300g）100 円以上するので，タンパク質当たりの価格は特売の豚肉や鶏肉および牛乳とほぼ同じになる．

3.2.3　豆腐の成分

　豆腐の成分は，豆乳に凝固剤を添加し固めたものであるため豆乳とほぼ同じである．"ゆ"を若干搾って捨てる「もめん豆腐」では，ゆ成分，糖質やミネラルが減少する．また，"にがり"（塩化マグネシウム）や"すまし こ"（硫酸カルシウム）を凝固剤に用いるとマグネシウムやカルシウムが付与される．もめん豆腐のタンパク質，脂質，糖質の比は 5：3：2 で糖質は少なめだが，タンパク質，脂質に富んでいる．栄養的にはタンパク質は卵や牛乳に匹敵し，脂質は必須脂肪酸を大量に含み，基本的には豆乳と同じである．豆乳と異なるのは，豆乳は液体で渋みや苦味が若干あるが，豆腐は柔らかい固体で，渋みや苦味が全く無いことである．これはサポニンやフィチンが豆腐形成時にタンパク質に結合し不溶化するためである．生大豆は消化阻害や赤血球凝集作用などを生ずる生体毒を含んでいるが，加熱調製でそれらは失活し豆乳となる．さらに豆腐形成で苦味や渋みを持つ物質も不溶化され，栄養満点なタンパク質，脂質が美味しく利用できるようになる．苦味や渋みの原因であるイソフラボン，サポニン，フィチンなどは少量を持続的に摂取すると健康に良い（第 3 部参照）ことが明らかにされている．これらを美味しく摂取する方法として豆腐は優れた加工品といえる．

　豆腐は，タンパク質栄養価で牛乳や卵と変わらず，油には必須脂肪酸を多量に含み，動脈硬化などを起こすコレステロールを全く含まず，そのままでは摂取しにくいイソフラボン，サポニンなどの健康成分をマイルドにし，そして価

格的にも安い優れた食品といえる．

3.2.4 豆腐の構造

　豆腐は乾物重で約30％の脂質を含んでいるが，煮たり焼いたりしても，油がしみ出すことはない．さらに脂質は大豆油なので栄養的には重要だが酸化されやすいリノール酸やリノレン酸を多量に含んでいる．豆腐を凍結処理し水を除いた凍り豆腐は，スポンジ状で空気にさらされるが，長期貯蔵に耐え，油の酸化は抑えられている．酸化されやすい油が多量に含まれるにもかかわらず，なぜこんなにも安定なのだろうか．この秘密は，豆腐がどのようにしてできるかにある．

　豆腐は豆乳から図3.5に示すような機構で形成されることが知られている[9),10)]．前にも述べたが豆腐用豆乳は可溶性タンパク質，粒子状タンパク質，オイルボディを含んだ乳濁液である．糖質は豆腐形成に関係しないが，フィチンは関与する．豆乳に凝固剤を加えると，互いに結合することなく安定であったオイルボディや粒子状タンパク質の表面が中和され，相互に結合可能となる．大きなオイルボディ（0.4 μm）は液体中でゆっくり動くが，粒子状タンパク質（0.1 μm）はそれより動きが速いためオイルボディの表面に結合する．そして，これらは互いにゆっくりと結合し始める．凝固剤はフィチンにも結合し，pHを低下させる．pHが下がると水を結合した可溶性タンパク質も結合可能とな

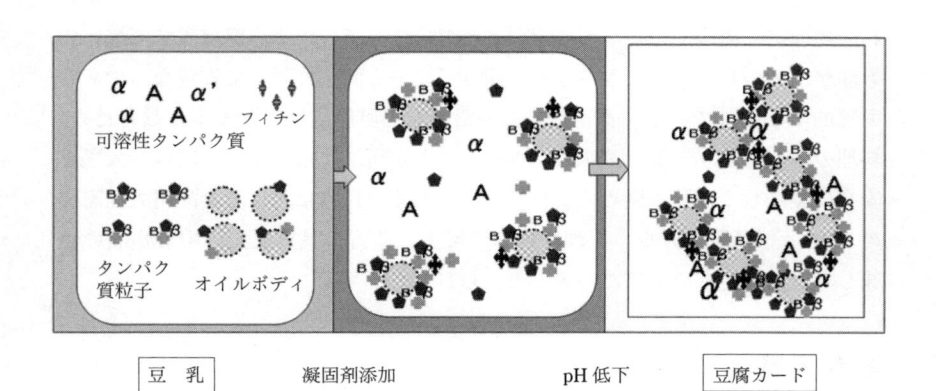

図3.5　豆乳から豆腐が生成する機構[9),10)]

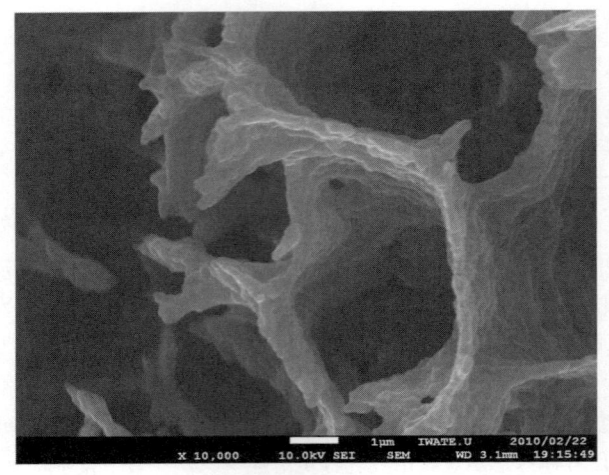

図 3.6　走査型電子顕微鏡による豆腐構造の写真

り，粒子状タンパク質に覆われたオイルボディが相互に結合していくその側面に，水を外側に抱きながら結合していく．そのため水塊と水塊の間に壁を作るような形に構造ができていく．電子顕微鏡写真には，タンパク質でパックされた粒状の油滴が壁を作り，スポンジ状の豆腐構造となっているのが示されている．

豆腐中の油はオイルボディであるので，まずオイルボディタンパク質に覆われている．次に豆腐形成で，粒子状タンパク質さらに可溶性タンパク質に覆われ，物理的に極めて安定な形に封鎖されている．そのため豆腐は煮ても焼いても油が出ないし，空気にさらされる凍り豆腐でも酸化に対して安定なのである．栄養的には優れているが不安定であった油を豆腐形成により安定にしたため，料理の幅が広がり，より美味しく食べることが可能になった．豆腐は，大豆を安全に美味しく食べる極めて優れた方法である．日本における食品用大豆需要の 50％は豆腐用である．これは日本の風土と慣習の長い歴史の中で食品の美味しさと健康を求めてきた結果と考えられる．

参 考 文 献

1) FAOSTAT. http://faostat3.fao.org/home/index.html
2) Wilkens WF, Mattick LR, Hand DB. Effect of processing method on oxidative off-

flavors of soybean milk. *Food Technol.* 1967; **21**: 1630-1633.
3) 大久保一良. 大豆の健康宣言. 東京:日本食品出版 2000; 198.
4) Huang AHC. Oilbodies and oleosins in seeds. *Annu Rev Plant Physiol Plant Mol Biol.* 1992; **43**: 177-200.
5) Ono T, Choi MR, Ikeda A, Odagiri S. Changes in the composition and size distribution of soymilk protein particles by heating. *Agric Biol Chem.* 1991; **55**: 2291-2297.
6) Ren C, Tang L, Zhang M, Guo S. Structural characterization of heat-induced protein particles in soy milk. *J Agric Food Chem.* 2009; **57**: 1921-1926.
7) Joint FAO/WHO/UNU Expert consultation. *WHO Technical Report* 2007; 935.
8) 河南省文物研究所編. 密県打虎亭漢墓. 北京:文物出版社 1993.
9) 小野伴忠. 牛乳と豆乳におけるタンパク質会合体. *New Food Industry*. 1999; **41**: 65-78.
10) 小野伴忠. 大豆から豆乳・豆腐が生成する機構とそれに影響を与える諸因子. 食科工 2008; **55**: 39-48.

（小野伴忠）

第4章　大豆タンパク食品

4.1　大豆タンパク質誕生の背景

4.1.1　脱　脂　大　豆

　大豆は，日本では古くから煮豆，豆腐，きな粉，そしてみそ，醤油，納豆として用いられる重要な食品素材であった．しかし，今や大豆の最大の生産国は米国であるが，大豆は，一説によればペリー提督やエドワード医師によって日本から持ち帰られ，20世紀に入って米国内で本格的に栽培されるようになったものであり，当初土壌の問題などでうまく育たなかったものの，根粒菌の処理などの技術により，やがて米国の主要な農産物となっていった．

　しかし欧米にとって大豆を利用する目的は，大豆種子中に約20％含まれる油脂を抽出・精製し，いわゆる大豆油の製造を行うことにあり，大豆またはその加工品を直接食用として食べることは稀であった．したがって，油脂を除いた後の残渣（脱脂大豆）は大豆粕と呼ばれ，食用ではなく飼料とすることが主な用途となった．

　大豆粕は，タンパク質含量が高く食物繊維を含むため，牛の肥育にとって良質な飼料であり，米国の肉食文化を支える重要な飼料資源となった．「大豆はあくまで大豆油を得るための油糧種子であり，その残渣は良質の飼料として利用する」，この流れは現在も継続されている（図4.1）．

　大豆粕に含まれる成分を食品化学的に見た場合，そこには50％程度のタンパク質が含まれており，そのアミノ酸バランスは食品タンパク質として，非常に栄養価が高いことが次第に明らかとなった．一方，1900年中頃から地球上の全人口の増加に伴う食糧不足に対し懸念が持たれるようになった．中でも最大の問題は，食用に用いることができるタンパク質資源の不足と考えられる．食糧としてのタンパク質はその需要が増産に追いつかず，そう遠くない将来，世界的な食品タンパク質不足になるという未来予測がなされ，全人類の深刻な

第4章　大豆タンパク食品

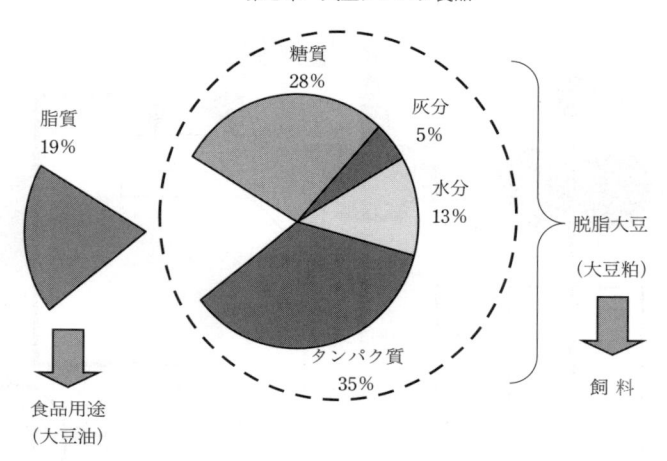

図 4.1　大豆の成分と用途

食糧問題として取り上げられるようになった．

　一般に家畜は，主に植物を起源とする飼料を食べて成長し，その"肉"を人類が食糧としている．少ない飼料で多くの肉を得ることができれば，生産者にとっても，またそれを食べる消費者にとっても経済的である．

　こうした観点から，飼料とそこから得られる畜産物（ここでは牛肉とする）との間には「飼料効率」という考え方がある．すなわち，一定の量のタンパク質を飼料として与えた場合，どれだけの量が肉中のタンパク質として生産されるかという計算である．この観点から見た場合，大豆粕中のタンパク質の飼料効率は 20% 以下である．もっと具体的に述べると，大豆粕としてタンパク質を 10kg 与えても，牛肉のタンパク質としては 2kg 以下しか得られないということである．したがって計算上は，大豆粕に含まれるタンパク質をそのまま食品タンパク質と利用することができれば，食品タンパク質の量が5倍に増えるということを示している．これをどう考えるかは議論の分かれるところではあるが，この考えは今後の食料タンパク質の不足解消に大きく貢献できる可能性を示すものとして支持する人も多い．

　ところで，大豆から大豆油と脱脂大豆を製造する工程については，成書における記述が案外少ない．そこで，その工程を少し詳しく述べておく．図 4.2 に工程の概略を示した．分かりやすくするため各プロセスを A～H で表記した．

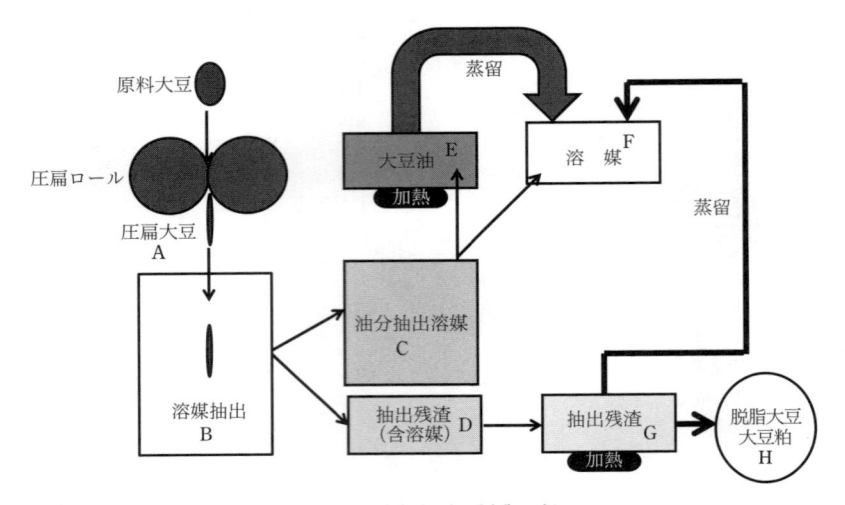

図 4.2 脱脂大豆の製造工程

まず原料大豆は油分の抽出工程に入る前，溶媒との接触面積を増やすため，金属ロールの間を通し，厚さ 1mm 以下に圧扁されフレーク状の圧扁大豆 (A) とする．次にこの圧扁大豆を油脂が溶解できる溶媒に分散させ，溶媒抽出を行う (B)．その結果，抽出された油分を含んだ溶媒 (C) と脱脂された大豆 (D) が得られる．これを固液分離し，抽出された大豆油を含んだ溶媒は加熱蒸留によって溶媒が除かれ (F)，未精製の大豆油 (E) が回収される．この未精製の大豆油はさらに幾つかの精製工程を経て食用の大豆油となる．一方脱脂された大豆中にはまだかなりの溶媒が残留しているため，その溶媒を揮発させて除く目的で，強い加熱がなされる (G)．この加熱は脱脂大豆を飼料に用いる場合には，トリプシンインヒビターなど大豆中に含まれる，飼料として好ましくない生理活性物質を失活させる意味もある．概略このようにして，飼料用の大豆粕が製造される (H)．

しかし，この加熱により，脱脂大豆中に含まれるタンパク質が熱変性し，脱脂大豆中のタンパク質の水への溶解度は大幅に低下している．そこで，できるだけ脱脂大豆中のタンパク質の熱変性を少なくし，タンパク質の水溶性を維持する目的で，脱溶媒時の加熱温度を下げた低変性脱脂大豆が製造された．低変性脱脂大豆を原料とすることで，ほぼ 80〜90％のタンパク質を水溶液中に可

溶化することが可能となり，以下の大豆タンパク質製品の開発に繋がっていった．

4.1.2　分離大豆タンパク質（SPI：Soy Protein Isolate）

上述の低変性脱脂大豆を水に分散させ，中性もしくは微アルカリ（pH 6.5〜8.0）にすると，脱脂大豆中のほとんどのタンパク質が溶出し，タンパク質の抽出液として回収することができる．ただ，この抽出液の中には，同時に溶出される糖質やミネラルが含まれており，また希薄な溶液のため，実際の食品に利用するには濃縮を行うか，何かを加えてペースト化するなどの更なる加工が必要と思われた．

ところが幸運なことに，この抽出液を pH 4.5（これを「大豆タンパク質の等電点」としている場合が多いが，正確にはそうではない）にすると，タンパク質が選択的に沈殿し，遠心分離を行うことにより，比較的容易にタンパク質を沈殿物として得ることができることが分かった．この酸によるタンパク質凝集沈殿物は，牛乳から酸やキモシンによる酵素反応によって得られる乳タンパク質カードに倣って，「大豆の酸沈殿カード」と呼ばれることが多い．

この酸沈殿カードを中性に戻すと再び溶解し，高純度（85〜90％）のタンパク質を高濃度で含む溶液を得ることができる．これが「分離大豆タンパク質（soy protein isolate），頭文字をとって"SPI"」と呼ばれる素材である．

通常はこの溶液を加熱殺菌し，噴霧乾燥したものが一般的であり，粉末状分離大豆タンパク質として市販されている．

4.1.3　濃縮大豆タンパク質（CSP：Concentrated Soy Protein）

分離大豆タンパク質は脱脂大豆中のタンパク質の変性を抑え，タンパク質を抽出したものであるが，逆にタンパク質を可溶化させず，不溶性の繊維質とともにタンパク質を残し，可溶性成分（糖質やミネラル）を酸性水やエタノールで洗い流した素材を濃縮大豆タンパク質と呼ぶ．本素材は繊維質を含む分，タンパク質の含量は少なくなる（65〜75％）．

両者の製造工程の概略を図 4.3 に，本工程を基本として製造された市販の粉末状分離大豆タンパク質を図 4.4 に示した．

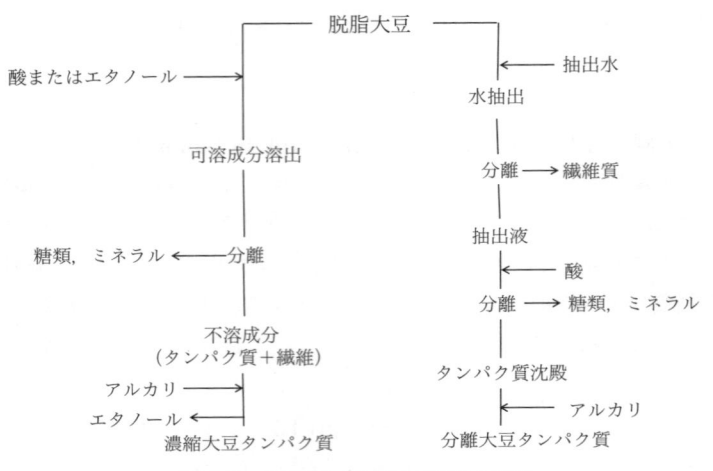

```
                          脱脂大豆
                    ┌───────┴───────┐
酸またはエタノール ───→│               │←─── 抽出水
                    可溶成分溶出      水抽出
                         │             │
                         │           分離 ──→ 繊維質
                         │             │
                         │           抽出液
                         │             │←─── 酸
糖類，ミネラル ←─── 分離   │           分離 ──→ 糖類，ミネラル
                         │             │
                    不溶成分         タンパク質沈殿
                 （タンパク質＋繊維）     │
アルカリ ─────→      │             │←─── アルカリ
エタノール ←─────    │             │
                  濃縮大豆タンパク質  分離大豆タンパク質
```

図 4.3 大豆タンパク質の製造の工程

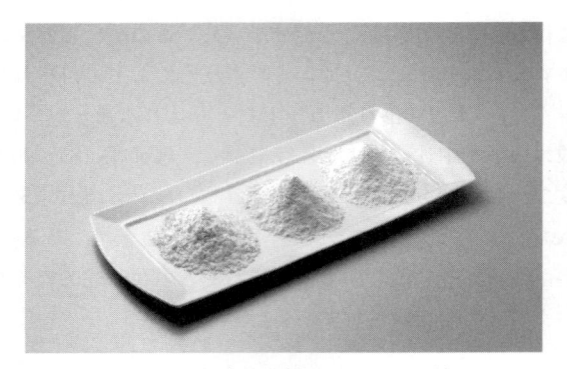

図 4.4 粉末状分離大豆タンパク質

4.1.4 組織状植物タンパク質（TVP：Textured Vegetable Protein）

SPI も CSP も脱脂大豆から何らかの成分を分離・分別することにより得られる素材であるが，脱脂大豆をそのままを加工し，食品素材とする方法も存在する．その代表が組織状大豆タンパク質である．ただ，この素材は，他にグルテンやデンプンを配合することも多いため，一般的に組織状植物タンパク質と呼ばれる．

TVP はエクストルーダーと呼ばれる装置で製造される．エクストルーダー

第 4 章　大豆タンパク食品

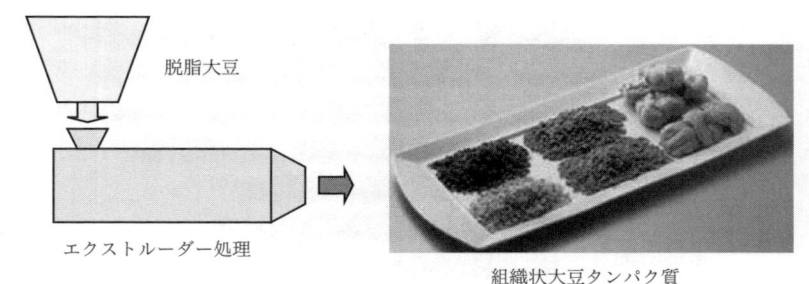

図 4.5　組織状大豆タンパク質とその製造方法

は鋼鉄製であり，バレルと呼ばれる筒の中をスクリューが回転し，原料が投入口から出口に向かって移動する．出口にはダイと呼ばれる吹き出し口がある．原料はスクリューの回転力，バレルからの加熱，ダイによる圧力により溶融状態となり，それがダイから大気中へ放出された瞬間に膨化する．この膨化物の形状は，ダイに開けられた穴の形，大きさ，数，そしてスクリューの回転数やバレルの温度など多くのパラメーターによって変化し，様々な形状の膨化物が得られる．

　通常これらの膨化物は，加水するとミンチ肉様になり，原料組成や膨化のさせ方により，目的に応じて色やテクスチャーを変化させることができる（図 4.5 参照）．

4.2　大豆タンパク質の用途

4.2.1　健康機能を活かした用途
1)　タンパク質源として

　他の章でも述べられているように，大豆タンパク質のアミノ酸組成は必須アミノ酸を十分に含み，アミノ酸スコア（タンパク質消化吸収率補正アミノ酸スコア：PDCAAS）としては 100 である（図 4.6）．したがって栄養成分として見た場合，大豆タンパク質は良質なタンパク質である．そのため，乳タンパク質にアレルギーを持つ乳幼児に対して，その代替として大豆タンパク質が用いられている．（もちろん大豆タンパク質にアレルギーを有する場合は利用できな

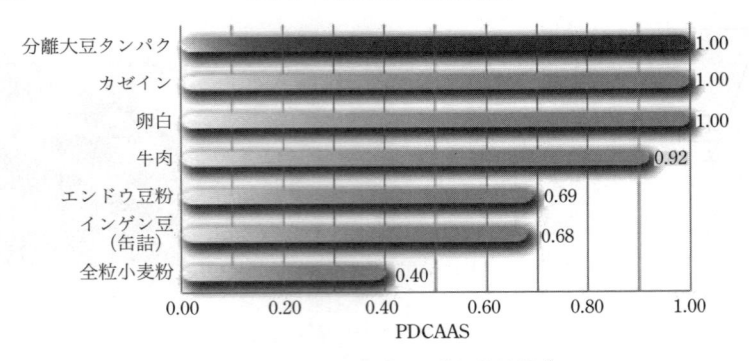

108　　　　　　　第2部　大豆食品の健康的側面

図 4.6　タンパク質の栄養価値比較[1]

い．）
2) 血清成分に対する改善機能
(1)　コレステロール低減効果

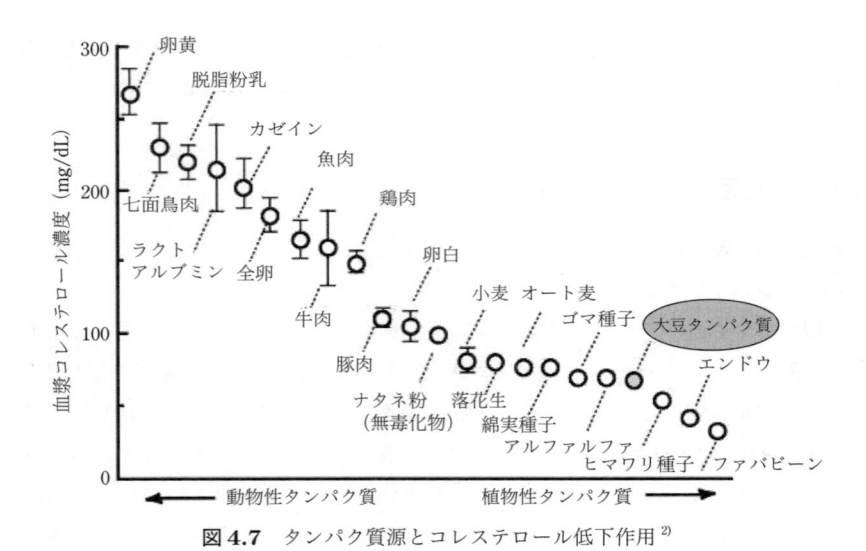

　大豆タンパク質を含め多くの植物性タンパク質は，血清コレステロールの低下作用があることがカゼインを対照とした動物試験の結果明らかとなっている（図4.7）．さらにヒト試験の結果，悪玉コレステロールとされているLDLを低下させ，LDL/HDL比を改善することや，中性脂肪を低減させることも明らか

図 4.7　タンパク質源とコレステロール低下作用[2]

第 4 章　大豆タンパク食品

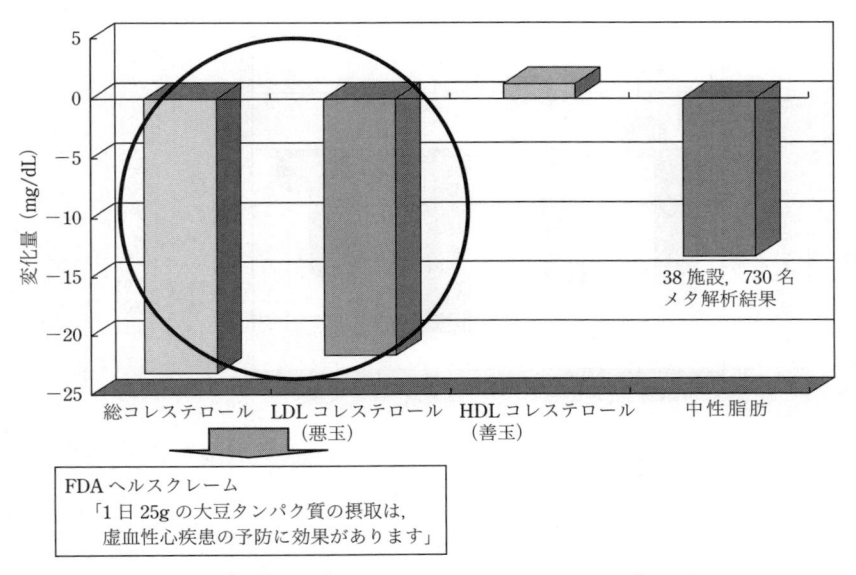

図 4.8 大豆タンパク質の血清脂質への影響[3]

FDA ヘルスクレーム
「1 日 25g の大豆タンパク質の摂取は，虚血性心疾患の予防に効果があります」

38 施設，730 名
メタ解析結果

となった（図 4.8）．すなわち，大豆タンパク質を含んだ食品を摂ることにより，血清中の脂質のバランスを改善し，正常に保つ機能があることが認められ，米国ではFDAのヘルスクレーム（健康強調表示）として，また日本では特定保健用食品として大豆タンパク質の血清脂質改善効果が公に認められることになった．

この機能には幾つかのメカニズムがあるが，その 1 つとして次のようなものがよく知られている．小腸内で，脂質を乳化状態にし，油脂の吸収を促す胆汁酸は，コレステロールから合成される．胆汁酸の多くは腸管から再吸収される．しかし，胆汁酸が大豆タンパク質と結合し「胆汁酸-大豆タンパク質」の複合体を形成した場合，胆汁酸は再吸収されず便中に排出される．このことにより，胆汁酸の再吸収が抑えられ，相対的にコレステロールが低下すると考えられている．

（2）中性脂肪低減効果

コレステロールのみならず，大豆タンパク質は中性脂肪の低下にも役立つことが明らかとなっている．中でも大豆タンパク質の構成タンパク質であるβ-コ

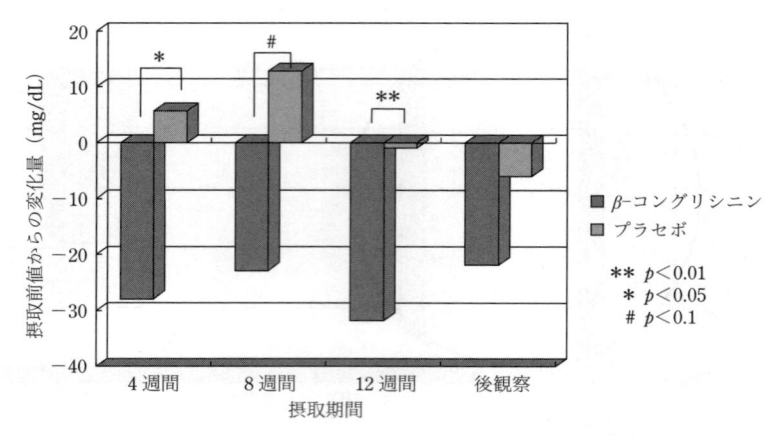

図 4.9 β-コングリシニンの血清中性脂肪への影響[4]
　　　　方　　法；プラセボ群との二重盲検法
　　　　対　　象；高脂血症気味の健常男女 140 名
　　　　摂取期間；12 週間（3 か月）＋後観察 4 週間
　　　　摂 取 量；β-コングリシニン 5g/日（朝夕食前）

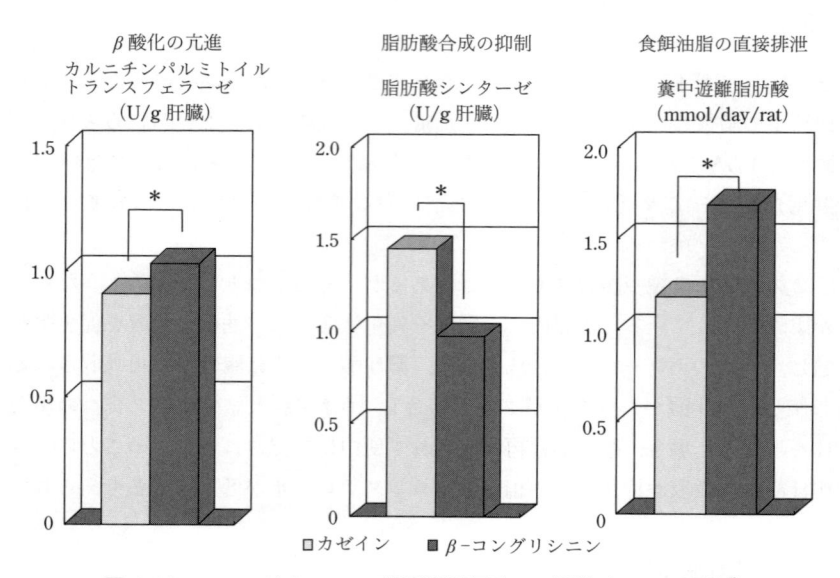

図 4.10 β-コングリシニンの脂質関連因子への影響（ラット試験）[5]
　　　　＊2 群間で有意差：$p < 0.05$.

ングリシニンは，血清中の中性脂肪を低減し，内臓脂肪の蓄積を抑制することが証明されている（図 4.9）．このため，β-コングリシニンは中性脂肪の低減をヘルスクレームとした特定保健用食品として認定されている．

β-コングリシニンが血清中性脂肪を低下させるメカニズムは複数認められており，β 酸化の亢進，脂肪酸合成の抑制，糞中への脂質排泄促進などが考えられる（図 4.10）．

(3) インスリン抵抗性改善効果

最近の研究によると，大豆タンパク質は糖尿病にかかわるインスリンに対して作用し，糖尿病を回避・改善する機能もあることが明らかとなりつつある．

糖尿病には幾つかの原因があるが，糖を消費する筋肉細胞などへの糖の取り込みにインスリンの働きは欠かすことができない．したがってインスリンの分泌量が低下する，もしくはインスリンの働きにより惹起される糖取り込みのメカニズムが機能しにくくなること（これらをインスリン抵抗性と呼ぶ）により血糖値が上昇する場合が多い（2 型糖尿病）．大豆タンパク質はインスリン抵抗性を改善し，糖の取り込みを活発にし，血糖値を低下できる可能性を示すデータが数多く示されている．大豆タンパク質の摂取は糖尿病の予防にも役立つと考えられる（図 4.11）．

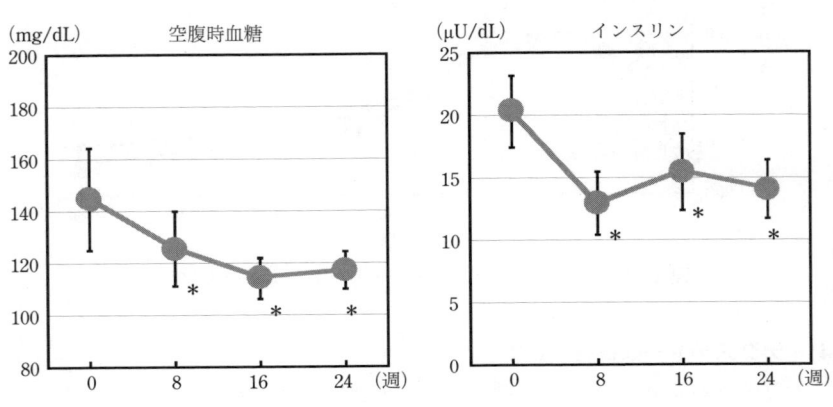

図 4.11 大豆タンパク質の血糖値・インスリンへの影響（ヒト試験）[6]
ウィルコクソン付号順位検定（vs. 0 週），＊ $p<0.05$．

3) ペプチドの易吸収性

大豆タンパク製品には，その製造工程においてタンパク質分解酵素（プロテアーゼ）で処理したものも多い．中でもプロテアーゼの作用を最も強く発揮させ，もともと数百の残基からなるアミノ酸ポリマーであるタンパク質を，10～数残基のオリゴペプチドの状態になるまで分解したものが「大豆ペプチド」である．

ヒトの腸には，アミノ酸単体よりもアミノ酸が3～5残基繋がったペプチドに対して，迅速に吸収できる機構が存在する．この機構はアミノ酸トランスポーターと呼ばれ，この機構により食品中のペプチドは選択的に吸収される．したがって，特定のアミノ酸が急速に消費されたり，タンパク質の必要量が急激に増加した場合，体内へのアミノ酸の供給機構として大きな働きをする．特に，小腸から吸収されにくいとされている分岐鎖アミノ酸（ロイシン，イソロイシン）などは，他のアミノ酸とペプチド体を形成することにより吸収速度が向上するものと考えられる（図4.12）．

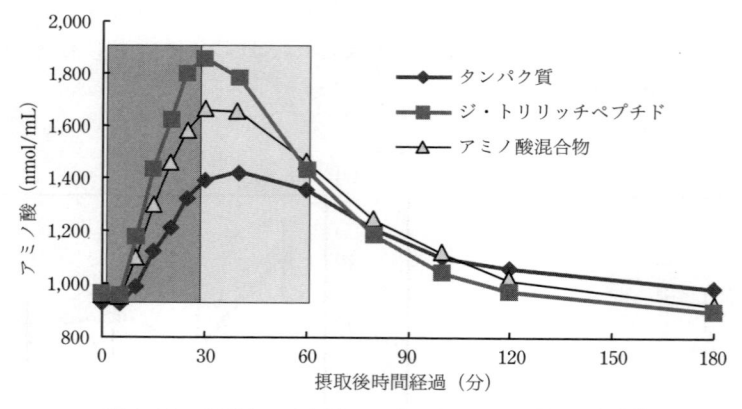

図4.12 大豆タンパク質，ペプチド，アミノ酸の吸収性[7]

4) テクスチャー改良材として

大豆タンパク質の基本的性質として，中性域で加熱したり，カルシウムやマグネシウムなどの2価金属と反応することにより，タンパク質が凝集し，ゲルを形成する．このゲルの物性は，ゲル調製時のタンパク質溶液の濃度，温度，pH，イオン強度などにより大きく変化する．さらにプロテアーゼの処理を行う

ことで，調製条件によりレオロジー特性を様々に変化させることができる．

この性質は，近年問題となっている高齢化に伴う嚥下(えんげ)困難者に対し，タンパク質としての栄養補給に加え，いろいろな栄養成分・食品素材を摂取する際に要求される物性の適正化に有効である．さらに，液体として栄養補給をする場合，上に述べたペプチドは，必要な栄養成分としてのタンパク質補給だけでなく，他の栄養成分，例えばミネラルを補給する基材としての役割も果たすことが可能である．

4.2.2　食品物性への効果
1)　畜肉製品への応用

前述したとおり，大豆タンパク質にはその物性的な機能として，水溶性，ゲル化性，乳化性を挙げることができる．これらの機能を活かした主な用途として，畜肉製品への応用がある．

ハムやソーセージ，そして鶏肉のフライ品などは，原料となる肉質の振れにかかわらず，一定の食感が要求される．また各製品特有の風味付けを行い，それぞれ商品としての特色を出す必要がある．こうしたことを目的に，分離大豆タンパク質は畜肉製品の補材として大きな市場を形成している．

ハムの場合は，目標とする風味材を溶かし込んだ塩水に大豆タンパク質や卵白を加えた塩漬溶液（ピックルと呼ばれる）を調製し，原料となる豚肉を漬け込む．この漬け込み工程やその後の加熱工程などは，調製する商品により各製造メーカーでいろいろな方法・ノウハウがある．

一般的にこれらの工程において，肉から溶出したエキス分，添加した風味材，そしてドリップを肉中に保持し，良好な食感を得るために，塩漬溶液に加えられた大豆タンパク質のゲル化力・乳化力が利用される場合が多い．したがって塩漬溶液の配合，特に大豆タンパク質の存在は食感に大きな影響を及ぼす．

一方ソーセージは，原料肉に各種の味材と油脂を混合した後，擂潰(らいかい)機で強いせん断力をかけながら均一に混合し，ケーシングに充填，加熱処理などの加工工程を経て調製される．これらの加工工程おいて，ケーシングに充填する前の生地があまり高粘度であると充填に支障をきたし，逆に低粘度であるとソーセージとしての食感が得られない．

そこで生地調製時に大豆タンパク質を混合することにより，配合した油脂と

の乳化状態を安定化させることができる．また，大豆タンパク質のゲル化力によって，生地粘度を適切に保ちながら，最終的に得られるソーセージを好ましい食感に調製することができる．

2) 水産練り製品への応用

　水産練り製品の大半は，上記のソーセージと同様に，原料すり身に補材を加え，擂潰して生地を調製する．ただ擂潰機が石臼であったり，最終製品が板かまぼこや竹輪であるなど，要求される物性が大きく異なる．板かまぼこでは半円筒形を，また竹輪の場合は芯に巻き付いて円筒形を示す状態の生地でなくてはならない．この物性は古くは魚肉（すり身）とデンプンとの相互作用を利用したものであったが，この系に大豆タンパク質を利用することにより，作業幅が広がり，より安定した状態で製造できるようになった．

3) 冷凍食品，その他

　大豆を原料としたゲル化食品の代表である豆腐は，冷凍するとネットワークを形成しているタンパク質が凍結変性し，豆腐の有する滑らかな食感が失われスポンジ状になる．この性質を活かし，凍結変性させた豆腐を加工したものが凍り豆腐である．

　しかし，大豆タンパク質（あくまで「分離大豆タンパク質」）は，凍結変性はするものの，そのゲルの凍結品は豆腐のような状態にはならない．したがって，大豆タンパク質を利用し，多糖類などと組み合わせることにより，凍結可能な豆腐を調製することができる．また，同様な理由により，従来の豆腐や油揚げではできなかった製品を，大豆タンパク質を利用して調製することができる．

　てんぷらを冷凍食品とすることは難しい．それは小麦粉で作られた衣が凍結/解凍により本来てんぷらが持っているパリッとした食感が失われてしまうことにある．この問題の解決のため，衣を調製する際，小麦粉（バッター）に大豆タンパク質を加えることで，パリッとした食感に改善された冷凍てんぷらの調製が可能となっている．

4.2.3 組織状植物タンパク質

　以上，主に粉末状の分離大豆タンパク質についての機能と用途を紹介した．最後に4.1.4項で述べた組織状植物タンパク質についても，食品，特に加工食

品の製造において使われることが多いため，その用途を記述しておく．

　組織状植物タンパク質の魅力は，何と言ってもそのコストパフォーマンスの高さにある．組織状大豆タンパク質は市場において，乾物として通常300〜500円/kgで販売される．家庭での肉の購入単位は「100g幾ら」が一般的な場合が多いので100g単位で比較してみる．すると組織状大豆タンパク質は30〜50円/100gの単価であることがわかる．さらに乾物の組織状タンパク質は2〜3倍の水分を吸水し，乾物100gは実際の食品中では200〜300gに増量する．つまり200〜300gの肉様（通常はミンチ状）素材が，30〜50円で得られることになり，100gに換算すると30円以下で肉様素材を使うことができることになる．食品製造，特にミンチ肉を多用する惣菜メーカーにとって，これは大きな魅力であることは言うまでもない．

　組織状大豆タンパク質は吸水性を有する乾物であるので，加工食品製造上，この吸水性は大きな特長といえる．例えば，惣菜製造の工程において用いられる素材である肉や野菜や魚介類から，うま味や香りを含む水分が溶出し（通常これをドリップという），せっかくのうま味や香りをロスしてしまうことが多い．また，脂肪分も加熱時に液化し，せっかくの脂肪のおいしさが保持できな

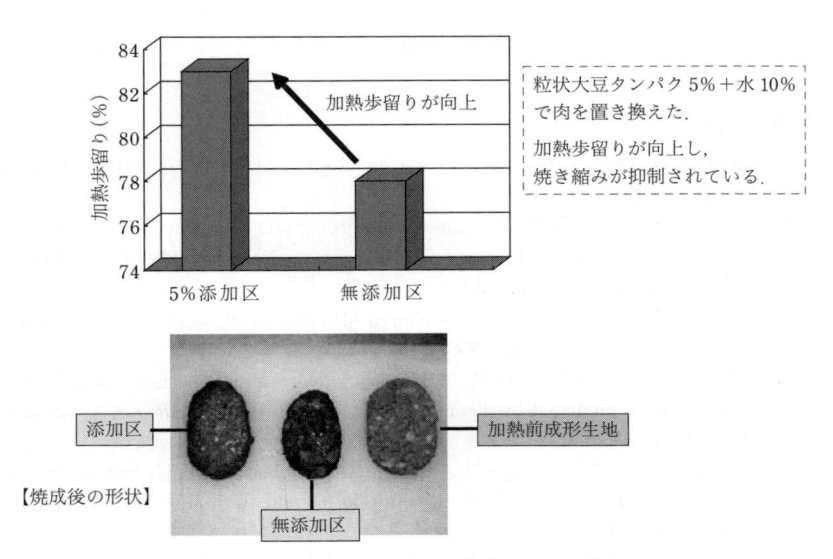

図4.13　組織状大豆タンパク質の使用効果例

いことが少なくない．こうした現象が起こる加工・調理される具材の中に，組織状大豆タンパク質が存在すると，加工工程においてドリップも油脂も吸収され，系の安定化と有用成分の漏出防止が可能になる．そして最終的に，それは投入原料から得られる最終商品の量を増加させることにつながり，製造コストの低下も可能となる．一例としてハンバーグの焼き縮み防止の例を図4.13に示した．

以上，コストに関することを中心に述べたが，組織状植物タンパク質の食感面における働きも重要である．組織状植物タンパク質は，その生産装置であるエクストルーダーの条件を変化させることにより，様々な食感や吸水性の製品を調製することが可能である．したがって，目的に応じて適正な物性を有する製品を選ぶことにより，最終商品の物性をレベルアップすることも可能である．このように組織状大豆タンパク質は食品製造業，特にミンチ肉を多用する惣菜（ハンバーグ，ギョーザ，コロッケなど）の製造において重要な役割を果たしている．

以上述べたように，大豆タンパク質は，現在社会問題となっているメタボリックシンドロームや循環器系の疾患に対して様々な予防効果が期待できるとともに，優れた食品素材として利用でき，今後さらに需要が高まるものと考えられる．

参考文献

1) FAO/WHO. Protein Quality Evaluation: Report of Joint FAO/WHO Expert Consultation 1989.
2) Hamilton RH, Carroll KK. Plasma cholesterol levels in rabbits fed low fat, low cholesterol diets; effects of dietary proteins, carbohydrates and fiber from different sources. *Atheroscrelosis*. 1976; **24**(1-2): 47-62.
3) Anderson JW, Johnstone BM, Cook-Newell ME. Meta-analysis of the effects of soy protein intake on serum lipids. *N Engl J Med*. 1995; **333**: 276-282.
4) Kohno M, Hirotsuka M, Kito M, Matsuzawa Y. Decreases in serum triacylglycerol and visceral fat mediated by dietary soybean β-conglycinin. *J Atheroscler Thromb*. 2006; **13**: 247-255．
5) Fukui K, Kojima M, Tachibana N, *et al*. Effects of soybean β-conglycinin on hepatic lipid metabolism and fecal lipid excretion in normal adult ats. *Biosci Biotechnol Biochem*. 2004; **68**: 1153-1155.
6) 福井健介，小松良哉，岡島哲彦他．メタボリックシンドローム患者への β-コングリ

シニン長期摂取による効果. 日本農芸化学会大会 2005；講演 No 29E115α.
7) Maebuchi M, Samoto M, Khono M, *et.al*. Improvement in the intestinal absorption of soy protein by enzymatic digestion to oligopeptide in healthy adult men. *Food Sci Technol Res.* 2007; **13**: 45-53.

〔廣塚元彦〕

第3部　大豆の成分と健康機能

第1章　大豆の構造と成分

1.1　大豆種子に含まれる成分

　大豆は米や麦とともに最古の歴史をもつ作物であり，中国の中央部が原産地であると考えられている[1]．大豆栽培の起源については，中国の皇帝シェン・ヌン（神農）が紀元前2838年に編纂したとされている世界最古の薬学書『神農本草経』に「大豆は重要な食料である」という記載があり，遅くとも5000年前のことと推定されている[1]．しかし，シェン・ヌンそのものが伝説上の皇帝であることから，『神農本草経』が彼の編纂であることを疑問視する声もある．正確な年代推定には，今後の分子生物学的，民俗学的，歴史学的検証が必要であろう．

　日本への伝播は，秋田県の竪穴遺跡から大豆の炭化物が発見されており，縄文時代のことと考えられている[2]．その伝播経路として，1) 華北から朝鮮を経て北日本に至る経路，2) 華中から直接南日本，特に九州に至る経路，3) 華中，華南から台湾，沖縄を経て南日本に至る経路の3通りの説が提唱されている[1]が，いずれについても決定的な証拠は見出されていない．ただ，この時代の利用形態は，煮たり煎ったりするといったシンプルなものであり，みそや醤油，豆腐などの加工品としての利用はなかったものと考えられる．その後，奈良時代に入り中国から仏教とともに大豆の加工法が伝えられ，煮豆，煎り豆などに加えて豆腐などの加工品が修行僧の栄養補助食品として利用されるようになった．大豆が一般に広く普及したのは鎌倉時代に入ってからであり，仏教の普及とともに大豆の栽培，消費が推奨され，日本全国に広まった．特に戦国の動乱の中，「味噌」は栄養価の高い保存食として重宝された．現在では「醤油」や「納豆」などの伝統食品のほかに，若い未熟果を食べる「枝豆」や肉そっくりに加工された「大豆ミート」など，その利用形態は他の作物に類をみないほど多様となっている．

第1章 大豆の構造と成分

このように大豆が日本人の健康の下支えとして重宝されてきたのは，その類(たぐ)い稀(まれ)なる種子成分によるところが大きい．一般的な穀物のタンパク質含量が7〜9%であるのに対し，大豆はタンパク質含量が約35%，脂質含量が約20%ときわめて高く，「畑の肉」と称されるほど栄養価が高い．また，近年の研究により，イソフラボンやサポニンなどの機能性成分が豊富に含まれていることが明らかになり，大豆は，アメリカ国立がん研究所が制定するデザイナーフーズプログラムで最もがん予防効果の高い食品のひとつとして位置づけられている．大豆種子中の貯蔵成分については後章にゆずり，本章では大豆種子の構造について述べる．

1.2 大豆種子の構造

大豆の種子は，幼い植物体である胚とそれを取り囲む種皮とからなり（図1.1），胚は，1対の子葉（最初の葉）と，主根（胚の幼根が伸びた根）の原基と子葉の付着部（節）とをつなぐ胚軸（幼芽と幼根を含む部位）から構成されている．大豆種子は，無胚乳種子とよばれ，明瞭な胚乳（胚の成長に必要な養分を蓄える組織）は存在せず[3]，子葉が発芽や初期の成長に必要な栄養を蓄える貯蔵器官として，よく発達している．以下に，種皮（種子を包んでいる皮），胚軸，子葉について解説する．

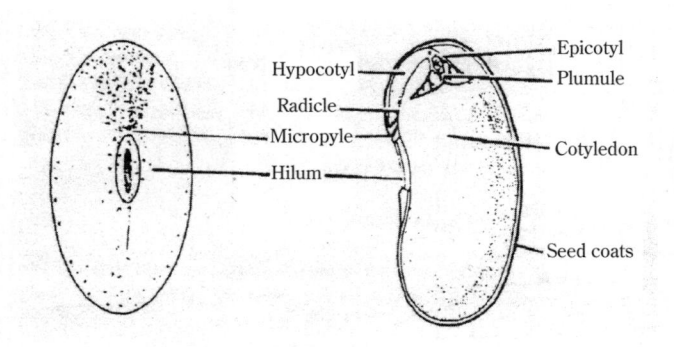

図 1.1 大豆種子の外観および組織構造[3]
組織名称：seed coats 種皮, hilum 臍, micropyle 珠孔, cotyledon 子葉, hypocotyl 胚軸, radicle 幼根, epicotyl 上胚軸, plumule 幼芽.

1.3 種　　皮

大豆の種子には，その形成時に植物体と連結していた「臍(へそ)」とよばれる痕跡があり，種皮の構造は臍と臍以外の部位で明確に異なっている[4]．種皮の大部分を占める臍以外の部位は，外側より 1) 柵状組織，2) 柱状組織，3) 柔組織，4) 糊粉層，5) 圧縮胚乳組織の 5 層から構成されており（図 1.2）[5]，柵状組織の外側には，脂肪酸の重合物質（クチン）とワックスの複合体からなるクチクラ層が形成され，水の蒸散や物理的な衝撃から種子を保護している．また，一見するとなめらかに思われる大豆種皮の表面にはポアまたはピットとよばれる小孔が存在し（図 1.3A），その密度は種皮の部位によって異なっている．小孔は，一般的には，臍の近傍に多く存在し，その形成は種子の登熟過程で臍の近傍より始まる[6]．また，小孔の密度や深さは品種によって大きく異なり（図 1.3）[4]，水を吸う速度（吸水速度）の速い品種では深く広い小孔が多く観察される．このことから，小孔は種子の吸水と密接に関連している[7]と考えられるが，小孔の有無と種皮の吸水特性が必ずしも一致しないとする報告[8]もあり，小孔の密度や深さ以外にも種皮の吸水特性を支配する要因が存在すると考えられる．

成熟した種子の種皮表面には，緻密に折りたたまれたクチクラ層構造が存

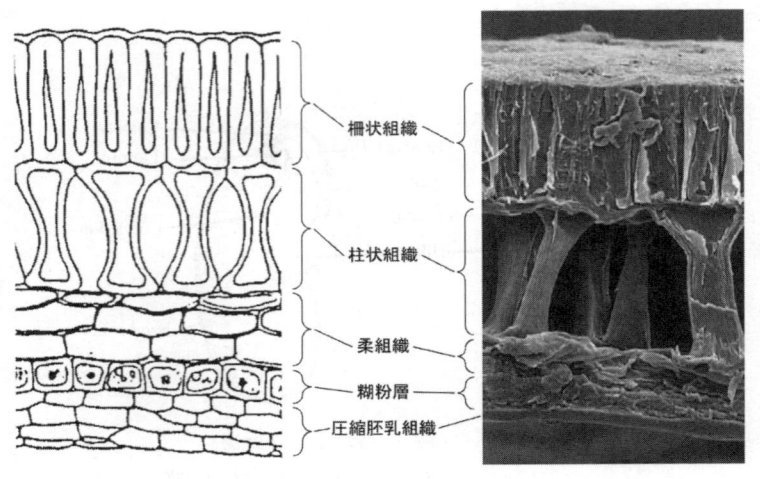

図 1.2　大豆種皮構造の模式図[5] および走査型電子顕微鏡による断面写真[13]

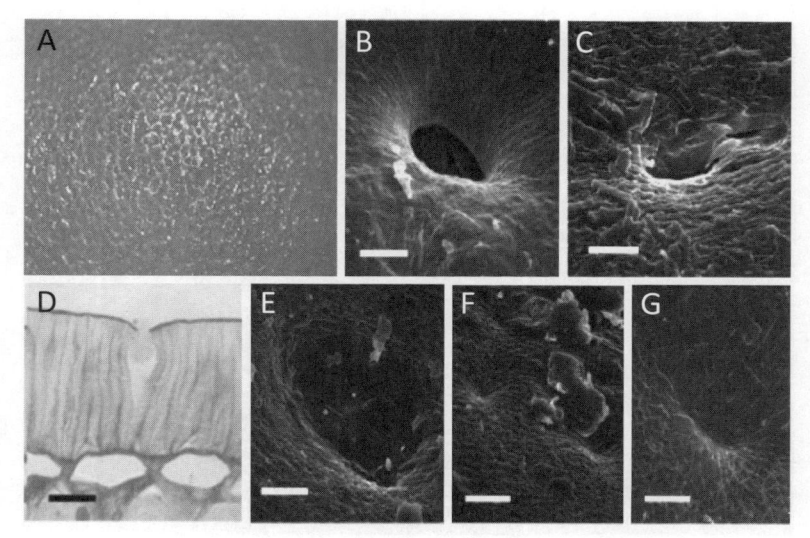

図 1.3　大豆種皮表面における小孔の構造および断面写真[4]

大豆の種皮表面には無数の小孔が観察される (A)．小孔の広さや深さは品種によって異なり，品種タチナガハ (B) や品種 Williams (C) では小孔底部のクチクラ層が裂け，柵状組織にまで達する様子が観察できる ((D)，品種 Williams)．一方，品種 Harosy63 (E)，Harovinton (F)，OX951 (G) ではこのような深い小孔はほとんど観察されない．
図中のスケールバーは，(D) のみが 20μm で，それ以外はすべて 10μm を表す．

在する（図 1.4A）．クチクラ層にはさまざまな堆積物が観察されることが多く，堆積物は形態的特徴から 3 つのタイプに分類される[4]．タイプ I の堆積物はクチクラ層に直に接しており，薄く，特定の形状をとらない（図 1.4B）．タイプ II の堆積物はタイプ I 上に堆積し，厚く，特徴的なハニカム構造をとる（図 1.4C）．タイプ III の堆積物は莢の内果皮（種子を直接包んでいる部分）の組織が剥がれ落ちたものであり，さまざまな形状をとっている（図 1.4D）．大豆種皮の質感は，「つやつや」したものから「ざらざら」したものまで多種多様であるが，これには堆積物の多様性が関係している[9),10)]．

大豆種皮のクチクラ層には，通常，程度の異なるさまざまな亀裂が多数存在する（図 1.4E, F）．一部の品種には，「石豆」といって，数時間～数日間水につけても全く吸水が始まらない種子が高頻度で出現する．石豆がクチクラ層に亀裂をもたないこと（図 1.4G）[4]，および，水酸化ナトリウムによるクチクラ層の部分的破壊によって吸水を開始することから，石豆になるかどうかはクチ

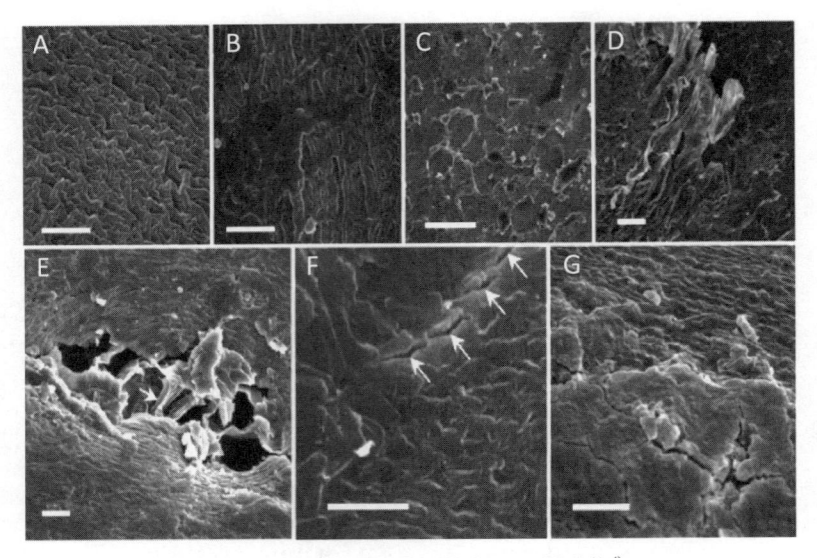

図 1.4 クチクラ層の表面構造および堆積物[4]

(A) クチクラ層表面の緻密に折りたたまれた構造，(B) タイプⅠ堆積物がクチクラ層表面を覆っている様子，(C) タイプⅡ堆積物の特徴的なハニカム構造，(D) 莢の内果皮（タイプⅢ堆積物）が剥がれ，他の堆積物の上に付着している様子，(E) 品種タチナガハに観察されたクチクラ層の明確な亀裂（矢印は柵状組織を指す），(F) 品種 Williams に観察されるクチクラ層の亀裂（矢印），(G) 高頻度で石豆が出現する品種 OX951 のクチクラ層には明確な亀裂が認められない（手前はクチクラ層の堆積物）．
図中のスケールバーは，(A〜D) が 5μm，(E〜G) が 10μm を表す．

クラ層の亀裂の有無が関係していると考えられている[11]．

　柵状組織は，やや細長いこん棒状の長形厚壁異形細胞からなり，これら細胞の頑丈な二次壁（細胞壁の内側にさらに形成される細胞壁）が種皮の強度を高めている．細胞は密集しており，細胞間隙（細胞間の隙間）は存在しない[4]．黒大豆などの種皮色素（アントシアニン）は柵状組織の長形厚壁異形細胞内にある液胞（細胞液を含み，貯蔵庫・ごみ処理場として機能）に蓄積される[12]．

　柵状組織の内側にある柱状組織は棒状で両端に広がった形状の骨状厚壁異形細胞から構成され，細胞間には大きな細胞間隙が存在する（図 1.2）．大豆種皮の柱状組織はマメ類の中でも特によく発達している[13]．細胞間隙の大きさから，柱状組織は，急激な浸水を一時的に緩和するクッションの役割を果たしていると考えられている[14]．しかし，柱状組織の厚みは種皮の部位によって顕著に異

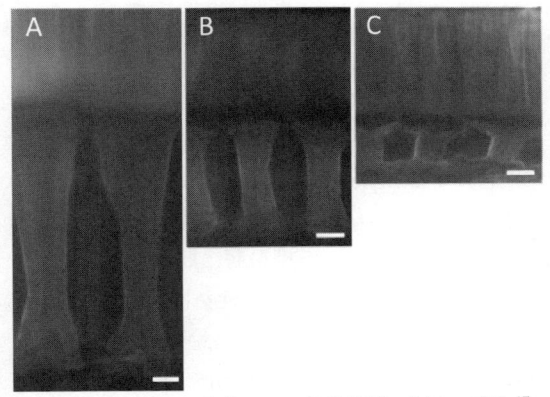

図 1.5 大豆種皮の部位による柱状組織の厚みの変化[15]
(A) 臍近傍, (B) 側面, (C) 背部.
図中のスケールバーは 15μm を表す.

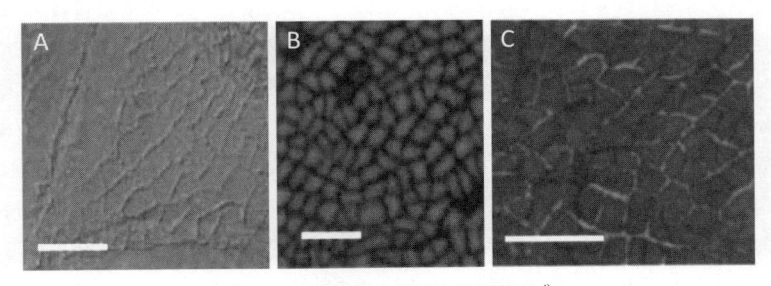

図 1.6 糊粉層の組織化学的特長[4]
(A) 品種 Harovinton より単離した糊粉層外層のクチクラ層を微分干渉顕微鏡にて観察した様子, (B) 品種 Harosy の糊粉層をフルオレッセイン二ナトリウムで染色した様子（生細胞は緑色に染色する), (C) 品種 Harovinton の糊粉層をトルイジンブルーOで染色した様子（細胞壁が厚く, プロトプラスト濃度が高い様子がうかがえる).
図中のスケールバーは 100μm を表す.

なり（図 1.5)[15], 臍近傍がもっとも厚く, 吸水量も多いことから, 柱状組織は幼根伸長に必要な水を蓄える機能を担っているという解釈[16]も可能であろう.

糊粉層は, 貯蔵タンパク質を主体とする小粒（糊粉粒）を多く含んだ細胞層である. 糊粉層の外側表面には柵状組織と同様にクチクラ層が存在する（図 1.6A)[4]. 糊粉層は種皮組織の中で唯一生きた細胞（生細胞）であり（図 1.6B), 細胞壁がよく発達している（図 1.6C). 種皮を外側より剥離し, 糊粉層を残した種子と糊粉層を取り除いた種子を水に浸けると吸水速度が明確に異なること

から，糊粉層は子葉への水の浸入速度を適度に抑制する効果を有していると考えられている[17]．大豆の糊粉層をマセロチーム（植物組織崩壊酵素），セルラーゼ（セルロース分解酵素）で処理し，紫外線を用いて組織構造を観察すると，カスパリー線（植物内皮細胞の特定の細胞壁に存在する帯状の構造で，脂質からなり，水や水溶物の中心柱への流入を防いでいる）と似た網状の構造をもつ蛍光性組織が観察される．このカスパリー線様組織に含まれる全アミノ酸のうち58％がグリシンであることから，糊粉層に局在する高グリシンタンパク質がカスパリー線様組織を構成し，水の浸透性を抑制する役割をもっているのではないかと考えられている[17]．

受精直後の胚のう（胚珠中にある雌性配偶体，胚珠は発達して種子になる部分）は，外側より表皮，未分化の柔組織（柔細胞からなる組織．柔細胞は細胞膜が薄く，生命活動の基礎となる原形質を多く含む細胞），内皮の3層に包まれている．受精後6日には表皮が柵状組織へと分化し，受精後9日には表皮に隣接する外珠皮（胚珠を包む2枚の皮のうち外側のもの）の皮下組織が柱状組織へと分化する[18]．しかし，その内側の組織は柔組織のまま残り，胚の肥大とともに圧縮される．種子形成の過程で残った柔組織にはデンプン粒や脂質体が一時的に蓄積されるが，受粉後18日にはほぼ消失する．これらのことからわかるように，柵状組織，柱状組織，柔組織は母親の細胞に由来する組織（母性組織）である．これに対して，糊粉層および圧縮胚乳組織は胚から発生する組織，すなわち新しい世代の組織である．このように，種皮には2世代にわたる組織（外側3層と内側2層の間で異なる）が混在している．

マメ科種子の臍は種子が形成される際に植物体と珠柄（雌しべを構成する特殊な葉である心皮に胚珠が付着する取っ手の部分）を介して連結していた部位の痕跡であり，種子が植物体から離れてからも種子内外の湿度差に反応して開閉する吸湿性のバルブとして機能している[19]．臍部には柵状組織の外側に柔組織および対柵状組織（柵状組織と対をなす組織）が形成され（図1.7A, B），外気の湿度が低下すると対柵状組織が萎縮し，臍中央部の亀裂が開くことにより，仮導管帯から種子内部の余剰水分を蒸散させる[20]．一方，外気の湿度が上昇すると対柵状組織が膨張し，臍中央部の亀裂が閉じ，これによって必要以上の水分の浸入を防いでいる．臍部近傍の柵状組織の上層には，二次壁が寄り集まってできた光線が観察される（図1.7C）．しかし，その機能は未解明である．

第1章 大豆の構造と成分

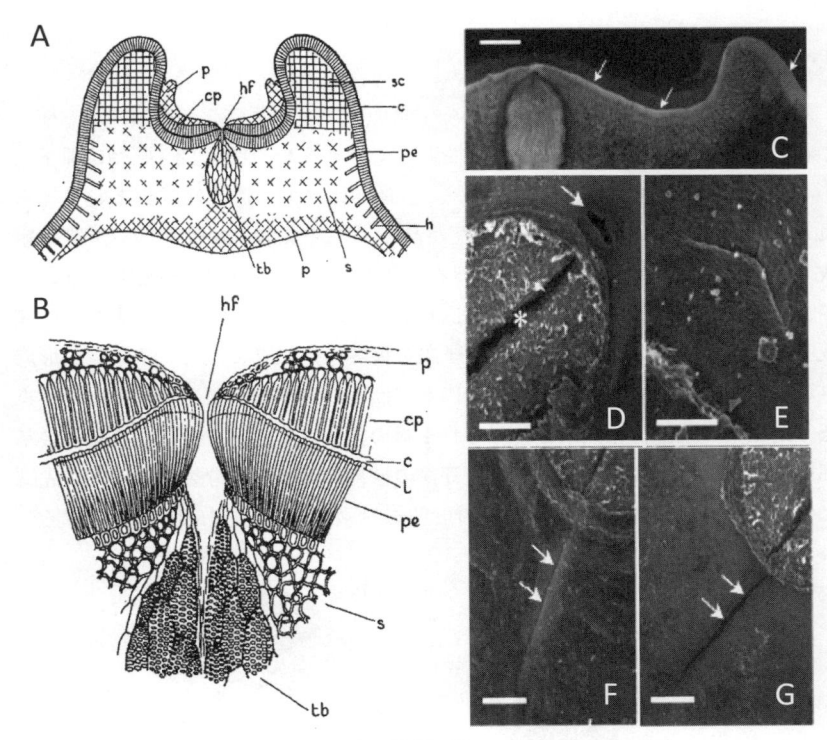

図 1.7 マメ科種皮の臍部近傍における組織構造[4),19)]
(A), (B) ルピナス種皮臍部の組織構造(略記：hf 臍部中央の亀裂, p 柔組織, cp 対柵状組織, sc 厚膜組織, c クチクラ層, pe 柵状組織, h 柱状組織, s 星状細胞, tb 仮導管帯), (C)～(G) 大豆；(C) 品種 OX951 の種皮切片をバーバリンアニリンブルーで染色すると，光線を明確に観察することができる（矢印），(D) 臍部（アステリスク）のごく近傍に観察される珠孔（矢印）（品種 Clark L 67-3469），(E) 品種 OX951 の閉ざされた珠孔，(F) 珠孔の反対側に位置する縫線（矢印）には明確な亀裂を確認することができない（品種 OX951），(G) 品種 Clark L 67-3469 に観察された縫線のごくわずかな亀裂（矢印）．

大豆種子の臍部近傍には珠孔とよばれる小孔が観察される（図 1.7D）．珠孔は珠心（胚珠の中心にある組織，内部に胚のうができる）を取り囲む珠皮の間隙に由来し，受精の際に花粉管の入り口となる．また，珠孔は種子の初期吸水経路のひとつであると考えられ，発芽の際に幼根が種皮を通り抜ける通路としての役割を担っている[21)]．珠孔の開閉度は種子の吸水特性に顕著な影響を及ぼし，開閉度の小さい品種ほど高い割合で石豆が発生する（図 1.7E）[4),22)]．珠孔の反対側には縫線とよばれる細く浅い溝が存在することがある（図 1.7F, G）．

1.4 胚軸

　幼植物体において胚軸は地際部から子葉節までの主茎のことを指すが，種子の状態では幼根と幼芽を含んだ部位を指すことが多い（図1.1）．胚軸は種子重の2〜3％程度の小さな組織であるが，子葉と比べて，機能性成分として知られるイソフラボンやサポニンの濃度が高く[23),24)]，また，貯蔵タンパク質の組成が異なる[25)]などの特徴を有している．子葉と胚軸の接点は子葉節とよばれ，子葉節より先端の幼芽までを胚軸と区別して上胚軸とよんでいる．大豆では完成胚の時点ですでに1対の初生葉（子葉の展開後，最初に出てくる葉）が形成されており，これら2枚の葉は種子内部で向かい合う形で格納されている．また，初生葉の基部背軸側にはそれぞれ1対の托葉（葉と茎を接続する葉柄の基部に生じる葉状の小片）がある．発芽後の植物体では茎頂分裂組織（茎の先端に位置する分裂組織）はドーム状の形態を呈する[26)]が，完成胚におけるそれ

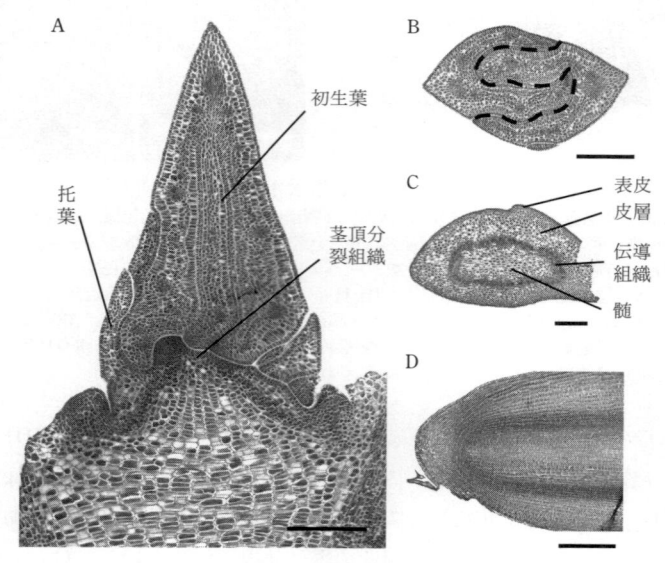

図 1.8　大豆胚軸の切片
(A) 幼芽の縦断切片（茎頂分裂組織の側方に第3葉の葉原基と思われる隆起が認められる），(B) 完成胚における初生葉の横断切片（葉と葉の境目を破線で示した），(C) 大豆胚軸の横断切片，(D) 幼根の縦断切片．
図中のスケールバーは 400 μm を表す．

はドーム状とはほど遠く,初生葉の間隙にすきまなく収まっている.茎頂分裂組織の側方には細胞密度の高い隆起が認められる.この隆起は,初生葉の次に展開する第3葉の葉原基であると考えられる.同様に,子葉節にも腋芽(葉の付け根にできる芽)原基と考えられる隆起の存在が認められる.胚軸は外側より表皮,皮層,中心柱によって構成され,中心柱の外層には水や栄養を伝導する組織が形成される(図1.8)[27].また,発芽した幼植物の胚軸表皮の着色は花色を制御する遺伝子(フラボノイド-3′,5′-水酸化酵素)[28]によって制御され,花色が紫色(優性)となると胚軸も紫色に着色し,花色が白色(劣性)となると胚軸も着色せず,緑色のままとなる.

1.5 子　　葉

無胚乳種子である大豆は発芽に必要な栄養をすべて子葉に貯蔵する.このため,子葉はきわめてよく発達し,その重さは種子重の95%以上にもなる[29].大豆の子葉には,高含量のタンパク質や脂質が蓄えられており,特にタンパク

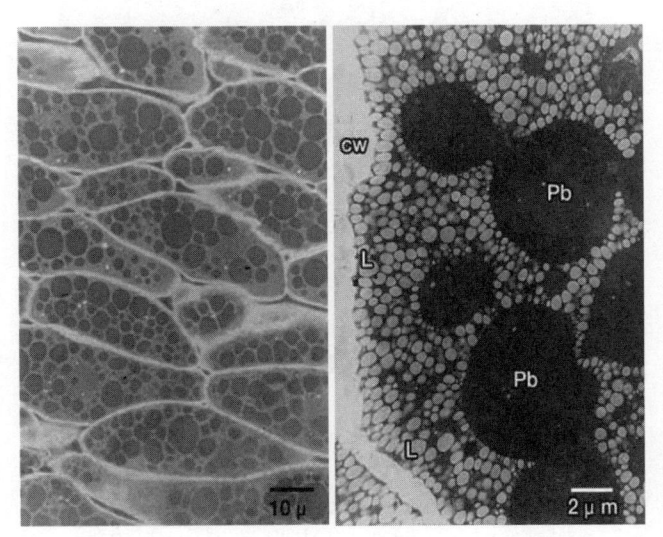

図 1.9 大豆子葉細胞におけるタンパク質顆粒および脂質顆粒の蓄積[5]
左写真は光学顕微鏡,右写真は電子顕微鏡による子葉細胞写真.
略記:Pb タンパク質顆粒,L 脂質顆粒,CW 細胞壁.

質含量はマメ科作物の中でもとりわけ高い（約35%）[30]．このため，登熟した種子の子葉細胞には，タンパク質顆粒（貯蔵タンパク質全種を含む）とよばれる細胞顆粒が多数散在しており，その間を脂質顆粒（貯蔵脂質全種を含む）とよばれる細胞顆粒が埋めている（図1.9）[5]．未熟な子実では余剰の光合成同化産物（ショ糖）をより安定なデンプンに変換するため，デンプンを一時的にプラスチド（色素体）に蓄積する[31]．しかし，種子の登熟に伴って植物体が枯れ始めるとショ糖の供給量は低下する．このとき，プラスチド中のデンプンは

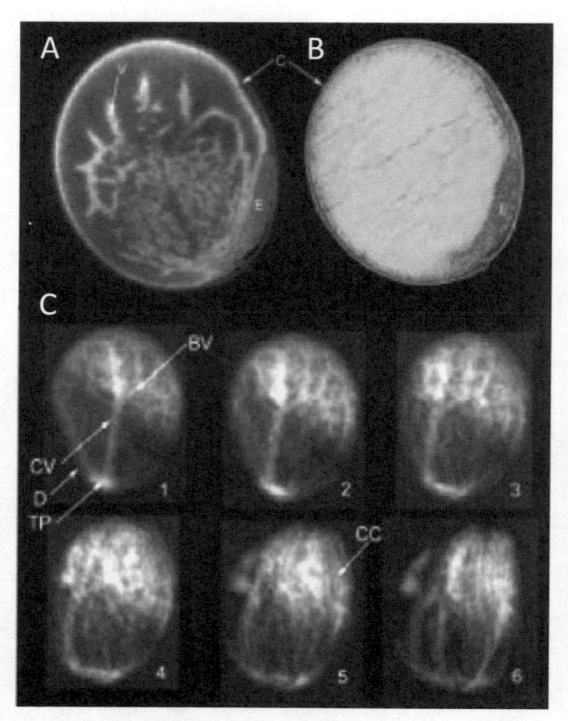

図1.10 大豆子葉における葉脈の平面および立体構造[33] (A), (B) 大豆種子切片を蛍光顕微鏡により観察すると，葉脈が白く浮かび上がってくる様子がうかがえる（Bはカラーイメージ化したもの）（略記：C 種皮，E 胚，V 葉脈），(C) 大豆種子の連続切片をAと同様の方法で観察し，volume rendering 法により再構成した三次元イメージ（1は子葉をほぼ真横から捉え，角度を15°ずつ回転させ，6では子葉をほぼ正面から捉えている）（略記：CV 主脈，BV 側脈，D 胚軸による窪み，TP 胚軸から子葉への移行点，CC 子葉の接合面）．

再びショ糖に戻され,種子貯蔵成分の合成などに利用される.このため,完熟種子のプラスチドではデンプンはほとんど消失している[32].

顕微鏡技術の進歩により,大豆子葉の内部構造が明らかになりつつある.子葉切片を蛍光顕微鏡で観察し,自己蛍光のコントラストを強調させると,自己蛍光の低い非特異的な貯蔵柔組織が暗転し,葉脈が白く浮かび上がる(図1.10A,B)[33].さらに,連続切片の画像をボリュームレンダリング(volume rendering)法により三次元再構成すると,主脈および側脈より派生したより細かい葉脈が子葉中を張り巡る様子を再現することができる(図1.10C)[33].このような技術の進歩に伴い,大豆種子の静的な構造のみならず,種子の登熟や吸水時における組織の動的な変化の観察が可能になってきている.

参 考 文 献

1) 後藤寛治.栽培の起源と分化.農業技術大系作物編第6巻.東京:農文協 1976; 17-18.
2) 御子柴公人.ダイズの日本史.農業技術大系作物編第6巻.東京:農文協 1976; 3-8.
3) Liu K. Chemistry and Nutritional Value of Soybean Components. In: *Soybeans: Chemistry, Technology, and Utilization.* New York: Chapman and Hall 1997; 4-5.
4) Ma F, Cholewa E, Mohamed T, Peterson CA, Gijzen M. Cracks in the palisade cuticle of soybean seed coats correlate with their permeability to water. *Annals of Botany.* 2004; **94**: 213-228.
5) 斎尾恭子.加工特性と加工用途.食品加工総覧第9巻.東京:農文協 1999; 487-497.
6) Yaklich RW, Vigil EL, Wergin WP. Pore development and seed coat permeability in soybean. *Crop Science.* 1986; **26**: 616-624.
7) Chachalis D, Smith ML. Seed coat regulation of water uptake during imbibition in soybeans (*Glycine max* (L.) Merr.). *Seed Sci Technol.* 2001; **29**: 401-412.
8) Wolf WJ, Baker FL, Bernard RL. Soybean seed-coat structural features: pits, deposits and cracks. *Scanning Electron Microscopy.* 1981 (III), 1981; 531-544.
9) Gijzen M, Miller SS, Kuflu K, Buzzell RI, Miki LA. Hydrophobic protein synthesized in the pod endocarp adheres to the seed surface. *Plant Physiology.* 1999; **120**: 951-959.
10) Gijzen M, Weng C, Kuflu K, Woodrow L, Yu K, Poysa V. Soybean seed luster phenotype and surface protein cosegregate and map to linkage group E. *Genome,* 2003; **46**: 659-664.
11) Shao S, Meyer CJ, Ma F, Peterson CA, Bernards MA. The outermost cuticle of soybean seeds: chemical composition and function during imbibition. *Exp Bot.* 2007; **58**: 1071-1082.

12) Lindstrom JT, Vodkin LO. A soybean cell wall protein is affected by seed color genotype. *The Plant Cell*. 1991; **3**: 561-571.
13) 杉田律子,笹川 薫,鈴木真一.走査型電子顕微鏡を用いたマメ類種皮の断面形態.法科学技術 2005; **10**: 77-82.
14) Pereira LAG, Andrews CH. Comparison of non-wrinkled and wrinkled soybean seed coats by scanning electron microscopy. *Seed Sci Technol*. 1985; **13**: 853-860.
15) Meyer CJ, Steudle E, Peterson CA. Patterns and kinetics of water uptake by soybean seeds. *J. Exp Bot*. 2007; **58**: 717-732.
16) McDonald Jr. MB, Vertucci CW, Roos EE. Seed coat regulation of soybean seed imbibition. *Crop Sci*. 1988; **28**: 987-992.
17) 松井美預子,上中登紀子,豊沢 功,福田 満.大豆種子の吸水時におけるアリューロン層の特徴的役割. *Nippon Nogeikagaku Kaishi* 1996; **70**: 663-669.
18) Miller SS, Bowman LA, Gijzen M, Miki BLA. Early development of the seed coat of soybean (*Glycine max*). *Annals of Botany* 1999; **84**: 297-304.
19) Hyde EOC. The function of the hilum in some papilionaceae in relation to the ripening of the seed and the permeability of the testa. *Annals of Botany* 1954; **18**: 241-256.
20) Lersten RN. Tracheid bar and vestured pits in legume seeds (Leguminosae: Papilinoideae). *Am J of Bot*. 1982; **69**: 98-107.
21) 星川清親.大豆.新編食用作物.東京:養賢堂 1980; 416-459.
22) Kulik MM, Yaklich RW. Soybean seed coat structures: Relationship to weathering resistance and infection by the fungus Phomopsis phaseoli. *Crop Sci*. 1991; **31**: 108-113.
23) Kudou S, Fleury Y, Welti D, *et al*. isoflavone glycosides in soybean seeds (*Glycine max* Merrill). *Agric Biol Chem*. 1991; **55**: 2227-2233.
24) 谷山登志男,吉川雅之,北川 勲.サポニン及びサポゲノール(第44報).各種大豆におけるサポニン組成とサポニンの存在部位,大豆胚軸から得られた Soyasaponin V の化学構造.薬学雑誌 1998; **108**: 562-571.
25) Sugimoto T, Momma M, Hashizume K, Saio K. Components of storage protein in hypocotyl-radicle axis of soybean (*Glycine max*. cv. Enrei) seeds. *Agric Biol Chem*. 1987; **51**: 1231-1238.
26) Yoshikawa T, Ozawa S, Sentoku N, Itoh J, Nagato Y, Yokoi S. Change of shoot architecture during juvenile-to-adult phase transition in soybean. *Planta*. 2013; **238**(1): 229-237.
27) Peters J. Classification and Structure. The Tetrazolium Subcommittee of the Association of Official Seed Analysts. *Tetrazolium Testing Handbook*. USA: Association of Official Seed Analysts 2002; 3-4.
28) Zabala G, Vodkin LO. A rearrangement resulting in small tandem repeats in the F3′5′H gene of white flower genotypes is associated with the soybean W1 locus. *Crop Sci*. 2007; **47**(S2): S113-S124.
29) Bewlwy JD, Black M. Seed Structure. In: *Seeds: Physiology of Development and Germination*. New York and London: Plenum Press 1994; 5-10.

30) 文部科学省．科学技術・学術審議会・資源調査分科会報告書．五訂増補日本食品標準成分表 2005.
31) Lichtner FT, Spanswick RM. Sucrose uptake by developing soybean cotyledons. *Plant Physiol*. 1981; **68**: 693-698.
32) 佐藤 庚, 池田 武, 皆川 知. 登熟から発芽までの大豆子葉の内部構造の変化. 日作紀 1983; **52**: 65-72.
33) Kuensting H, Ogawa Y, Sugiyama J. Structural details in soybeans: A new three-dimensional visualization method. *J Food Sci*. 2002; **67**: 721-724.

〔吉川貴徳・谷坂隆俊〕

第2章 大豆タンパク質とペプチド，アミノ酸

2.1 大豆タンパク質，ペプチドおよびアミノ酸の栄養機能

　大豆は40%近いタンパク質含量を有すること，およびその必須アミノ酸組成が植物タンパク質としては比較的良好であること（アミノ酸スコア：86）から，栄養学的にすぐれた食品タンパク質源である．大豆タンパク質はリジン含量が比較的高い．そのため，第一制限アミノ酸がリジンである米などの穀類タンパク質と組み合わせて摂取することにより，両者間での相補効果が見られ，全体としてアミノ酸スコアが向上する．以上より，大豆は動物性タンパク質の摂取が少なかった時代の我が国や，開発途上国で重要なタンパク源となってきた．ただし，大豆は消化を阻害するトリプシンインヒビターや消化管細胞を障害する恐れのあるレクチンなどの栄養阻害因子を含有するため，加熱処理などによりこれらを失活させる必要がある．

　大豆タンパク質の酵素消化により得られた低分子ペプチドがアミノ酸補給の目的で用いられている．これは，ジペプチドおよびトリペプチドの中にはペプチドトランスポーターを介して吸収され，遊離アミノ酸よりも腸管吸収速度が大きいものがあり，この経路で吸収されたペプチドは腸管上皮細胞内で分解されることにより，速やかにアミノ酸の形で血流に移行するためである．

2.2 大豆タンパク質の生理機能

　大豆タンパク質は多数の成分から構成されているが，それら自身が種々の生体調節機能（三次機能）を有することが判明している．また，大豆タンパク質の生理機能は，消化により派生したペプチドや，さらにはアミノ酸組成に帰属されるものもある．大豆タンパク質にはイソフラボン，リン脂質，サポニン，フィ

チン酸などが非共有結合によってかなり強固に結合しているため，大豆タンパク質の生理作用として報告されたものの中には，必ずしもタンパク質のみに帰属できない場合があることにも注意する必要がある．例えば，米国では成人1日当たり25gの大豆タンパク質の摂取が心疾患予防の目的で推奨されているが，タンパク質のみではそのような効果は見られないという報告もある[1]．

以下ではまず，大豆タンパク質そのものが示す生理機能について記述する．

2.2.1 コレステロール低下作用

カゼインと比較して植物タンパク質，特に大豆タンパク質がウサギに対して血清コレステロール低下作用を有することを最初に報告したのは Caroll ら (1975) である[2]．しかしながら，著者が在職した日本新薬ではすでに1970年当時，大豆タンパク質がラットに対してコレステロール低下作用を示すことが見出されていたが，医薬として利用するには活性が不十分との観点から，開発には至らなかった経緯がある．

菅野らは，大豆タンパク質のコレステロール低下作用は，消化管プロテアーゼによって加水分解されなかった高分子の疎水性ペプチド (HMF) が胆汁酸を吸着し，そのコレステロールの可溶化能を阻害することにより，胆汁酸の再吸収およびコレステロールの吸収が阻害される機構によることを示した[3]．その際，ラットでは胆汁酸およびコレステロールの糞便中への排出が増加するが，ヒトではこのような排出増加は見られないという報告があり[4]，動物種により作用機構が異なる可能性がある．

池田らはラットにコレステロール無添加食の条件で分離大豆タンパク質またはHMFを投与した際の肝臓mRNAレベルの変化を検討し，カゼイン食の場合と比較して，コレステロールから胆汁酸への変換に関与するcholesterol 7α-hydroxylase (CYP7A1)，胆汁酸の放出に関与するATP-binding cassette transporter (ABC) G5およびABCG8をコードするmRNAが有意に上昇することを見出し，胆汁中への胆汁酸の排出そのものが増加する機構を示した[5]．これより，大豆タンパク質によるコレステロール低下作用は，コレステロールから胆汁酸への変換と胆汁への分泌の促進，および胆汁酸の再吸収阻害ならびに糞便中への排出促進という2段階から成っていることがわかる．

大豆タンパク質のコレステロール低下作用は，その疎水性が高いことによる

ことが指摘され[6],胆汁酸結合能を有する成分としてグリシニンが同定された[7].

また,β-コングリシニンも高コレステロール食投与ラットにおいて血漿コレステロールおよび中性脂肪ならびに肝臓コレステロールを低下させることが報告されている[8,9]. その機構の1つとして,β-コングリシニン α'サブユニットの投与により肝臓における β-VLDL レセプターの発現増加が見られる[10]. 一方,マウスにおいては,大動脈の動脈硬化を妨げる作用を示すのはグリシニンではなく,むしろ β-コングリシニンであることが報告されている[11].

また,極性脂質結合タンパク質(lipophilic proteins: LP)およびその消化物も通常食投与ラットにおいて血漿中のコレステロールおよび中性脂肪低下作用を示すことが報告されている[12]. LPは,複数の成分からなる膜タンパク質の集合体であり,約10%のリン脂質を含有している. LPは従来のタンパク質定量法や,電気泳動後の染色法における感度が低いために過小評価されてきたが,ケルダール法による窒素含量から推定すると,分離大豆タンパク質の約30%をも占める成分である[13].

分離大豆タンパク質に混在するリン脂質もコレステロール低下作用に部分的に関与することが知られており,リン脂質のさらなる添加によりコレステロール低下作用は増強される[14,15].

なお,大豆タンパク質の摂取によるコレステロール低下機構として上記以外に,特徴的なアミノ酸組成やリノール酸代謝に対する修飾作用によるものであるという説もある[16,17].

2.2.2 中性脂肪低下および抗糖尿作用

大豆タンパク質の投与により,ラットの血清および肝臓の中性脂肪が低下する[18]. また,白色脂肪組織重量の低下や,褐色脂肪組織重量の増加も報告されている[19]. それらの機構として,肝臓における脂肪酸合成の低下や,肝臓および褐色脂肪細胞における β 酸化能の亢進が提唱されている. さらに,産熱に関与する脱共役タンパク質(uncoupling protein:UCP)の発現が増加する[20]. ヒトにおいても,大豆タンパク質の摂取により,少なくとも血清中性脂肪が低下することが認められている[4].

また,大豆タンパク質は糖尿病予防効果を有することも報告されている[21]. アディポネクチン(adiponectin)は大阪大学の松沢らのグループにより発見さ

れた，白色脂肪細胞由来のアディポサイトカインであり，インスリン抵抗性改善作用を有する[22]．大豆タンパク質の摂取により血中のアディポネクチンレベルが上昇し，PPARγ の発現が増加することが見出されており[23),24)]，上記の中性脂肪および血糖低下作用との関連が注目されている．なお，分離大豆タンパク質にはイソフラボン類が混在し，これらも類似の作用を示し得ることから，これらすべての作用がタンパク質に帰属できるかどうかは明らかでない．

β-コングリシニンは通常食投与ラットにおいて，血漿中の中性脂肪，血糖およびインスリンレベルを低下させる[25)]．その作用機構としては β 酸化系の亢進，脂肪酸合成の低下および中性脂肪の糞排出増加が報告されている．また，SREBP-1 および -2 レベルの低下が見られる．血中アディポネクチンレベルの上昇に伴ってインスリン感受性が向上し，経口ブドウ糖負荷試験での血糖上昇が抑制される[26)]．一方，食餌中の β-コングリシニンが肝臓における PPARγ2 の発現量を抑制することにより，高脂肪食投与マウスによる脂肪肝の形成を妨げることも報告されている[27)]．

β-コングリシニンはヒトにおいても，血清中性脂肪および内臓脂肪低下作用を示すことが見出されており，成人 1 日当たり 5 g の β-コングリシニンを含有する食品が「中性脂肪が気になる方」に適した特定保健用食品として認可されている[28)]．

2.2.3 抗がん作用およびがん浸潤・転移抑制作用

大豆中には Bowman-Birk 型および Knitz 型という 2 種類のトリプシンインヒビターが存在する．これらのうち，Bowman-Birk 型インヒビターはジメチルヒドラジンにより誘発されたラット大腸がんに対して抑制作用を示す[29)]．Bowman-Birk 型インヒビターはトリプシン結合部位とキモトリプシン結合部位を有するが，抗がん作用には後者が関与している．Bowman-Birk 型インヒビターは，がん抑制遺伝子産物であるコネキシン (Cx) 43 がプロテアソーム中のキモトリプシン様活性によって分解されるのを阻害することにより，抗がん作用を示すと考えられている[30)]．

一方，Kunitz 型トリプシンインヒビターはがんの浸潤・転移を阻害する作用を有している[31)]．

レクチンは糖に特異的な結合性を示すタンパク質の総称であり，大豆レクチ

ンはガラクトースおよびガラクトサミンを認識するが，糖鎖がシアル酸を含む場合はガラクトースおよびガラクトサミンとは結合しない．がん細胞の表面に存在する糖鎖は正常細胞のそれらと異なる場合があることから，大豆レクチンは正常細胞とがん細胞を分画する際や組織化学的な識別に用いられている．また，大豆レクチンはがん細胞を凝集させるばかりでなく，その増殖を *in vitro* および *in vivo* で抑制する場合があることから[32]，抗がん剤としての用途が期待されたが，実用化には至っていない．

　lunasin は大豆種子に 0.5～1%含まれている 43 残基のペプチドであり，他の植物中にも存在する[33),34)]．Lumen らは本ペプチドががん細胞に対するアポトーシスの誘導や転移の阻害により各種のがんを抑制することを見出した[35)-38)]．lunasin は経口投与でも有効であり，ヌクレオソーム中のアセチル化されていないヒストン 3 および 4 に結合することにより，それらのアセチル化を阻害するという，エピジェノミックな作用機構によるものである．lunasin は C 末端に細胞接着分子であるインテグリンの認識配列である Arg-Gly-Asp（RGD）配列を有している[39)]．lunasin は，抗炎症作用を示し[40)]，それは NF-κB 系路をブロックすることによるものである[41)]．lunasin はまた，抗酸化作用を示し[40)]，フェントン反応で生じたヒドロキシラジカルによる DNA の障害を妨げる作用を有する[42)]．

　前述したように，消化管プロテアーゼに抵抗性を示すことから分解されなかった比較的高分子の大豆タンパク質由来ペプチド（HMF）または難消化性タンパク質（resistant protein）は胆汁酸を吸着することにより，血漿コレステロール低下作用を示すが，難消化性タンパク質はまた，胆汁酸やアゾキシメタンによる大腸のがん化を抑制することが報告されている[43)]．

2.2.4 アレルゲン

　大豆タンパク質が示す負の生理作用としてアレルゲンの問題がある．ここでは触れないが，大豆アレルゲンの種類やそれらの除去法については他の成書を参照されたい[44)]．同書では，アレルゲンは植物自身の防御機構の一部を担っているという興味深い説も提示されている．

2.3 大豆タンパク質から派生するペプチドの生理機能

上記のごとく,大豆タンパク質は種々の生体調節機能を示すが,少なくともそれらの一部は体内における消化によって生じたペプチドによる可能性がある.また,食品の製造工程で添加したプロテアーゼによる消化や,発酵大豆製品の製造の際にも,多様な生理活性ペプチドが派生する.

2.3.1 コレステロール低下ペプチド

内海らのグループはグリシニン A1aB1b サブユニットの種々の部分的欠損変異体を用いた解析から,胆汁酸結合部位として,第 129〜134 残基に相当する疎水性ペプチド VAWWMY を同定した[45]. 化学合成された当該ペプチドはラットにおいてコレステロールの吸収を阻害することが示された[46].

著者らは内因性の摂食抑制ペプチド enterostatin (VPDPR),およびその類縁ペプチドとして合成した LPYPR が高コレステロール食投与マウスに対してコレステロール低下作用を有することを見出したが[47,48],該当配列は深沢ら(1986)によってクローニングされたグリシニン A5-A4 サブユニットの一次構造中に存在する[49]. しかしながら,その後報告された他の複数のグループによる配列では,該当箇所はコレステロール低下作用のない SPYPR となっているため,大豆中に実際に LPYPR 配列が存在するかどうかは明らかでない. なお,本ペプチドを含有する遺伝子改変大豆が調製されている[50].

Sirtori らのグループは,β-コングリシニン α' サブユニット中に存在する 23 残基および 24 残基のペプチドを合成し,ヒト肝がん由来の HepG2 細胞への LDL の取り込みを促進すると報告している[51]. 同グループはまた,N 末端側 216 残基からなる短縮型 β-コングリシニン α' サブユニットを酵母において生産し,同様の作用を示すことを報告している[52]. 一方,HepG2 細胞において,LDL-レセプターの発現を高めるペプチドとして,微生物由来プロテアーゼによる消化により β-コングリシニン β から派生する FVVNASN が同定されている[53]. これらのペプチドが実際に *in vivo* でコレステロール低下作用を示すかどうかは未だ明らかでない. また,β-コングリシニン由来の短鎖ペプチドが HepG2 細胞におけるコレステロール合成を抑制し,アポリポタンパク B-100 含有リポタンパク質の分泌を阻害することも報告されている[54].

表 2.1 大豆タンパク質から派生する生理活性ペプチド

ペプチド	起源	レセプター	生理作用	文献
コレステロール低下ペプチド				
VAWWMY*	glycinin A1a		胆汁酸吸着，コレステロール低下	45), 46)
中性脂肪低下ペプチド				
KA	β-con, glycinin, KTI, LO		HepG2 細胞での中性脂肪合成阻害	58)
VK	glycinin, KTI, LO		HepG2 細胞での中性脂肪合成阻害	58)
SY	β-con, glycinin, LO		HepG2 細胞での中性脂肪合成阻害およびアポリポタンパク B 分泌阻害	58)
オピオイドペプチド				
YPFVV (soymorphin-5)	β-con. β	μ オピオイド	中性脂肪低下，抗糖尿，抗不安，摂食抑制	59),60), 62)
摂食抑制ペプチド				
VRIRLLQRFNKRS* β (53-61)	β-con. β	CSR	摂食抑制	63)
免疫促進ペプチド				
MITLAIPVNKPGR (soymetide-13)	β-con. α′	FPR1	ファゴサイトシス促進	67)
MITL (soymetide-4)	β-con. α′	FPR1	ファゴサイトシス促進，抗脱毛	68)
ACE 阻害ペプチド				
HHL	24kDa-Oleo, Cyst		抗高血圧	73)
DLP	レクチン		抗高血圧	74)
WHP			抗高血圧	75)
FFYY			抗高血圧	75)
抗酸化ペプチド				
LLPHH	β-con. α′, β			78)
VNPHDHQN	β-con. β			78)
VIPAGYP	β-con. α, α′			78)

アミノ酸残基は 1 文字表記法に従った．
＊で示される配列は化学合成により活性部位として同定されたが，該当するペプチドが酵素消化によって派生することは確認されていない．
表中の β-con, KTI, LO, Oleo, および Cyst は，それぞれ，β-コングリシニン，Knitz 型トリプシンインヒビター，リポキシゲナーゼ，オレオシン，およびシスタチンを示す．

一方，リン脂質を添加することによりコレステロール低下作用を高めたリン脂質結合大豆ペプチドが，成人 1 日当たり 3 g の摂取で「コレステロールが高めの方」に適した特定保健用食品として認定されている[55),56)]．

2.3.2 中性脂肪低下および抗糖尿ペプチド

血清および肝臓中性脂肪低下作用は大豆タンパク質の消化物においても認められる[57)]．前述のように，β-コングリシニン由来の短鎖ペプチドは HepG2 細胞からのアポリポタンパク B-100 含有リポタンパク質の分泌を阻害する[54)]．柳田らのグループはエンド型プロテアーゼによる大豆タンパク質の消化物が Otsuka Long-Evans Tokushima fatty (OLETF) ラットおよびヒト肝がん由来細胞 HepG2 において中性脂肪低下作用を示すことを見出した．さらに，同消化物の疎水性画分から得られた 3 種類のジペプチド，KA, VK および SY が HepG2 細胞における中性脂肪の合成を阻害すると共に，SY は同細胞からの apoB の分泌を阻害することを見出した[58)]．

著者らのグループは 2 型糖尿病モデルマウスである KKA^y において，後述する β-コングリシニン β サブユニットから派生するオピオイドペプチド soymorphin-5 (YPFVV) が 5 週間の投与により，血糖，血漿中性脂肪およびインシュリンレベルが低下し，一方，アディポネクチンレベルが上昇することを見出した[59)]．同時に，肝臓においては adiponectin receptor 2, peroxisome proliferator-activated receptor α (PPARα)，ならびに β 酸化系の PPARα 標的遺伝子産物である acyl-CoA oxidase，および carnitine palmitoyltransferase 1A をコードする mRNA レベルの有意な上昇が見られた．これらの様相は，前述の β-コングリシニン投与の際に見られる現象と極めて近いため[25-27)]，soymorphin-5 は β-コングリシニンの脂質代謝改善作用および抗糖尿作用を担う因子の 1 つと考えられる．

2.3.3 オピオイドペプチド

オピオイドペプチドはモルヒネなどの鎮痛麻酔作用を有するアルカロイド類の作用を仲介するオピオイドレセプターに結合するペプチド類であり，生体内にはエンケファリンはじめ 20 数種類のペプチドが存在する．これらは 3 種類のレセプター（μ, δ および κ）を介して作用する．食品タンパク質由来のオピ

オイドペプチドとしては牛乳 β-カゼイン由来の μ レセプター選択的な β-casomorphin をはじめ，δ レセプター選択的な小麦グルテン由来の gluten exorphin 類，および緑葉 Rubisco 由来の rubiscolin がある．

β-コングリシニン β サブユニットの C 末端領域にはオピオイドペプチドである人乳 β-casomorphin-5 (YPFVE) にホモロジーを有する YPFVV が存在するが，著者らはパンクレアチンとロイシンアミノペプチダーゼの作用により当該タンパク質から派生する YPFVV が人乳 β-casomorphin-5 より強力な μ オピオイド活性を有することを見出し，soymorphin-5 と命名した[60]．soymorphin はマウスへの経口投与により，高架式十字迷路実験において抗不安作用を示す．畠山らは大豆タンパク質およびその酵素消化物の摂取により精神的ストレスが低下し，作業効率が向上することを見出し，その活性本体としてペプチドを推定しているが[61]，soymorphin-5 はその際の候補物質の１つといえる．

また，soymorphin-5 は上述のように脂質代謝改善作用および抗糖尿作用[60]，ならび後述するような摂食抑制作用を示すことも判明している[62]．

2.3.4 摂食調節ペプチド

原らは大豆タンパク質の消化物がマウスに対して一過性の摂食抑制作用を示すことを見出し，β-コングリシニン β サブユニットに由来する塩基性ペプチド β(53-61)（VRIRLLQRFNKRS）を有効成分として同定した[63]．本ペプチドはカルシウム感受性レセプター（CSR）を介して，内因性の摂食抑制ペプチドであるコレシストキニン（CCK）の分泌を促進することにより一過性の摂食抑制作用を示す[64]．また，ラットおよびヒトにおいて空腹感を抑制する[65),66)]．

一方，前述の β-コングリシニン β サブユニット由来のオピオイドペプチド soymorphin-5 も，CCK を介した胃排出抑制により摂食抑制作用を示すことが判明している[62]．

2.3.5 免疫増強ペプチド

好中球による異物の貪食作用（ファゴサイトシス）を活性化するペプチドとして大豆タンパク質のトリプシン消化物から単離された soymetide-13 (MITLAIPVNKPGR) は β-コングリシニン α′ サブユニットに由来するペプチドである．本ペプチドの作用は細菌由来の走化性ペプチドとして知られてい

る fMLP（formyl-MLF）と共通のレセプターFPR1 への結合を介している[67]. soymetide-13 のサチライシン消化によって派生する soymetide-4（MITL）は幼ラットに経口投与した際に，抗がん剤により誘発される脱毛を阻害する作用を示す[68],[69]. 以上に基いて，fMLP も同様な作用を有することが判明した．

2.3.6 ACE 阻害ペプチド

　血圧降下作用を示し得る食品タンパク質由来のペプチドとしては，アンジオテンシン変換酵素（ACE）阻害ペプチドおよび動脈弛緩ペプチドが知られているが，大豆タンパク質消化物からは血圧降下作用を示し得るような強力な動脈弛緩ペプチドは未だ見出されていない．

　ACE は，不活性なアンジオテンシンⅠから血圧上昇作用を示すアンジオテンシンⅡへの変換を触媒するジペプチジルカルボキシペプチダーゼであり，カゼイン，ゼイン，魚肉タンパク質などの消化物から比較的強力な ACE 阻害ペプチドが単離されてきた．大豆の摂取によって血圧が低下するとされているが，その際 ACE 阻害活性は部分的に関与するという説と，関与しないという説がある[70],[71].

　医薬として用いられている ACE 阻害物質の IC_{50}（50％阻害濃度）は 0.01 μM 以下であるが，食品タンパク質由来の ACE 阻害ペプチドの活性はこれと比較してはるかに弱いものである．それらは，IC_{50} 値が 1 μM 以下の比較的強力なもの，1〜10 μM の中程度のもの，および 10 μM 以上の弱いものに分類されるが，少なくとも大豆タンパク質の主要成分からは強力な ACE 阻害活性を示すペプチドは得られていない．著者らの経験では，ACE 阻害ペプチドが *in vivo* 血圧降下作用を示すには，100 μM 以下の IC_{50} 値を示す必要がある．なお，一般的にタンパク質消化物中には，真の ACE 阻害ペプチド以外に見かけ上の ACE 阻害作用を示すにもかかわらず，血圧降下作用を示さない ACE 基質ペプチドが多数存在することに留意せねばならない[72]. 特に 4 残基以上のペプチドは ACE の単なる基質ペプチドである場合が多い．

　大豆タンパク質由来の ACE 阻害ペプチドが自然発症高血圧ラット (SHR) に対する単回または長期経口投与により血圧降下作用を示す例がいくつか報告されている[73]-[75]. 表 2.1 には IC_{50} 値が 10 μM 以下のもののみを記した．

　ペプチドではないが，醤油などの大豆製品に含まれているニコチアナミン

(N-[N-(3-amino-3-carboxypropyl)-3-amino-3-carboxypropyl] azetidine-2-carboxylic acid) は強力な ACE 阻害作用（$IC_{50} = 0.26\ \mu M$）を示す[76].

2.3.7 ユビキチンリガーゼ阻害ペプチド

ユビキチンリガーゼによるタンパク質のユビキチン化は細胞内でのプロテアソームによるタンパク質分解の初発反応である．寝たきりや運動不足などによる筋萎縮（サルコペニア）はユビキチン-プロテアソーム系の活性化によると考えられる．二川らのグループはグリシニン消化物がユビキチンリガーゼ Cbl-b によるインシュリン受容体基質-1（IRS-1）の分解を阻害することを見出しており，酵素阻害活性に関与する配列を推定している[77].

2.3.8 抗酸化ペプチド

一般的にアミノ酸およびペプチド類は *in vitro* で抗酸化作用を示す．体内で抗酸化作用を示すものとしては，His 残基を含むカルノシンやアンセリンのようなジペプチドがある．各種タンパク質の酵素消化物も抗酸化作用を有することが知られており，それらの作用機構としてはラジカル消去や重金属イオンに対するキレート能などがある．村本らのグループは大豆タンパク質から派生するペプチド類に抗酸化作用を見出している[78].

2.4 ま と め

大豆タンパク質そのもの，またはそれらの酵素消化によって派生するペプチドが種々の生活習慣病予防効果を示すことが判明している．その代表例として知られる大豆タンパク質の血漿コレステロール低下作用は，酵素消化により派生する疎水性ペプチドが有する胆汁酸吸着能によって，胆汁酸の再吸収ならびに食餌由来コレステロールのミセル化が阻害され，それらの糞便中の排出が増加すると共に，コレステロールから胆汁酸への変換が促進されることによるものである．この作用にはグリシニンの寄与が大きいと考えられてきたが，β-コングリシニン極性脂質結合タンパク質も部分的に寄与することがわかってきた．一方，大豆タンパク質による中性脂肪低下ならびにインシュリン抵抗性改善作用は β-コングリシニン由来ペプチドによるものである．また，β-コングリシ

ニンからは，中枢作用，摂食抑制作用，および免疫促進作用などを示すペプチドも派生する．

これら以外に，トリプシンインヒビター，レクチン，ルナシンなどの微量タンパク質そのものが多様な生理作用を示すことが判明している．

以上の機能の中には，*in vitro* や動物実験というモデル系でのみ確かめられたものもあるため，ヒトが大豆および大豆製品を摂取した際に同様な効果が得られるか否かについてはさらに詳細な検討が必要である．

参 考 文 献

1) Sacks FM, Lichtenstein A, Van Horn L, Harris W, Kris-Etherton P, Winston M. American Heart Association Nutrition Committee. Soy protein, isoflavones, and cardiovascular health: an American Heart Association Science Advisory for professionals from the Nutrition Committee. *Circulation*. 2006; **113**: 1034-1044.
2) Carrol KK, Hamilton RMG. Effects of dietary protein and carbohydrate on plasma cholesterol levels in relation to atheroscrerosis. *J Food Sci*. 1975; **40**: 18-23 .
3) Sugano M, Yamada Y, Yoshida K, Hashimoto Y, Matsuo T, Kimoto M. The hypocholesterolemic action of the undigested fraction of soybean protein in rats. *Atheroscler*. 1988; **72**: 115-122 . Erratum in *Atherosclerosis*. 1988; **74**: 187.
4) Potter SM. Overview of proposed mechanisms for the hypocholesterolemic effect of soy. *J Nutr*. 1995; **125**: 606S-611S.
5) Ikeda I, Kudo M, Hamada T, *et al*. Dietary soy protein isolate and its undigested high molecular fraction upregulate hepatic ATP-binding cassette transporter G5 and ATP-binding cassette transporter G8 mRNA and increase biliary secretion of cholesterol in rats. *J Nutr Sci Vitaminol*. 2009; **55**: 252-256.
6) Iwami K, Sakakibara K, Ibuki F. Involvement of post-digestion 'hydrophobic' peptides in cholesterol-lowering effect of plant proteins. *Agric Biol Chem*. 1986; **50**: 1217-1222.
7) Minami K, Moriyama R, Kitagawa Y, Makino S. Identification of soybean protein components that modulate the action of insulin in vitro. *Agric Biol Chem*. 1990; **54**: 511-517.
8) Aoyama T, Kohno M, Saito T, *et al*. Reduction by phytate-reduced soybean beta-conglycinin of plasma triglyceride level of young and adult rats. *Biosci Biotechnol Biochem*. 2001; **65**: 1071-1075.
9) Ferreira Ede S, Silva MA, Demonte A, Neves VA. Soy β-conglycinin (7S globulin) reduces plasma and liver cholesterol in rats fed hypercholesterolemic diet. *J Med Food*. 2011; **14**: 94-100.
10) Duranti M, Lovati MR, Dani V, *et al*. The α' subunit from soybean 7S globulin lowers plasma lipids and upregulates liver β-VLDL receptors in rats fed a hypercholesterolemic diet. *J Nutr*. 2004; **134**: 1334-1339.

11) Adams MR, Golden DL, Franke AA, Potter SM, Smith HS, Anthony MS. Dietary soy β-conglycinin (7S globulin) inhibits atherosclerosis in mice. *J Nutr.* 2004; **134**: 511-516..
12) 金本龍平, 木村真也, 岡村　岳. 大豆極性脂質結合たん白質のコレステロール低下作用. 大豆たん白質研究 2007; **10**: 83-87.
13) Samoto M, Maebuchi M, Miyazaki C, *et al*. Abundant proteins associated with lecithin in soy protein isolate. *Food Chem.* 2007; **192**: 317-322.
14) O'mullane JE, Hawthorne JN. A comparison of the effects of feeding linoleic acid-rich lecithin or corn oil on cholesterol absorption and metabolism in the rat. *Atherosclerosis.* 1982; **45**: 81-90.
15) Sirtori C R, Zucchi-Dentone C, Sirtori M, *et al*. Cholesterol-lowering and HDL-raising properties of lecithinated soy proteins in type II hyperlipidemic patients. *Ann Nutr Metab.* 1985; **29**: 348-357.
16) 小田裕昭. アミノ酸によるコレステロール代謝の制御. 化学と生物 2007; **45**: 347-354.
17) Huang YS, Cunnane SC, Horrobin DF. Effect of different dietary proteins on plasma and liver fatty acid compositions in growing rats. *Proc Soc Exp Biol Med.* 1986; **181**: 399-403.
18) 木場一哲, 菅野道廣. ラットにおける脂質代謝に及ぼす食餌タンパク質とコレステロールの相互作用. 必須アミノ酸研究 2002; **164**: 52-55.
19) Aoyama T, Fukui K, Takamatsu K, Hashimoto Y, Yamamoto T. Soy protein isolate and its hydrolysate reduce body fat of dietary obese rats and genetically obese mice (yellow KK). *Nutrition.* 2000; **16**: 349-354.
20) Iritani N, Sugimoto T, Fukuda H, Tomoe K. Changes in UCP family expressions in rat tissues due to diet and aging. *J Nutr Sci Vitaminol.* 2002; **48**: 410-416.
21) Ishihara K, Oyaizu S, Fukuchi Y, Mizunoya W, Segawa K, Takahashi M. A soybean peptide isolate diet promotes postprandial carbohydrate oxidation and energy expenditure in type II diabetic mice. *J Nutr.* 2003; **133**: 752-757.
22) Matsuzawa Y. Adiponectin: Identification, physiology and clinical relevance in metabolic and vascular disease. *Atheroscler* Suppl. 2005; **6**: 7-14.
23) Nagasawa A, Fukui K, Funahashi T, *et al*. Effects of soy protein diet on the expression of adipose genes and plasma adiponectin. *Horm Metab Res.* 2002; **34**: 635-639.
24) Nagasawa A, Fukui K, Kojima M, *et al*. Divergent effects of soy protein diet on the expression of adipocytokines. *Biochem Biophys Res Commun.* 2003; **311**: 909-914.
25) Moriyama T, Kishimoto K, Nagai K, *et al*. Soybean β-conglycinin diet suppresses serum triglyceride levels in normal and genetically obese mice by induction of β-oxidation, downregulation of fatty acid synthase, and inhibition of triglyceride absorption. *Biosci Biotechnol Biochem.* 2004; **68**: 352-359.
26) Tachibana N, Iwaoka Y, Hirotsuka M, Horio F, Kohno M. β-conglycinin lowers very-low-density lipoprotein-triglyceride levels by increasing adiponectin and insulin sensitivity in rats. *Biosci Biotechnol Biochem.* 2010; **74**: 1250-1255.

27) Yamazaki T, Kishimoto K, Miura S, Ezaki O. Dietary β-conglycinin prevents fatty liver induced by a high-fat diet by a decrease in peroxisome proliferator-activated receptor γ 2 protein. *J Nutr Biochem*. 2012; **23**: 123-132.
28) Kohno M, Hirotsuka M, Kito M, Matsuzawa Y. Decreases in serum triacylglycerol and visceral fat mediated by dietary soybean β-conglycinin. *J Atheroscler Thromb*. 2006; **13**: 247-255.
29) Kennedy AR, Billings PC, Wan XS, Newberne PM. Effects of Bowman-Birk inhibitor on rat colon carcinogenesis. *Nutr Cancer*. 2002; **43**: 174-186.
30) Sakurai N, Suzuki K, Nagaoka T, et al. Connexin 43-dependent tumor-suppressing effect of the Bowman-Birk protease inhibitor on M5076 ovarian sarcoma-bearing mice. *Mol Med Rep*. 2008; **1**: 689-693.
31) Kobayashi H, Suzuki M, Kanayama N, Terao T. A soybean Kunitz trypsin inhibitor suppresses ovarian cancer cell invasion by blocking urokinase upregulation. *Clin Exp Metastasis*. 2004; **21**: 159-166.
32) Ganguly C, Das S. Plant lectins as inhibitors of tumour growth and modulators of host immune response. *Chemotherapy*. 1994; **40**: 272-278.
33) Galvez AF, de Lumen BO. A soybean cDNA encoding a chromatin-binding peptide inhibits mitosis of mammalian cells. *Nat Biotechnol*. 1999; **17**: 495-500.
34) Jeong HJ, Park JH, Lam Y, de Lumen BO. Characterization of lunasin isolated from soybean. *J Agric Food Chem*. 2003; **51** (27): 7901-7906.
35) Galvez AF, Chen N, Macasieb J, de Lumen BO. Chemopreventive property of a soybean peptide (lunasin) that binds to deacetylated histones and inhibits acetylation. *Cancer Res*. 2001; **61**: 7473-7478.
36) Jeong HJ, Lam Y, de Lumen BO. Barley lunasin suppresses ras-induced colony formation and inhibits core histone acetylation in mammalian cells. *J Agric Food Chem*. 2002; **50**: 5903-5908.
37) de Lumen BO. Lunasin: a cancer-preventive soy peptide. *Nutr Rev*. 2005; **63**: 16-21.
38) Hernández-Ledesma B, Hsieh CC, de Lumen BO. Chemopreventive properties of Peptide Lunasin: a review. *Protein Pept Lett*. 2013; **20**; 424-432.
39) de Mejia EG, Wang W, Dia VP. Lunasin, with an arginine-glycine-aspartic acid motif, causes apoptosis to L1210 leukemia cells by activation of caspase-3. *Mol Nutr Food Res*. 2010; **54**: 406-414.
40) Hernández-Ledesma B, Hsieh CC, de Lumen BO. Antioxidant and anti-inflammatory properties of cancer preventive peptide lunasin in RAW 264.7 macrophages. *Biochem Biophys Res Commun*. 2009; **390**: 803-808.
41) de Mejia EG, Dia VP. Lunasin and lunasin-like peptides inhibit inflammation through suppression of NF-kappaB pathway in the macrophage. *Peptides*. 2009; **30**: 2388-2398.
42) Jeong JB, De Lumen BO, Jeong HJ. Lunasin peptide purified from Solanum nigrum L. protects DNA from oxidative damage by suppressing the generation of hydroxyl radical via blocking fenton reaction. *Cancer Lett*. 2010; **293**: 58-64.

43) Kanamoto R, Azuma N, Miyamoto T, Saeki T, Tsuchihashi Y, Iwami K. Soybean resistant proteins interrupt an enterohepatic circulation of bile acids and suppress liver tumorigenesis induced by azoxymethane and dietary deoxycholate in rats. *Biosci Biotechnol Biochem*. 2001; **65**: 999-1002.
44) 小川　正．日本人と食品アレルギー—大豆アレルギーの低減化．於：上野川修一，吉川正明編．食と健康のための免疫学入門．東京：建帛社 2012; 95-120.
45) Choi SK, Adachi M, Utsumi S. Identification of the bile acid-binding region in the soy glycinin A1aB1b subunit. *Biosci Biotechnol Biochem*. 2002; **66**: 2395-2401.
46) Nagaoka S, Nakamura A, Shibata H, Kanamaru Y. Soystatin (VAWWMY), a novel bile acid-binding peptide, decreased micellar solubility and inhibited cholesterol absorption in rats. *Biosci Biotechnol Biochem*. 2010; **74**: 1738-1741.
47) 吉川正明，山本大地，竹中康之．血中コレステロール低下作用を持つ大豆たん白質由来低分子ペプチドに関する研究．大豆たん白質研究 1999; **20**: 125-128.
48) 竹中康之，中村太志，吉川正明．大豆たん白質から派生する低分子ペプチドによる脂質代謝調節に関する研究．大豆たん白質研究 2000; **21**: 105-109.
49) Momma T, Negoro T, Hirano H, Matsumoto A, Udaka K, Fukazawa C. Glycinin A5A4B3 mRNA: cDNA cloning and nucleotide sequencing of a splitting storage protein subunit of soybean. *Eur J Biochem*. 1985; **149**: 491-496.
50) Nishizawa K, Kita A, Doi C, *et al*. Accumulation of the bioactive peptides, novokinin, LPYPR and rubiscolin, in seeds of genetically modified soybean. *Biosci Biotechnol Biochem*. 2008; **72**: 3301-3305.
51) Lovati MR, Manzoni C, Gianazza E, *et al*. Soy protein peptides regulate cholesterol homeostasis in Hep G2 cells. *J Nutr*. 2000; **130**: 2543-2549.
52) Consonni A, Lovati MR, Manzoni C, Pizzagalli A, Morazzoni P, Duranti M. Cloning, yeast expression, purification and biological activity of a truncated form of the soybean 7S globulin alpha' subunit involved in Hep G2 cell cholesterol homeostasis. *J Nutr Biochem*. 2010; **21**; 887-891.
53) Cho SJ, Juillerat MA, Lee CH. Cholesterol lowering mechanism of soybean protein hydrolysate. *J Agric Food Chem*. 2008; **56**: 4372-4376
54) Mochizuki Y, Maebuchi M, Kohno M, *et al*. Changes in lipid metabolism by soy β-conglycinin-derived peptides in HepG2 cells. *J Agric Food Chem*. 2009; **57**: 1473-1480.
55) Nagaoka S, Miwa K, Eto M, Kuzuya Y, Hori G, Yamamoto K. Soy protein peptic hydrolysate with bound phospholipids decreases micellar solubility and cholesterol absorption in rats and caco-2 cells. *J Nutr*. 1999; **129**: 1725-1730.
56) Hori G, Wang MF, Chan YC, *et al*. Soy protein hydrolyzate with bound phospholipids reduces serum cholesterol levels in hypercholesterolemic adult male volunteers. *Biosci Biotechnol Biochem*. 2001; **65**: 72-78.
57) 倉山貴行，窄野昌信，福田亘博．水溶性大豆ペプチド画分の肝臓脂肪酸代謝改善作用—肝臓および血清トリグリセリド濃度低下作用—．大豆たん白質研究 2003; **6**: 83-87.
58) Inoue N, Nagao K, Sakata K, *et al*. Screening of soy protein-derived hypotriglyceride-

mic di-peptides in vitro and in vivo. *Lipids Health Dis.* 2011; **10**: 85-94

59) Yamada Y, Muraki A, Oie M, *et al*. Soymorphin-5, a soy-derived μ-opioid peptide, decreases glucose and triglyceride levels through activating adiponectin and PPARα systems in diabetic KKA^y mice. *Am J Physiol Endocrinol Metab.* 2012; **302**: E433-E440.

60) Ohinata K, Agui S, Yoshikawa M. Soymorphins, novel mu opioid peptides derived from soy β-conglycinin β-subunit, have anxiolytic activities. *Biosci Biotechnol Biochem.* 2007; **71**: 2616-2621.

61) 畠山英子, 山口政人, 村本光二, 伊藤 豪, 本橋 豊, 樋口重和. 脳科学を基礎とした大豆たん白質・ペプチドの学習・記憶・情緒への寄与に関する研究. 大豆たん白質研究 2003; **6**: 147-152.

62) 大日向耕作, 岩崎将志, 金子賢太朗, 金川典正, 吉川正明. 生活習慣病予防作用を有する大豆たん白質由来の新規ペプチドの探索. 大豆たん白質研究 2008; **11**: 132-135.

63) Nishi T, Hara H, Tomita F. Soybean β-conglycinin peptone suppresses food intake and gastric emptying by increasing plasma cholecystokinin levels in rats. *J Nutr.* 2003; **133**: 352-357.

64) Nakajima S, Hira T, Eto Y, Asano K, Hara H. Soybean β 51-63 peptide stimulates cholecystokinin secretion via a calcium-sensing receptor in enteroendocrine STC-1 cells. *Regul Pept.* 2010; **159**: 148-155.

65) Sufian KN, Hira T, Nakamori T, Furuta H, Asano K, Hara H. Soybean β-conglycinin bromelain hydrolysate stimulates cholecystokinin secretion by enteroendocrine STC-1 cells to suppress the appetite of rats under meal-feeding conditions. *Biosci Biotechnol Biochem.* 2011; **75**: 848-853.

66) Hira T, Mori N, Nakamori T, *et al*. Acute effect of soybean β-conglycinin hydrolysate ingestion on appetite sensations in healthy humans. *Appetite.* 2011; **57**: 765-768.

67) Tsuruki T, Kishi K, Takahashi M, Tanaka M, Matsukawa T, Yoshikawa M. Soymetide, an immunostimulating peptide derived from soybean b-conglycinin, is an fMLP agonist. *FEBS Lett.* 2003; **540**: 206-210.

68) Tsuruki T, Takahata K, Yoshikawa M. A soy-derived immunostimulating peptide inhibits etoposide-induced alopecia in neonatal rats. *J Invest Dermatol.* 2004; **122**: 848-850.

69) Tsuruki T, Takahata K, Yoshikawa M. Anti-alopecia mechanisms of soymetide-4, an immunostimulating peptide derived from soy β-conglycinin. *Peptides.* 2005; **26**: 707-711.

70) Wu J, Ding X. Hypotensive and physiological effect of angiotensin converting enzyme inhibitory peptides derived from soy protein on spontaneously hypertensive rats. *J Agric Food Chem.* 2001; **49**: 501-506.

71) Martin DS, Williams JL, Breitkopf NP, Eyster KM. Pressor responsiveness to angiotensin in soy-fed spontaneously hypertensive rats. *Can J Physiol Pharmacol.* 2002; **80**: 1180-1186.

72) Fujita H, Yokoyama K, Yoshikawa M. Classification and antihypertensive activity of angiotensin I-converting enzyme inhibitory peptides derived from food proteins. *J Food Sci*. 2000; **65**: 564-569.
73) Shin ZI, Yu R, Park SA, *et al*. His-His-Leu, an angiotensin I-converting enzyme inhibitory peptide derived from Korean soybean paste, exert antihypertensive activity *in vivo*. *J Agric Food Chem*. 2001; **49**: 3004-3009.
74) Wu J, Ding X. Characterization of inhibitors and stability of soy-protein-derived angiotensin I-converting enzyme inhibitory peptides. *Food Res Int*. 2002; **35**: 367-375.
75) Tomatsu M, Shimakage A, Shinbo M, Yamada S, Takahashi S. Novel angiotensin I-converting enzyme inhibitory peptides derived from soya milk. *Food Chem*. 2013; **136**: 612-616.
76) Kinoshita E, Yamakoshi J, Kikuchi M. Purification and identification of an angiotensin I-converting enzyme inhibitor from soy sauce. *Biosci Biotechnol Biochem*. 1993; **57**: 1107-1110.
77) Abe T, Kohno S, Yama T, *et al*. Soy glycinin contains a functional inhibitory sequence against muscle-atrophy-associated ubiquitin ligase Cbl-b. *Int J Endocrinol*. 2013; **vol. 2013**, Article ID 907565
78) Chen HM, Muramoto K, Yamauchi F. Structural analysis of antioxidative peptides from soybean β-conglycinin. *J Agric Biol Chem*. 1995; **43**: 574-578.

（吉川正明）

第3章　大豆イソフラボン

3.1　大豆摂取とがん死亡率

　渡邊らは国立がんセンターにいたころ，大腸がんや，乳がん，卵巣がん，前立腺がんが少ない都道府県では豆腐や納豆など，大豆食品が多く摂取されていることを発見し，がん予防物質として大豆中に多いイソフラボンのダイゼインやゲニステインが働いている可能性を考えた[1]．これらは植物エストロゲンと総称されるが，植物エストロゲンのリグナンは乳がん予防の可能性があるとヘルシンキ大学のAdlercreutz教授によって指摘されていた[2]．米国人女性の乳がんによる死亡率は，日本人女性の約4倍，米国人男性の前立腺がんによる死亡率は，日本人男性の約5倍である．また，日本人の心臓病による死亡率は欧米に比べて非常に低い．さらに日本人の骨粗鬆症による大腿骨骨折率は米国の約半分で，米国人の更年期女性の約半分はホットフラッシュ（顔のほてりなど）の症状を訴えるが，日本人女性は頻度も少なく，しかも軽度である．これらの所見は日本人と米国人の大豆食品の摂取量の差に由来すると考えられる[3]．

3.2　イソフラボンの骨格とレセプター

　ダイゼインやゲニステインはイソフラボンという共通骨格を持つ（図3.1）．エストロゲンに似た構造のため，エストロゲンレセプターに結合し，エストロゲン作用を妨害するために乳腺などのがん化を防ぐと考えられた．もっとも量との関係も重要で，生体にエストロゲンが多いときは抗エストロゲン的に，少ないときはエストロゲン的に働くので，閉経期の更年期障害や骨粗鬆症の予防にも役立っている[4]．特に骨に多いエストロゲンレセプターβに親和性が高い点はホルモン置換療法の代替物質として有力視されている．エストロゲンレセプターを介さない作用もあり，ゲニステインはがん化の初期に働く細胞膜のチ

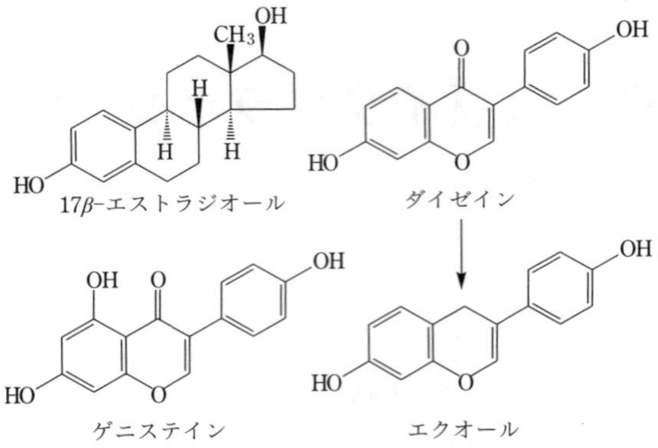

図 3.1 腸内細菌叢代謝物：エクオール (Setchell KD. 2002)

（図中注記）
閉経期の日本人女性の50〜60％はダイゼインをエクオールに分解する腸内細菌を持つが，米国人は20〜30％である．

ホットフラッシュへのイソフラボンサプリメント効果の差は，対象とする女性のエクオールへの転換能が反映している．

ロシンキナーゼの抑制や，男性ホルモンをエストロゲンに変えるアロマターゼ (CYP17) を阻害したり，がんの成長に必要な血管新生を抑えるなど，さまざまな薬理作用が発見されてきた[3]．

メタアナリシスによってイソフラボンの摂取量が多い者は乳がんのリスクが3分の2以下になると確認された（表3.1）．また，前立腺がんや循環器疾患にも予防効果のあることが厚生省多目的コホート研究（JPHC Study）によって確認できた．ただ，ダイゼインに関しては腸内細菌によってエクオールに分解できる人とできない人がおり，エクオール産生者の方が予防効果は大きいようである（図3.1）．腸内細菌によって生成されるエクオールは S 体（天然型）

表 3.1 ライフサイクルにおける大豆摂取の相違と乳がんリスクの関係 (Los Angeles/County のアジア系米国人女性)

摂取量[#] （青少年期/成人期）	症例/対照	相対危険度[*]	95% CI
少ない/少ない	465/339	1.00	—
少ない/多い	178/150	0.91	0.68, 1.23
多い/少ない	175/170	0.72	0.54, 0.96
多い/多い	423/486	0.62 ◎	0.48, 0.82

[#] 少ない/少ない：青少年期（12〜18歳）に大豆摂取が1週間に1回未満，かつ成人期に1,000kcal当たりのイソフラボン摂取量が6.24 mg未満．少ない/多い：青少年期に1週間に1回未満，かつ成人期に1,000kcal当たりのイソフラボン摂取量が6.24 mg以上．逆の組合せも同様．

[*] 14の交絡因子で補正後；◎ $p=0.003$．

であり，S体は，R体に比べてβ受容体への結合能が約20倍高い[5]．天然型エクオールのSERM（高いβ選択性）としての特性が示唆される．

エストロゲン受容体は，多くの臓器に存在し，生殖機能および生体防御のために働いている．エストロゲンが欠乏すると，更年期症状など，これらの臓器に関連した症状・疾患が出現する．α受容体は生殖器（子宮，卵巣，精巣，乳腺，他），副腎，腎臓など，β受容体は骨，脳，肝臓，前立腺，血管壁，肺，甲状腺，膀胱に認められるが，イソフラボンの結合性は，β受容体により結合能が高い．

3.3 イソフラボンの代謝とサプリメント

著者らの行ったイソフラボンの安全性試験では300mgでLOAEL（最小毒性量）とみなせる症状を訴えるものがいた[6]．イソフラボンの場合60～100mgを推奨量と考えているので，有効量の3倍程度がUL（上限値）となるという判断があてはまると思われる．多くの介入研究では100mg前後の使用が多く，その意味でサプリメントからの摂取はアグリコンで30mg以下が望ましいという食品安全委員会の勧告は，UF（不確実係数）を大きくとりすぎていて毒性学からの判断であり問題が残る．

上限値の判断は代謝状態も判断に入れるべきである．著者らが行ったイソフラボン120mgを含むきな粉60g摂取後のダイゼインとゲニステインの血中濃度は，2時間後より上昇し，6時間で最高濃度に達した．半減期はダイゼイン6.31時間，ゲニステイン8.95時間となった[7]．ゲニステインはダイゼインに比べて血中半減期は1.5倍長く，生体内においてその作用が長く維持されていると考えられる．ダイゼインの代謝産物である O–DMA およびエクオールはダイゼインに2～4時間遅れて，血漿中濃度の上昇が認められた．尿中へのダイゼインおよびゲニステイン排泄量は，きな粉摂取後8時間から12時間に最も多かった．尿中へは，ダイゼインおよびゲニステイン摂取量のそれぞれ35.8%と17.6%が排泄された．イソフラボンの糞便中への排泄は，きな粉摂取当日より翌日もしくは翌々日に多く，糞便中へ排泄されたイソフラボンは，いったん吸収されたものが胆汁を介して排泄されたと考えられた．

イソフラボンのアグリコンの吸収性に関しては配糖体より速い．これは腸内細菌による糖鎖の切断を必要としないので，上部消化管で吸収されるためと考

えられる．吸収されたゲニステイン，ダイゼインは約95％がグルクロン酸抱合体となり，生物学的活性を失う．そのためアグリコンの摂取はイソフラボン配糖体より生物活性は低いと考えられる．活性を示すのは硫酸抱合体あるいは遊離体である．エクオール非産生者にとってエクオールサプリメントは有効と思われ，特に更年期障害の軽減に役立つ．著者らが使用しているエクオールサプリメントの吸収はアグリコンのため15分から30分でピークとなり，半減期も80分と短い[8]．エクオールはダイゼインよりエストラジオールに構造が似ていて生理活性も強いことが発見されている．

イソフラボンサプリメントはクローバーやザクロ由来のものもあり，イソフラボンの構成も多彩である．大豆のイソフラボンはアグリコンに糖が1分子結合し，さらにマロン酸，コハク酸，あるいは酢酸が結合している．クズの根にはダイゼインの配糖体のダイジンとプエラリンの配糖体が，またレッドクローバーもやしにはダイゼイン，ゲニステインの配糖体の他にビオカニンAやフォルモノネチン，クメストロールなどが存在する．大豆由来のものでも大豆タンパク質由来のものはゲニステインとダイゼインがほぼ等量であり，胚芽由来のものはダイゼインがゲニステインの5倍近く，さらにグリシテインも2倍程度含まれる．イソフラボンの効果を論じるには，これら組成の違いやエクオール産生者か否かという情報が必要である．

3.4 エクオールサプリメント

大豆食品はイソフラボンが豊富なことから研究者の関心を引いている．イソフラボンの想定される生理作用について，さらに分子レベルにおけるメカニズムを明らかにしていく努力が必要である．また，臨床レベルで一致していないデータを確認するために更なる臨床試験が望まれる．もちろんイソフラボン代謝の役割，特にエクオール産生についてもっと研究が必要である．エクオール仮説の妥当性はエクオールサプリメントを用いた臨床介入試験，あるいはエクオール産生者のみをサブ集団とした研究で確認せねばならない[9]．

日本人はダイゼインをエクオールに代謝する腸内細菌を有するものが多く，ヒトでの疫学的研究をリードしてきた．エクオールはエストラジオールに最も構造が似ているのでその効果への期待も大きい．最近，大塚製薬によって開発

されたエクオールサプリメントは欧米の研究者からも熱いまなざしが向けられている.

エクオールは30年も前にヒトやラットの尿中にジフェノール化合物として見つかっていた.最初これは新しいホルモンと考えられ386/192化合物と呼ばれた[5),10)].その構造がGC-MSとNMRによって決定され,イソフラボンのダイゼインの代謝産物であることが発見されたのは1984年で四半世紀前である[11)].エクオールはイソフラボンのダイジンやダイゼインから腸内細菌によってつくられることはわかったが,個人差やエクオール産生者の割合に人種差のあることがわかるまで,その意味は不明であった[12)-14)].エクオールの作用をまとめると表3.2のようになる.

エクオール産生者は日本でも年配者が多いが,食習慣のばらつきの多い中国からの研究はその関係を明らかにした.北京大学と第2軍病院大学のヂイ(Ge)教授は北京,上海,広州の住民580人のエクオール産生能を調べ,大豆をあまり食べない広州の住人は14.1%しかエクオール産生者がいなかったが,北京では26.4%,上海では30.8%が陽性者であった.しかし,この対象者に40mgのイソフラボンを与えると産生者の割合はどの地域でも54.4～60.4%に増加した.このことからエクオール産生者を決めるには大豆かイソフラボンによるチャレンジが必要なこと,またエクオール産生には腸内細菌が決定的な役割をしてい

表3.2 エクオールの作用特性のまとめ

◆エストロゲン様作用/抗エストロゲン作用 ・閉経前後のエストロゲン状態によって作用が異なる ・ERβへの親和性が強い ・アロマターゼ阻害作用を有する ・レセプター結合後の発現系でSERM作用は検証されていない	SERMの可能性
◆抗アンドロゲン作用 ・α-レダクターゼ阻害作用を有する ・DHTと結合し,アンドロゲンレセプター結合を阻害	SARMの可能性
◆抗酸化作用 ・各種活性酸素消去作用:イソフラバン>イソフラボン ・NO産生促進,iNOS抑制 ・UV障害抑制	

ERβ:エストロゲン受容体β,SERM:選択的エストロゲン受容体モジュレーター,
DHT:ジヒドロテストステロン,SARM:選択的アンドロゲン受容体モジュレーター.

ることが示された[15]．

中国のエクオール産生者の高い割合はシンシナティ小児病院のBrown博士らの報告と対照的である．159名の米国人とオーストラリア人に豆乳を3日間与え，エクオールの産生率を調べたところ中国人の半分だったのである．3日間の食事の分析によると，高不飽和脂肪酸，高食物繊維，高カロテノイド摂取がエクオール産生能と相関する，というものだった．さらに2年間にわたって大人のエクオール産生能を追跡し，抗生物質投与などで産生能が消失しないかぎりかなり安定したものであることを報告した[16]．Brown博士らはさらに90人の母乳，調製牛乳，豆乳保育をうけた小児を6歳から3年間追跡し，3日の大豆チャレンジ後にエクオール産生能を調べた．その結果は6か月では10％しかいない産生者が3歳では62.5％になっていた．しかもエクオール産生者は哺乳瓶で育ったものより母乳保育のものが最も多かった．3歳から成人にいたる過程でなぜ産生者の割合が低くなるかという説明として抗生物質の使用があげられよう．エクオール産生には特殊な腸内細菌と食事の影響がある．

3.5 エクオールサプリメントの安全性

エクオール仮説に対してエクオール非産生者は産生者に変わるか，という批判的疑問がある．もし，そのような変化が起こらないならエクオールをサプリメントのような形で与える意義がある．このような背景からエクオールの安全性や薬理効果が研究されている[8]．

エクオール産生菌として乳酸球菌が分離された．Setchellらは^{13}Cで標識したS体とR体のエクオールを健康成人に投与し，ダイゼイン（30～40％）やゲニステイン（7～15％）の生体吸収率に比べ，エクオールはどちらも65～83％と高い吸収率を示したことを報告した[17]．血中半減期はどちらの異性体も6～7時間であり，以前に報告されたラセミ体の半減期とほぼ一致した[15]．渡邊ら[8]は日本人男女にS-(−)エクオールサプリメントを用い，半減期を82.3分と報告し，男女で血中濃度も異なることを報告している．おそらくサプリメントのエクオールがアグリコンか配糖体かの違いによると思われる．

エクオールの安全性について，渡邊ら[9]は更年期女性に10mgと30mgのエクオールサプリメントによる臨床介入試験を行い安全性と効能を証明した．

ラットやサルに化学的に合成したS-(−)エクオールを経口投与したJackson らの結果でも生理的濃度で与えたのでは遺伝毒性や子宮肥大は来たさないことが示されている．

60年ほど前にオーストラリア南西部の牧羊地域において，ヒツジに子宮内膜症や不妊症を起こすクローバー病として恐れられたのはクローバーのフォルモノネチンが原因とわかり，これは脱メチル化されたダイゼインであるので，ヒトでの更なる注意深い追跡調査が必要かもしれない[18]．この点に関し，キプロス大学のConstantinouら[19]は子宮内膜症を起こすタモキシフェンをSDラットに投与し，同時にダイゼインを投与すると予想に反し内膜増殖が抑えられることを発見した．ラットはほとんどすべてダイゼインをエクオールに転換するので，これはエクオールの作用と考えられる[20]．この実験で注目されるのはダイゼインを同時に与えた群では，8OHdGや核の細胞増殖マーカー（PCNA: proliferation cell nuclear antigen），腫瘍抑制マーカーのPTEN（phosphatase and tensin homolog deleted on chromosome 10）などが正常化したことである．この変化がタモキシフェンによる化学療法をうけている患者に適応できるかどうかということについては，純粋なエクオールによる再度の実験が必要であろう．

イソフラボンは大豆の成分でよく研究されているが，ペプチドのような他の成分も今後の課題であろう．コレステロール低下作用に加え，血圧降下作用[21]などは大豆の他の一面である．また大豆の加工やタンパク抽出過程で成分がどのように変わっていくかということも重要であり，もちろん大豆の効果を論じる際に背景となる食習慣の解析も重要である．

参 考 文 献

1) Watanabe S, Kobayashi Y. Exogenous hormones and human cancer. *Jpn J Clin Oncol*. 1993; **23**: 1-13.
2) Adlercreutz H, Markkanen H, Watanabe S. Plasma concentration of phyto-oestrogens in Japanese men. *Lancet*. 1993; **342**(8881): 1209-1210.
3) 渡邊　昌．イソフラボンのがん予防効果．於：家森幸夫，太田静行，渡邊　昌編，大豆イソフラボン．東京：幸書房 2001; 61-106
4) Ishiwata N, Melby MK, Watanabe S, *et al*. New equol supplement for relieving

menopausal symptoms: randomized, placebo-controlled trial of Japanese women. *Menopause.* 2009; **16**(1): 141-148.
5) Axelson M, Setchell KD. The excretion of lignans in rats – evidence for an intestinal bacterial source for this new group of compounds. *FEBS Lett.* 1981; **123**: 337-342.
6) Watanabe S, Uesugi S, Kikuchi Y. Isoflavones for prevention of cancer, cardiovascular diseases, gynecological problems and possible immune potentiation. *Biomed Pharmacother.* 2002; **56**(6): 302-312.
7) Watanabe S, Yamaguchi M, Sobue T, et al. Pharmacokinetics of soybean isoflavones in plasma, urine and feces of men after ingestion of 60g baked soybean powder (kinako). *J Nutr.* 1998; **128**: 1710-1715.
8) Watanabe S, Noboru M, Yasunari M, et al. A cross-sectional study on the effects of long term very low protein diets in patients with chronic kidney disease: serum and urine DEXA and amino acid profiles. *Anti-Aging Med.* 2010; **7**(2): 7-13
9) Melby MK, Sievert LL, Anderson D, et al. Overview of methods used in cross-cultural comparisons of menopausal symptoms and their determinants: Guidelines for Strengthning the Reporting of Menopause and Aging (STROMA) Studies. *Maturitas.* 2011; **70**: 99-109.
10) Messina M, Watanabe S, Setchell KD.Report on the 8th International Symposium on the Role of Soy in Health Promotion and Chronic Disease Prevention and Treatment. *J Nutr.* 2009; **139**(4): 796S-802S.
11) Setchell KD, Borriello SP, Hulme P, et al. Nonsteroidal estrogens of dietary origin: possible roles in hormone- dependent disease. *Am J Clin Nutr.* 1984; **40**: 569-578.
12) Lampe JW, Karr SC, Hutchins AM, et al. Urinary equol excretion with a soy challenge: influence of habitual diet. *Proc Soc Exp Biol Med.* 1998; **217**: 335-339.
13) Arai Y, Uehara M, Watanabe S, et al. Comparison of isoflavones among dietary intake, plasma concentration and urinary excretion for accurate estimation of phytoestrogen intake. *J Epidemiol.* 2000; **10**: 127-135.
14) Setchell KD, Cole SJ. Method of defining equol-producer status and its frequency among vegetarians. *J Nutr.* 2006; **136**: 2188-2193.
15) Setchell KD, Clerici C, Lephart ED, et al. S-equol, a potent ligand for estrogen receptor beta, is the exclusive enantiomeric form of the soy isoflavone metabolite produced by human intestinal bacterial flora. *Am J Clin Nutr* 2005; **81**: 1072-1079.
16) Setchell KDR, Brown NH, Summer S, et al. Dietary Factors influence production of the soy isoflavone metabolite S-(−)equol in healthy adults. *J Nutr.* 2013; **143**: 1950-1958.
17) Setchell KD, Faughnan MS, Avades T, et al. Comparing the pharmacokinetics of daidzein and genistein with the use of 13C-labeled tracers in premenopausal women. *Am J Clin Nutr.* 2003; **77**: 411-419.
18) Bennetts HW, Underwood EJ, Shier FL. A specific breeding problem of sheep on subterranean clover pastures in Western Australia. *Aust J Agric Res.* 1946; **22**: 131-138.

19) Constantinou AI, White BE, Tonetti D, *et al.* The soy isoflavone daidzein improve the capacity of tamoxifen to prevent mammary tumor. *Eur J Cancer.* 2005; **41**: 647-654.
20) Brown NM, Setchell KD. Animal models impacted by phytoestrogens in commercial chow: implications for pathways influenced by hormones. *Lab Invest.* 2001; **81**: 735-747.
21) Hooper L, Kroon PA, Rimm EB, *et al.* Flavonoids, flavonoid-rich foods, and cardiovascular risk: a meta-analysis of randomized controlled trials. *Am J Clin Nutr.* 2008; **88**: 38-50.

(平川あずさ・渡邊　昌)

第4章　大豆サポニン

4.1　大豆サポニン

4.1.1　大豆の起源

　大豆（*Glycine max* L. Merrile）は食用作物として作付された最も古い植物の1つである．*Glycine* 属に分類される野生大豆には，オセアニアに分布する *Glycine* 亜族，アフリカに分布する *Bracteata* 亜族，そして東アジアに分布する *Soya* 亜属の3種がある（図4.1）．大豆の祖先種については諸説があるが，現在では *Soya* 亜属を祖先種とする説が定説となっている．これら野生大豆と食

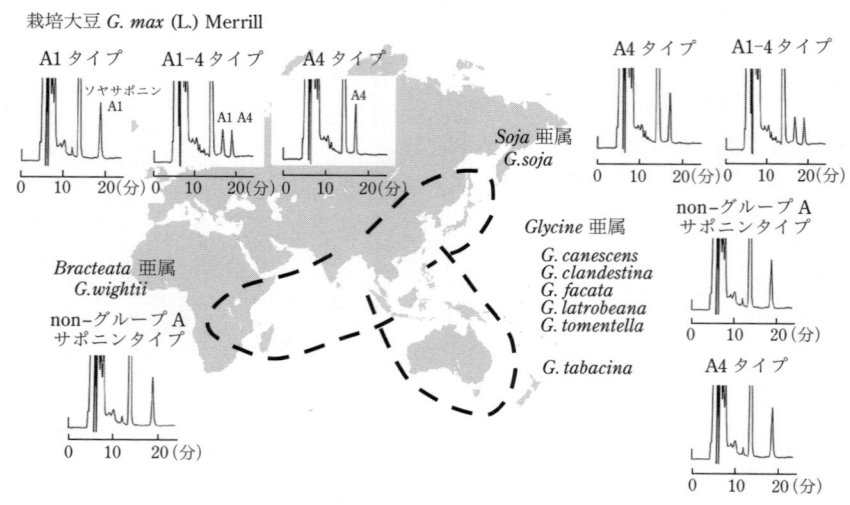

図4.1　野生大豆 *Glycine* 属の分布と胚軸グループAサポニンのタイプ

栽培大豆および野生大豆の胚軸のグループAサポニンをHPLC（溶媒：アセトニトリル/プロパノール/水/酢酸＝32/4/63.9/0.1，カラム：Licrosorb RP-18, Merk，5 μm，φ4.6 × 250 mm，波長：205 nm）で調べたところ，A1タイプ，A1-A4タイプ，A4タイプ，non-グループAサポニンタイプの4タイプに分けられた．現在食されている栽培大豆（*G. max*）のタイプは野生大豆（*G. soya*）のサポニンタイプと類似していた．グループAサポニンの名称については図4.2を参照．

用大豆（*G.max*）のサポニン組成を比べると，グループ A サポニンが *G.max* と *G.soya* のみに存在しており，この2種が植物学上近縁関係にあることや，サポニンが遺伝学的に保存された成分であることなどがわかる[1]．

野生大豆（*G.soya*）が中国北部を流れるアムール川流域を北限，台湾を南限とする地域に広く分布しており，また，大豆食品の種類や食文化的背景からも中国が *G.soya* を祖先種とする大豆発祥の地であることは想像に難くない[2]．これら地域では硬い組織を持つ大豆を消化のよい食品に変える技術と知恵が伝承され，様々な大豆の加工食品が発達してきた．日本には朝鮮半島を経て，約2000年前（弥生時代）に大豆が伝えられ，その後，徐々に大豆栽培が広がるとともに加工技術が発達し，豆腐，油揚げ，みそ，醤油，納豆などの伝統食品として常食されるようになった．

4.1.2 大豆サポニンの嗜好性

日本の大豆消費量は家畜飼料用も含め年間319万トンであり，そのうち約7%に当たる22万トンが国内で生産されている（農林水産省，2012年）[3]．日本国内の主要大豆生産地は北海道，佐賀，宮城，福岡，新潟であり，豆腐や煮豆などに使用されるユキホマレやフクユタカなどの栽培が盛んである（表4.1）．サポニン（saponin）は水浴中で安定な泡を形成（起泡）することにその名前の由来があり，soap や shampoo などと語源を共にする．豆腐の製造には煮豆の工程が不可欠であるが，その際にサポニンを主成分とする泡が多量に発生する．

表4.1 平成24年度大豆生産量とサポニン含量

順位	都道府県*	収穫量（トン）*	主な作付品種	主な用途	サポニン含量（%）**
1	北海道	67,200	ユキホマレ	納豆，煮豆，みそ	2.99
2	佐賀県	16,900	エンレイ	豆腐	2.47
3	宮城県	16,400	ミヤギシロメ	煮豆	3.51
4	福岡県	15,500	タンレイ	豆腐	2.47
5	新潟県	10,300	フクユタカ	豆腐	3.70

* 農林水産省大豆関連データ集より抜粋．
** 大豆を70%エタノールで抽出後，HPLC（溶媒：メタノール/プロパノール/水/酢酸＝70/6/23.9/0.1 v/v，カラム：YMC-Pack ODS, 5 μm, φ4.6 × 250 mm, 波長：205 nm）でサポニン含量を測定した．サポニン含量はグループ B サポニン（図4.2参照）の総量（%）で表記した．

この泡を丁寧に吹きこぼすことによって大豆の本来持つエグ味や苦味が取れ，コクのある豆腐ができる．しかしながら，この工程は時間と労力がかかるため，現在では消泡剤の添加で工程の短縮が行われている．また，その他の大豆食品でも加工工程におけるサポニンの起泡特性や味覚的な意味から，サポニン含量の少ない大豆が好まれるようである．

日本の大豆食品のサポニン含量を調べると，納豆（1.27％），大豆もやし（0.76％），みそ（0.91％），豆腐（0.30％）の順となり，大豆種子そのものを食べる形状の食品でサポニン含量が高い．国民健康・栄養調査報告による[4]と，平成23年の大豆と大豆加工品の1人1日当たりの摂取量は50.3gであるので，上述食品の平均サポニン含量から求めると，約0.4gのサポニンを日常的に摂取していることになる．

4.2　大豆サポニンの構造

4.2.1　グループAサポニン

大豆サポニンはアグリコン（構造骨格）の違いから，グループAサポニンとDDMPサポニンの2種類に分けられる（図4.2）．グループAサポニンはアグリコンのC-21位にOH基，C-3位とC-22位に糖鎖が結合したビスデスモサイド型のサポニンである．結合する糖鎖の違いにより，A1，A2，A3，A4，A5，A6，Ac，Adに分類される[5]．C-22位の糖鎖にはアセチル基が結合したものがあり，非常に強い苦味を呈する．また，DDMPサポニンと比較すると起泡性が著しく高いため，グループAサポニンは食品加工上懸念される成分でもある．グループAサポニンの大豆種子内の分布を調べると，胚軸部に局在していることから，現在では豆腐や豆乳用として脱胚軸した大豆や品種改良によるグループAサポニン低減大豆を用いることも多い．

4.2.2　DDMPサポニン

DDMPサポニンはC-22位に2,3-dihydro-2,5-dihydroxy-6-methyl-4H-pyran-4-one（DDMP），C-3位に糖鎖が結合したモノデスモサイド型サポニンである．結合する糖鎖の違いにより，さらにソヤサポニンαg，βg，βa，γg，γaに分類される[6]．DDMP部位は加熱すると加水分解され，マルトールとい

(a) グループAサポニン　　　(b) DDMPサポニン

DDMP部位
2,3-dihydro-2,5-dihydroxy
6-methyl-4*H*-pyran-4-one

↓ H_2O

マルトール

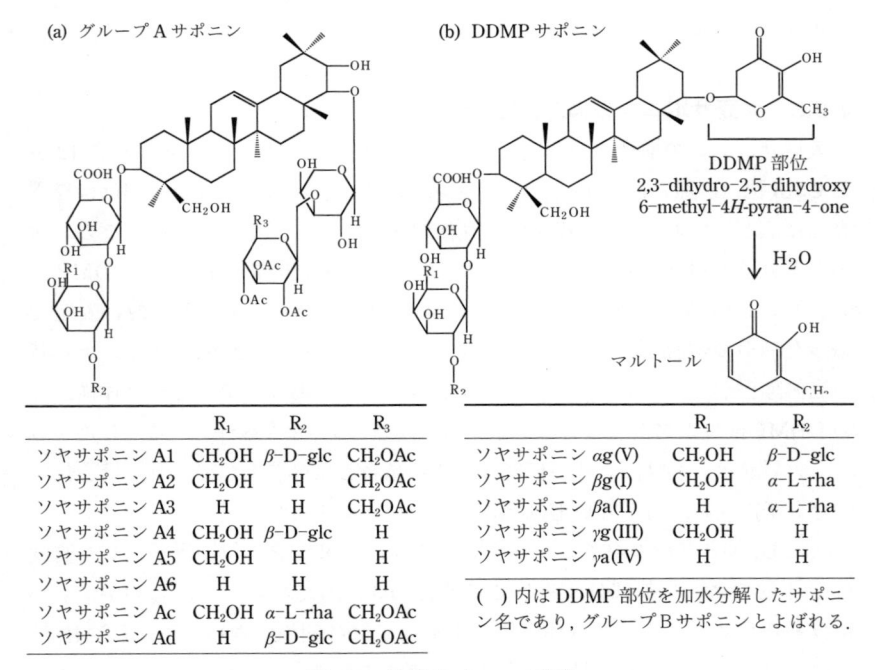

	R_1	R_2	R_3
ソヤサポニンA1	CH_2OH	β-D-glc	CH_2OAc
ソヤサポニンA2	CH_2OH	H	CH_2OAc
ソヤサポニンA3	H	H	CH_2OAc
ソヤサポニンA4	CH_2OH	β-D-glc	H
ソヤサポニンA5	CH_2OH	H	H
ソヤサポニンA6	H	H	
ソヤサポニンAc	CH_2OH	α-L-rha	CH_2OAc
ソヤサポニンAd	H	β-D-glc	CH_2OAc

	R_1	R_2
ソヤサポニン αg(V)	CH_2OH	β-D-glc
ソヤサポニン βg(I)	CH_2OH	α-L-rha
ソヤサポニン βa(II)	H	α-L-rha
ソヤサポニン γg(III)	CH_2OH	H
ソヤサポニン γa(IV)	H	H

（　）内はDDMP部位を加水分解したサポニン名であり，グループBサポニンとよばれる．

図 4.2　大豆サポニンの構造

大豆サポニンの名称は Kitagawa I, *et al*. Chem Pharm Bull.. 1985; **33**; 1069, *Chem Pharm Bull*. 1988; **36**: 153, Okubo K, *et al*. Agric Biol Chem. 1990; **54**: 77, *Agric Biol Chem*. 1990; **54**: 1347-1352, *Biosci Biotech Biochem*. 1993; **57**: 546-550 に準じた．

う米を炊いたときのような甘い匂い成分へと変化する．この匂いは本来，アミノカルボニル反応によって生じるとされているが，DDPMサポニンはグループAサポニンと異なり，通常1～3％の濃度で種子全体に分布していることから，大豆の煮豆のマルトール臭にはサポニンの寄与も大きいと考えられる．また，DDMP部位が加熱，酸に対し不安定であるため，生理活性についてはDDMP部位の欠如したソヤサポニンBb（Ⅰ）（図4.2参照）で検討されることが多い．

　大豆サポニンと類似の構造をしたサポニンに甘草（カンゾウ）から抽出されるグリチルリチンがある．グリチルリチンのC-3位の糖鎖は2つのグルクロン酸からなり，非常に甘味が強く，食品添加物として使用されている．それに対し，大豆サポニンの糖鎖はグルクロン酸が1つのみであり，残念ながらグリ

チルリチンのような甘さはない．

4.2.3 大豆サポニンの構造特性

大豆サポニンの構造を見るとアグリコン（ソヤサポゲノール B）の C-12 位と C-13 位（C 環）に二重結合があるが，アグリコン部分の5つの環はほぼ平面上に広がっており，A～E 環が相互作用するような構造ではない．この二重結合と分子内相互作用しそうな他の部分として DDMP 部位がある．DDMP とアグリコンの結合をコンフォメーション解析し，最もエネルギー的に安定であった構造で検討した．しかしながら，E 環中の 17 位，20 位にあるメチル基の立体障害から，サポニンの安定な構造は限られており，それらの立体構造での DDMP 部位とアグリコンの二重結合の距離は 7～8 Å離れている．したがって，大豆サポニンは団子状の構造に糖鎖が結合した構造をしており，構造化学的な分子内反応，分子間反応は起こりにくいと考えられる．

次に DDMP 部位の電子スピン密度を見ると，DDMP 部位の電子スピン密度は C-4 位のケトン基部分，そして C-6 位の3か所で高い．これらの中で C-6 位は結合するメチル基の立体障害のため反応には関係しないので，DDMP 部位の C-4 位付近が抗酸化性に寄与すると考えられる[7]．しかしながら，前述したように DDMP 部位が構造上不安定であるので，大豆の抗酸化成分として機能することは難しいと考えられる．

4.3 大豆サポニンの機能性

4.3.1 抗がん作用

現在でも抗がん作用のある食品として大豆がたびたび注目される．大豆にはフィトエストロゲン作用のあるイソフラボン（ゲニステイン，ダイゼイン）が含まれていることから，エストロゲンが関与する乳がん，卵巣がん，子宮内膜がんとの関係で調べられることが多い．しかしながら，それらのがんとイソフラボンに今のところ一貫した結果は得られていない[8,9]．一方，大豆食品はこれら3種を含む様々な器官のがんを効率よく抑制する．HeLa 細胞を大豆サポニンで直接処理した Xiao らは，HeLa 細胞の形態学的変化と増殖抑制，ミトコンドリアの膜透過性の変化を報告し，それらが細胞周期の変化を伴ったアポ

トーシス誘導（細胞プログラミング死）を引き起こすとしている[10),11)]. その誘導経路として、がん細胞におけるシトクロム c の放出を介したアポトーシスカスケードの活性化などがある[12)]. しかし、アポトーシスマーカーやアポトーシス細胞の増加を確認できなかったという報告もあり[13)]、大豆サポニンによるがん細胞のアポトーシス誘導作用については、まだ結論はでていない. ホルボールエステルアセテート（がん化促進のプロモーター）を用いた実験では、大豆サポニンががん細胞の増殖、転移や浸潤に関与するプロテインキナーゼC（PKC）を抑制する[14)]. また、それらの細胞ではアルカリホスファターゼの増加も見られることから、大豆サポニンががん細胞の増殖抑制とともに分化を促進し、がん細胞の悪性度を低下すると考えられる.

4.3.2 抗高血圧作用

2013年、世界保健機関（World Health Organization: WHO）は「高血圧」を世界保健デーのテーマとし、「血圧管理の重要性：心臓疾患・脳卒中のリスクを減らそう」をスローガンとしてキャンペーンを行った. 世界では成人の3人に1人が高血圧であると言われ、高血圧は日本だけではなく世界的規模で増加している疾患の1つである. 高血圧発症には食塩の過剰摂取のほか、体内ではレニン-アンジオテンシン系が大きく関与しており、食品や食品素材に含まれるこれら系の阻害成分の検索が広く行われている. バキュロウイルス-昆虫細胞（Baculovirus-insect cell）システムによる遺伝子組換えヒトレニンを用いて、Takahashiらは大豆みそのレニン抑制作用を明らかにした[15),16)]. その阻害物質として大豆サポニンをターゲットとし、サポニンの構造と機能性を比較した結果、大豆サポニンのレニン抑制効果がグリチルリチンと同程度であったと報告している. さらに、レニン抑制作用がソヤサポゲノールB（アグリコン）やサイコサポニン（セリ科植物）では観察されなかったことから、この活性にサポニン構造のC-3位の糖鎖、特に第一糖であるグルクロン酸が重要であるとしている[17)].

4.3.3 脂質代謝改善作用

脂質代謝改善作用もまた、古くから知られるサポニンの生理作用の1つである. この生理作用は大豆サポニンのほか、グリチルリチン（甘草）やサイコサ

ポニン（柴胡）など多くのトリテルペノイドサポニンで見られる共通の生理作用である．大豆サポニンの血中および肝臓の脂質代謝の改善，過酸化脂質の減少，活性酸素消去酵素の維持（SOD，グルタチオンペルオキシダーゼなど）が，動物を用いた *in vivo* 実験で報告されている[18]．トリテルペノイドサポニンはコレステロールと類似の構造をしているため，フィトステロール（植物ステロール）と同様に，コレステロールの吸収と排泄に影響する可能性がある．大豆サポニン場合，脂肪の吸収に関与する胆汁酸との結合能が高く，胆汁酸やコレステロールの排泄を促進することで，血中および肝臓の脂質組成（総コレステロールの減少，LDL/HDL コレステロール比の増加，トリアシルグリセロールの減少）が改善されるようである[19]．一方，*in vivo* 実験で確認される大豆サポニンの過酸化脂質の低減作用は，*in vitro* 実験の抗酸化実験と一致しない．つまり，大豆サポニンの抗酸化性は通常の抗酸化成分（ビタミンEやCなど）や大豆食品と比較すると非常に弱く（図4.3），生体内で生理活性を示すには至らないということである．したがって，これまで報告された過酸化脂質の低減作用は，大豆サポニンの直接作用ではなく，活性酸素消去酵素や抗酸化性ホルモンの活性化を介した二次的な生理作用と考えられる[20]．

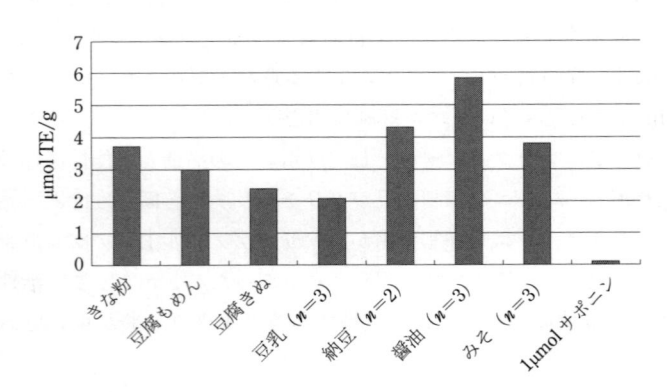

図4.3 大豆食品とサポニンの抗酸化能 （ORAC法）
大豆食品水溶性画分の抗酸化能はアセトン/蒸留水/酢酸（70/29.5/0.5）で抽出後，遠心分離し上清をORAC法で測定した．使用したサポニンはグループAサポニン19.1％，グループBサポニン59.0％の混合物である．

4.3.4 抗肥満作用

過剰なエネルギー摂取と運動不足,そして交感神経の活動低下によって生じる肥満は,インスリン抵抗性や脂質代謝異常を引き起こし,2型糖尿病,心臓病,動脈硬化症などの発病につながる最も重要なリスク因子である.これら背景のもと,大豆の抗肥満作用はアジア諸国を中心に注目を集め,研究が進められている.大豆の成分別に見ると,特に大豆タンパク質とイソフラボンの抗肥満作用に関する研究が数多く報告されており[21),22)],残念ながら大豆サポニンに関する報告は少ない.

高脂肪食を摂取させた肥満マウス実験において,大豆サポニンは血中総コレステロールを減少させる.これには前述したように,胆汁酸排泄を伴った小腸

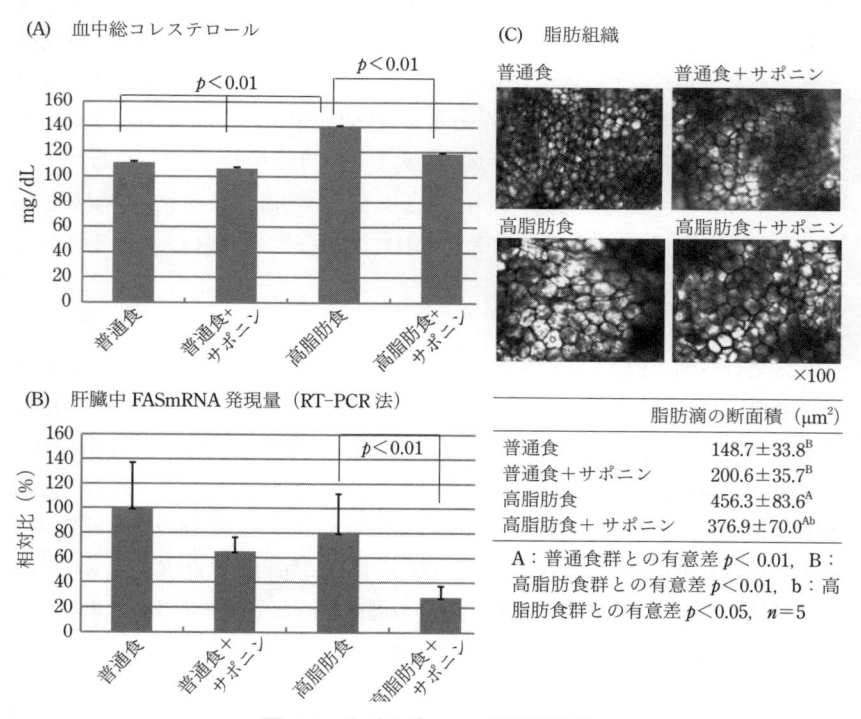

図4.4 大豆サポニンの抗肥満作用

実験はC57BL/6Jマウス(4週齢)に,普通食(脂質5%),普通食+サポニン画分(0.01%),高脂肪食(脂質33%),高脂肪食+サポニン画分(0.01%)を与え8週間飼育した.与えたサポニン画分にはソヤサポニンI(図4.2参照)が86.4 mg/g含まれている.

脂肪滴の断面積(μm²)

普通食	148.7±33.8[B]
普通食+サポニン	200.6±35.7[B]
高脂肪食	456.3±83.6[A]
高脂肪食+サポニン	376.9±70.0[Ab]

A:普通食群との有意差 $p<0.01$,B:高脂肪食群との有意差 $p<0.01$,b:高脂肪食群との有意差 $p<0.05$,$n=5$

での吸収阻害が一部関与している．また，近年，大豆サポニンの膵リパーゼ阻害活性が報告され[23]，脂肪の吸収の段階で何らかの抑制作用が総合的に作用していると考えられる．一方，普通食を摂取させた場合には顕著な作用が見られず，大豆サポニンの血中コレステロール低減作用は高脂肪食摂取時あるいは肥満時にその有用性が高まるようである（図4.4A）．大豆サポニンは脂肪酸合成に必須の酵素である fatty acid synthase（FAS）mRNAの発現を抑制する（図4.4B）．FASの抑制は組織での脂肪蓄積に直接影響し，高脂肪食の場合と比較すると大豆サポニンを摂取したマウスでは精巣上体周囲細胞の縮小が顕著である（図4.4C）．同様の作用は朝鮮人参サポニン（ginsenoside）でも見られ，FASmRNAの発現抑制と精巣上体脂肪細胞の縮小が報告されている[24]．アディポサイトカイン（アディポネクチンなど）は脂肪細胞から分泌される生理活性物質の1つであり，糖の取り込みや脂肪酸燃焼の亢進，脂肪インスリン感受性の増大などに関わっている．しかしながら，脂肪細胞が肥大化するとその分泌は抑制される．また，炎症性サイトカイン（TNFα，IL-6など）の分泌が増加し，肥満時には糖尿病や動脈硬化のリスクが高まる．朝鮮人参サポニンではアディポサイトカンの増加，脂肪細胞の分化抑制，炎症性サイトカインの抑制など多方面にわたる抗肥満作用がすでに報告されており[25],[26]，今後の大豆サポニンの研究に期待したい．

日本では「畑の肉」，ドイツでは「魔法の豆」と言われるように大豆とその加工食品は代表的な健康食品であり，古くから抗がん作用や肝臓の保護作用などが知られてきた．しかしながら，サポニンが比較的大きな分子量（約1,000）であり，両親媒性や起泡性といった化学的，物理的特性を持つことから，分画，精製，構造決定が難航したため，大豆の効用をサポニンと結びつける研究が行われたのは比較的新しい．ここでは2000年以降に報告された大豆サポニンの生理活性についてまとめた．大豆が人々の健康維持と予防をサポートするための伝統的食品素材として，今後も貢献し続けることを期待している．

参 考 文 献

1) Shiraiwa M, Yamauchi F, Harada K, Okubo K. Inheritance of "Group A saponin" in soybean seed. *Agric Biol Chem.* 1990; **54**: 1347-1352.

2) Aykroyd WR, Doughty J, Walker A. History of Legumes. Legumes in human nutrition. Food and Agriculture Organization (FAO) of the United Nations, Rome.1982: 3–8.
3) 大豆関連データ集. 農林水産省. http://www.maff.go.jp/j/seisan/ryutu/daizu/d_data/
4) 平成23年国民健康・栄養調査結果の概要. 厚生労働省. http://www.mhlw.go.jp/stf/houdou/2r9852000002q1st.html
5) Shiraiwa S, Kudou S, Shimoyamada M, Harada K, Okubo K. Composition and structure of 'group A saponins' in soybean. *Agric Biol Chem.* 1991; **55**: 315–322.
6) Kudou S, Tonomura M, Tsukamoto C, et al. Isolation and structural elucidation of DDMP-conjugated soyasaponins as genuine saponins from soyabean seeds, *Biosci Biotechnol Biochem.* 1993; **57**: 546–550.
7) Yoshiki Y, Kahara T, Okubo K, Sakabe T. Superoxide- and 1,1-diphenyl-2-picrylhydrazyl radical-scavenging activities of soyasaponin βg related to gallic acid. *Biosci Biotechnol Biochem.* 2001; **65**: 2162–2165.
8) Kerwin SM. Soy saponins and the anticancer effects of soybeans and soy-based foods. *Curr Med Chem Anticancer Agents.* 2004; **4**: 263–272.
9) Kim J. Protective effects of Asian dietary items on cancers—soy and ginseng. *Asian Pac J Cancer Prev.* 2008; **9**: 543–548.
10) Xiao JX, Huang GQ, Zhu CP, Ren DD, Zhang SH. Morphological study on apoptosis Hela cells induced by soyasaponins. *Toxicol In Vitro.* 2007; **21**: 820–826.
11) Xiao JX, Huang GQ, Zhang SH. Soyasaponins inhibit the proliferation of Hela cells by inducing apoptosis. *Exp Toxicol Pathol.* 2007; **59**: 35–42.
12) Yanamondra N, Berthow MA, Konduri S, et al. Triterpenoids from *Glycine max* decrease invasiveness and induce caspase-mediated cell death in human SNB19 glioma cell. *Clin Exp Metastasis.* 2003; **20**: 375–383.
13) Tsai CY, Chen YH, Chien YW, Huang WH, Lin SH. Effect of soya saponin on the growth of human colon cancer cells. *World J Gastroenterol.* 2010; **16**: 3371–3376.
14) Oh YJ, Sung MK. Soybean saponins inhibit cell proliferation by suppressing PKC activation and induce differentiation of HT-29 human colon adenocarcinoma cells. *Nutr Cancer.* 2001; **39**: 132–138.
15) Takahashi S, Hori K, Shinbo M, Hiwatashi K, Gotoh T, Yamada S. Isolation of human renin inhibitor from soybean: Soyasaponin I is the novel human renin inhibitor in soybean. *Biosci Biotechnol Biochem.* 2008; **72**: 3232–3236.
16) Hiwatashi K, Shirakawa H, Hori K, et al. Reductionn of blood pressure by soybean saponins, renin inhibitors from soybean, in spontaneously hypertensive rats. *Biosci Biotechnol Biochem.* 2010; **74**: 2310–2312.
17) Takahashi S, Hori K, Hokari M, Gotoh T, Sugiyama T. Inhibition of human renin activity by saponins. *Biomedic Res.* 2010; **31**: 155–159.
18) Yang X, Dong C, Ren G. Effect of soyasaponins-rich extract from soybean on acute alcohol-induced hepatotoxicity in mice. *J Agric Food Chem.* 2011; **59**: 1138–1144.
19) Lee SO, Simons AL, Murphy PA, Hendrich S. Soyasaponins lowered plasma choles-

terol and increased fecal bile acids in female golden Syrian hamsters. *Exp Bio Med.* 2005; **230**: 472-478.
20) Ishii Y, Tanizawa H. Effects of soyasaponins on lipid peroxidation through the secretion of thyroid hormones. *Biol Pharm Bull.* 2006; **29**(8): 1759-1763.
21) Manuel TV, Sam JB. Role of dietary soy protein in obesity. *Int J Med Sci.* 2007; **4**: 72-82.
22) Orgaard A, Jensen L. The effects of soy isoflavones on obesity. *Exp Biol Med.* 2008; **233**: 1066-1080.
23) Gu W, Kim KA. Kim DH. Ginsenoside Rh1 ameliorates high fat diet-induced obesity in mice by inhibiting adipocyte differentiation. *Biol Pharm Bull.* 2013; **36**: 102-107.
24) de la Garza AL, Milagro FI, Boque N, Campion J, Martinez JA. Natural inhibitors of pancreatic lipase as new players in obesity treatment. *Planta Med.* 2011; **77**: 773-785.
25) Yeo CR, Yang C, Wong TY, Popovich DG. A quantified ginseng (*Panax ginseng* C.A. Meyer) extract influences lipid acquisition and increases adiponectin expression in 3T3-L1 cells. *Molecules.* 2011; **16**: 477-492.
26) Hwang JT, Lee MS, Kim HJ, *et. al.* Antiobesity effect of ginsenoside Rg3 involves the AMPK and PPAR-gamma signal pathways. *Phytother Res.* 2009; **23**: 262-266.

〈吉城由美子〉

第5章　大豆レシチン

5.1　はじめに

　レシチン（lecithin）とは，植物・動物より取り出されたリン脂質と呼ばれる複合脂質を主体とする混合物の一般的な名称である．レシチンの主成分であるリン脂質は自然界に広く存在する複合脂質の一種であり，生体膜の構成成分として動植物のすべての生活細胞や組織に幅広く分布している．

　リン脂質は，アルコール類に脂肪酸，リン酸および塩基などが結合した物質であり，中でも脂肪酸がグリセロールに結合したアシルグリセロールを基本骨格とするグリセロリン脂質が最も幅広く分布している．大豆レシチンに含まれるリン脂質の成分としては，ホスファチジルコリン（PC），ホスファチジルエタノールアミン（PE），ホスファチジルイノシトール（PI），ホスファジン酸（PA）がある．また，脂肪酸が2分子結合した「レシチン」に対し，脂肪酸が1分子のものは「リゾレシチン（lysolecithin）」と言う．それらのリン脂質の構造，およびリン脂質分解酵素であるホスホリパーゼ（PL）の作用部位を図5.1に示す．

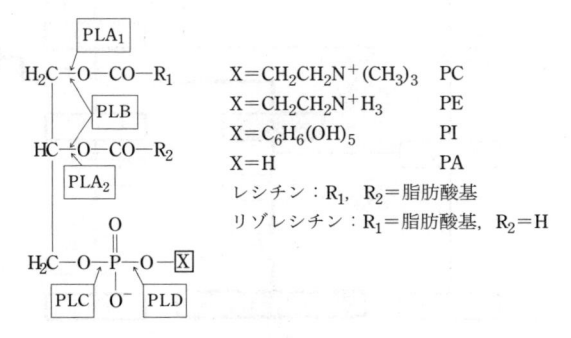

$H_2C-O-CO-R_1$　　　$X=CH_2CH_2N^+(CH_3)_3$　　PC
$HC-O-CO-R_2$　　　$X=CH_2CH_2N^+H_3$　　　PE
　　　　　　　　　　　$X=C_6H_6(OH)_5$　　　　　PI
$H_2C-O-P-O-X$　　　$X=H$　　　　　　　　　　PA

（PLA₁, PLB, PLA₂, PLC, PLD 作用部位）

レシチン：R_1, R_2＝脂肪酸基
リゾレシチン：R_1＝脂肪酸基, R_2＝H

図5.1　代表的なリン脂質の種類と構造およびPLの作用部位

リン脂質としては，PCが最もよく知られており，古くにはアルコール可溶な成分をレシチン，アルコール不溶な成分をケファリンと呼んでいた時代もあったが，ケファリン区分にはPEやPIが含まれていることが判明し，いずれも単一成分ではないことから，現在では各種のリン脂質を主成分とし，その他の糖脂質やステロール，中性脂質（トリアシルグリセロール），脂肪酸などを含んだ混合物の総称としてレシチンという名称が一般的に用いられている．レシチンに関しては種々の総説[1-3]があり，成書[4]も発行されている．したがって，詳細はそれらにゆずり，ここでは各項目についてのまとめと，生理作用・健康機能に関する新たな報告を中心に紹介する．

5.2 製造工程

レシチンは自然界に幅広く存在するが，大量にかつ安定的に得るためには，植物油脂の製造工程で副生するガム質から調製することが有利であり，その起

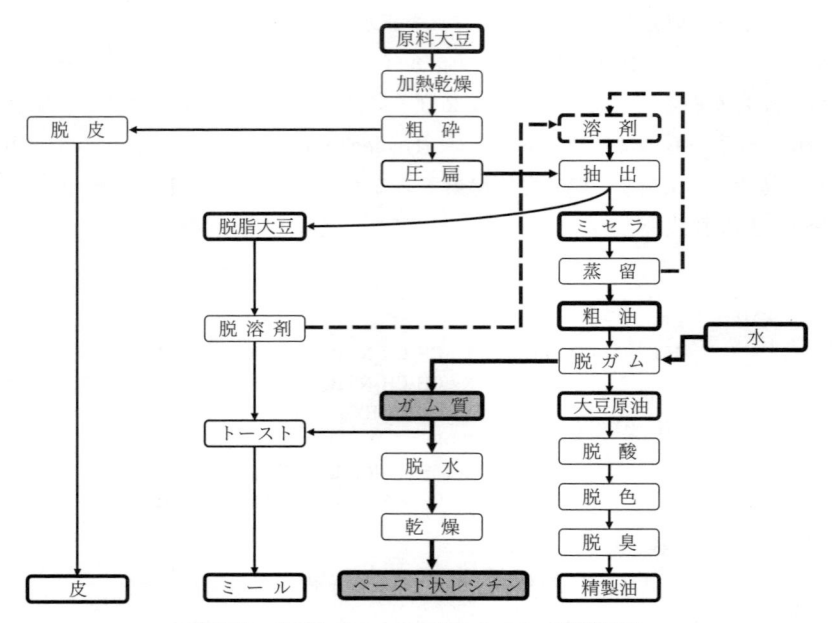

図5.2 大豆からペースト状レシチンの製造工程

源としては，様々な油糧種子が考えられるが，原料の処理量，すなわち粗油の生産量と，粗油中のリン脂質含量が多い大豆から調製されたレシチンが最も古くから用いられている．なお，日本の食品添加物としてのレシチンは，植物起源として大豆とナタネ（アブラナ），動物起源として卵黄に限られているが，色やにおいなどの品質面，価格面，供給量の面から主として大豆レシチンが利用されている．大豆レシチンの製造工程を図5.2に示す．脱ガム工程から排出されるガム質を原料として，脱水乾燥を行うことにより，ペースト状レシチンが生産されるが，原料大豆の品質や性状に加えて，搾油前処理，粗油の製造条件，ガム質の分離・乾燥条件などが大豆レシチンのリン脂質含量やリン脂質組成，色調，風味などの品質に大きく影響することが知られている[2]．

5.3 用途と種類

大豆レシチンの主成分であるリン脂質は，図5.1に示したように，分子内に親水部と疎水部を併せ持つ両親媒性物質であり，界面活性効果を発揮することから，リン脂質を主体とする混合物である大豆レシチンが，天然の乳化剤・界面活性剤として様々な産業分野で利用されており，日本では食品添加物公定書，医薬部外品原料規格，日本薬局方外医薬品規格，医薬品添加物規格に収載されている．また，海外でも食品添加物や医薬品添加物に指定されており，特に米国ではGRAS物質（Substances Generally Recognized As Safe；一般に安全と認められている物質）とされている．

大豆レシチンの期待される作用を表5.1に示す．これらの作用をもつことから食品加工分野のみならず，一般工業分野にも幅広く利用されている．なお，これらの作用は界面活性剤としての特性であるため，程度の差はあれ他の界面活性剤でも有している作用であるが，他の界面活性剤が有していない作用として「生理活性作用」がある．この「生理活性作用」を有することが，大豆レシチンの大

表5.1 大豆レシチンの期待される作用

乳化作用
分散作用
離型作用
酸化防止作用
デンプンとの相互作用
タンパク質との相互作用
保水作用
起泡・消泡作用
粘度低下作用（チョコレート）
生理活性作用

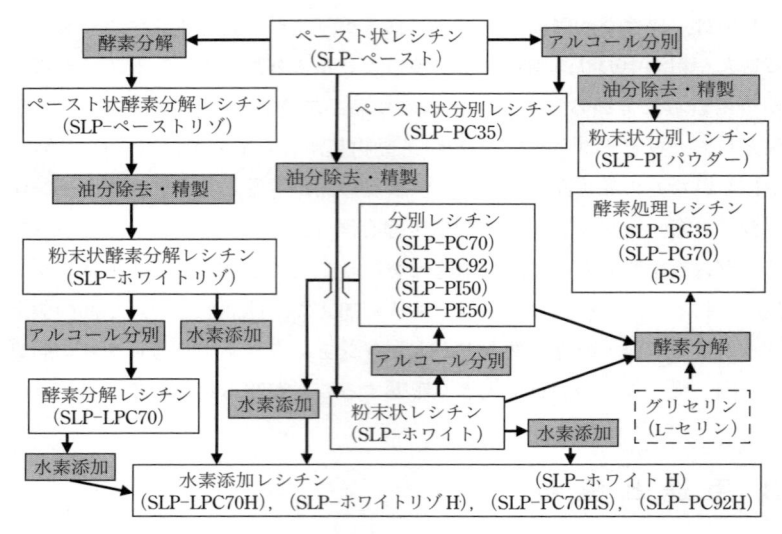

図 5.3 改質レシチンの製造の概略
（　）は市販されている代表的な商品名

きな特徴である．ただし，上述したように，最も幅広く用いられている大豆レシチンは，大豆粗油を35〜40％含む粘稠なペースト状であり，その物性面からハンドリングが悪く，かつ油分を含むために水への分散が悪い．さらにはリン脂質含量が60％程度と低いため，特性は良いものの効果が弱い面があり，効果を発揮させるために添加量を増加すると，含有する大豆粗油に基づく色相やにおいが製品に影響する場合があることから，使用用途が限られていた．この点を改良するために，従来のレシチンに対して様々な改質を行い，微弱であった作用を飛躍的に向上させると同時に，従来の大豆レシチンが有していなかった作用も発揮させることができるようになり，使用用途がさらに広がると同時に，後述する生理活性作用の発現にも寄与している．改質レシチンの製造法の概略を図5.3に示す．改質としては，リン脂質成分の分別，酵素改質，水素添加，化学修飾などの手法が単独，および組み合わせて行われ，様々な種類の改質レシチンが製造されている．

1) 分別レシチン

リン脂質含量が60％程度のペースト状レシチンに対し，油分を除去するこ

とでリン脂質含量が95％以上に高められると同時に，色相や風味が大幅に改善され，ハンドリングも向上する．また，リン脂質中のPC含量が30％程度のものを，70％や90％以上に濃縮した大豆レシチンも製造されている．大豆レシチンの生理活性は，従来はPCを主体として多くの研究が行われていたため，高純度PCの要望が高かったが，PIやPEについても生理機能が明らかになりつつあることから，高純度のPIやPEの需要も高まっていくと考えられる．

2) 酵素改質（酵素分解・酵素処理）レシチン

レシチンの酵素改質に用いるPLには，図5.1に示したようにA_1，A_2，B，C，Dの5種類が知られているが，PLB，PLC処理では界面活性能が失われるため，酵素分解レシチンとしてはPLA$_1$，PLA$_2$を用いたリゾレシチンとPLDを用いたPAが対象となる．

リゾレシチンの特長は，レシチンと比較して水溶性が著しく改善されると同時に，酸性下でのエマルションの安定性を向上させ，また塩類の影響を受けにくい特性を有している．さらにLPC（リゾホスファチジルコリン）純度を高めたものは，強力な乳化力と可溶化力を持ち，また脂肪や脂溶性ビタミンの体内への吸収促進作用を持つことから，食品分野のみならず医薬品分野にも需要が拡大している．また，PAについては乳化剤としての特性に加えて，食品や医薬品の苦味低減の作用が見出され，新たなレシチンの用途として注目されている[5]．

一方，酵素処理レシチンとしては，PLDを用いたPG（ホスファチジルグリセロール）が食品添加物として，PS（ホスファチジルセリン）が脳機能改善・向上の作用を持つ機能性食品素材として製造されている[6]．

3) 水素添加レシチン

天然の大豆レシチンの結合脂肪酸にはポリエン酸が多く含まれ，空気中の酸素や光によって酸化されやすいことから，その安定性向上のために水素添加処理を行い，結合脂肪酸を飽和脂肪酸にすることで，酸化安定性の向上に加えて，脱色や脱臭の点でも改善される．この操作を先に記した分別レシチンや酵素改質レシチンに適用すると，有する特性を損なうことなく安定化されることから，化粧品・医薬部外品・医薬品への幅広い応用が期待できる．

5.4 生理活性と健康機能

表 5.2 レシチンの生理作用

生体膜の形態と機能の調整
肺機能の改善
動脈硬化症,脂質代謝の改善
肝疾患(脂肪肝・肝炎)の改善
神経機能の改善,向上
生理活性物質の吸収促進
ドラッグデリバリーシステムとしての利用

先にも述べたように,レシチンは生体膜の構成成分であると同時に,生体内での多彩な役割を担う物質として注目され,医薬・化粧品分野でも近年その需要が増している.大豆レシチンの生理作用に関しても,成書[7]や種々の総説[8)-11)]があり,その中で紹介されているレシチンの生理作用は表5.2のようにまとめられる.詳細な説明は省くが,神経伝達物質の1つであるアセチルコリンの前駆物質であるコリンの供給源をPCに求め,PCの投与による神経疾患の病気についての臨床試験の結果が1981年にFDAでまとめられたが,この分野での臨床試験がさらに活発に継続されている.最近では,PCの結合脂肪酸を限定した,パルミトイルオレオイルPC (POPC)に記憶の細胞モデルであるシナプス伝達の長期抑圧現象の増強作用があること,ジリノレオイルPC (DLPC)に学習の細胞モデルであるシナプス伝達の長期増強現象の誘発作用があることが見出され,これらのPCがスコポラミン処理ラットでの学習記憶障害を改善することから,認知症に対する予防・治療薬としての応用が検討されている[12)].

また,レシチンは,その膜形成能を応用したリポソームや,植物油とのエマルション・マイクロエマルションの形で,薬剤や栄養素の補給にも用いられており,さらにはレシチンの生体親和性を利用した,皮膚や粘膜からの薬物吸収をコントロールするドラッグデリバリーシステム (DDS)への応用も活発に行われている.

医薬品としての大豆レシチンは,現在でも大豆由来の高濃度のPC(不飽和脂肪酸であるリノール酸を多く含むため,PPC(ポリエンホスファチジルコリン)と呼ばれる)が販売されている.発売当初の適応症は,「肝臓脂質代謝異常(肝炎・脂肪肝),高コレステロール血症(糖尿病性高コレステロール血症・本態性高コレステロール血症・肥満症に伴う高コレステロール血症),動脈硬化(脳動脈硬化症・冠状動脈硬化症・末梢動脈硬化症)」とされていたが,1970年代後半からの医薬品の再評価,効能の制限に伴い,「慢性肝疾患における肝機能

の改善,脂肪肝,高脂質血症」と効能を限定され販売されている.他にも,ソーヤレシチンとして,高純度の大豆レシチン(粉末状・顆粒状)が高脂質血症の治療薬として販売されていたが,医薬品としての再評価が行われた結果,現在では医薬品としての販売は終了し,代わって健康補助食品の「大豆レシチン食品」として規格基準が定められ,製品が販売されている[13].この大豆レシチンについては,2011年の10月に放映されたテレビのドキュメンタリー番組で,出演された聖路加国際病院の理事長である日野原重明氏が,以前から大豆レシチンを摂取していると紹介されたことから,大豆レシチンの効果効能が改めて見直され,話題になった.

なお,レシチン単体ではないが,レシチンと大豆タンパク質とを結合させた後に酵素分解し,高分子画分を調製した「リン脂質結合大豆ペプチド:リン脂質結合大豆タンパク質ペプシン(または,スミチーム)分解物高分子画分(SPHP)」は,血中コレステロール低下作用において,ペプチドとしての作用増強効果と大豆リン脂質の効能を併せ持つ優れた特性を有し,これまでの既存の大豆関連調製物には例を見ないほどに飛躍的に向上した[14]ことから,この素材を配合した飲料が特定保健用食品「コレステロールが高めの方の食品」として認可され,販売されている[15].

また,大豆由来のレシチンではないが,オキアミ由来のリン脂質結合型 $\omega 3$ 含有油が,潰瘍性大腸炎の炎症軽減作用[16]を有し,心不全のモデルにおいて心臓の健康状態を改善する[17]とも報告されている.

大豆レシチンの生理作用は,各種リン脂質の混合物としての研究を基に,PCを主体とした研究が進められてきたが,近年,個々のリン脂質での生理作用の研究が進められるにつれて,新たな作用が見出されつつある.近年報告されているリン脂質,リゾリン脂質の生理作用を表5.3に示す.なお,中でも,特定のリゾリン脂質は,生体の細胞膜受容体に結合することによって作用する分子として脂質メディエーターとも呼ばれ,LPC,LPA(リゾホスファチジン酸),LPS(リゾホスファチジルセリン),PAF(platelet activating factor;血小板活性化因子)などの物質が,生体内で重要な役割を持っていることから,免疫疾患の新たな治療

表5.3 リン脂質,リゾリン脂質の生理作用

細胞増殖の促進,表皮水分の保持(LPA)
神経栄養作用,中枢神経の鎮静化(LPE)
肝細胞がんのアポトーシス誘導(抗腫瘍)
マスト細胞脱顆粒促進活性(LPS,LPT)

薬への標的となることが期待されている[18]．また，LPS 誘導体として，LPT（リゾホスファチジルスレオニン）が新規生理活性リゾリン脂質として紹介されている[19]．ただ，これらの特殊なリン脂質，リゾリン脂質は天然の大豆レシチンにはほとんど含まれていないことから，生産のためには特殊な原料からの精製や，酵素や化学的手法による分解・修飾・合成が必要となるが，先に述べた改質の手法をさらに高度に発展させることで，大豆レシチンを基にした新たな治療薬への研究と応用が期待される．

5.5 おわりに

日本における 2012 年の大豆の年間搾油量は 200 万トンを割り込み，それから生産される大豆油は 38 万トンとピークから半減したと言われている[20]．それより生産が可能な大豆レシチンの量としては，約 7,600 トンとなるが，国内で発生するガム質のすべてがレシチン原料として活用されてはいない．

一方，日本での大豆レシチンの年間使用量は約 8,000 トンといわれており[21]，日本の生産可能量でも不足していることから，現実としては，海外からの輸入に依存している状況である．なお，レシチンの原料起源としては，食品分野に限っても大豆レシチン以外にナタネレシチンがあり，またヒマワリ由来のレシチンも食品添加物として新規指定の準備が行われている[22]．なお，食品以外の分野では原料の起源を問われない場合も多いため，起源原料を選ばない用途には，その他のレシチンを用い，大豆由来のレシチンでなければ特性を発揮できない用途や分野には大豆レシチンを用いるような，用途や特性に応じた選択が行われる可能性も今後は予想される．

ただ，長年に渡って使い続けられている大豆レシチンにとっては，その価値が再評価されると同時に，重要性が見直される契機になると思われ，上述した改質レシチンの更なる発展も含めて，今後の用途拡大に期待したい．

参考文献

1) 太田静行．レシチン．油化学 1970; **19**: 792-806.
2) 園良 治．大豆レシチンの製造と利用．油化学 1999; **48**: 1161-1168.
3) 園良 治．植物油製造副産物からの複合脂質の製造と利用．オレオサイエンス

2010; **10**: 97-101.
4) 菰田 衛．レシチン　その基礎と応用．東京：幸書房 1991; 1-16.
5) 桂木能久, 梅田知重．公開特許 平 8-332050.
6) 酒井正士, 片岡豪人, 工藤 聰．ホスファチジルセリンと脳機能．オレオサイエンス 2002; **2**: 85-90.
7) 原 健次．生理活性脂質の生化学と応用．東京：幸書房 1993; 85-156.
8) ツルーレシチン工業㈱研究開発室．大豆リン脂質（レシチン）―性状と生理作用―. 1983; 1-16.
9) 髙 行植．機能性レシチン開発の現状とその利用分野．ジャパンフードサイエンス 1990; **29**(1): 56-59.
10) 髙 行植．レシチンの生理機能とその利用．食品と開発 1994; **29**(3): 18-21.
11) 髙 行植．高純度レシチンの生理活性と利用．*New Food Industry*. 1999; **41**(7): 7-14.
12) Nagata T, Yaguchi T, Nishizaki T. DL- and PO-phosphatidylchorines as a promising learning and memory enhancer. *Lipids in Health and Disease* 2011; **10**; 25: 1-5.
13) 大豆レシチン食品　品質規格基準．平成 21 年 3 月 6 日見直し改訂．財団法人日本健康・栄養食品協会.
14) Nagaoka S, Miwa K, Eto M, Kuzuya Y, Hori G, Yamamoto K. Soy Protein Peptic Hydrolysate with Bound Phospholipids Decreases Micellar Solubility and Cholesterol Absorption in Rats and Caco-2 Cells. *J Nutr*. 1999; **129**: 1725-1730.
15) 長岡 利．リン脂質結合大豆ペプチドのコレステロール代謝改善機能．食品と開発 2001; **36**(4): 49-51.
16) Fosshaug LE, Berge RK, Beitnes JO, *et al*. Krill oil attenuates left ventricular dilatation after myocardial infraction in rats. *Lipids in Health and Disease* 2011; **10**: 245: 1-9.
17) Grimstad T, Bjorndai B, Cacabelos D, *et al*. Dietary supplementation of krill oil attenuates inflammation and oxidative stress in experimental ulcerative colitis in rats. *Scand J Gastroenterol*. 2012; **47**(1): 49-58.
18) 横溝岳彦．脂質因子による免疫反応の制御．感染・炎症・免疫 2006; **36**(3): 196-205.
19) 大和田智彦, 岩下真純, 新井洋由, 青木淳賢, 巻出久美子．特許 5140824.
20) 田中直樹．特集　価格上昇避けられない大豆レシチン．油脂 2013; **66**(7): 24-27.
21) 宮川早苗．食品加工のための乳化剤の市場動向．食品と開発 2012; **47**(8): 25-26.
22) 鴻野 健．別冊フードケミカル 11　乳化剤・増粘安定剤総覧．東京：食品化学新聞社 2013; 58-59.

（園　良治）

第6章　大豆脂質（リノール酸, α-リノレン酸）の機能性

　大豆には重量比で約20％の脂質が含まれる．大豆脂質の脂肪酸組成の特徴は，リノール酸（約50％）とα-リノレン酸（約10％）という2種類の多価不飽和脂肪酸が比較的多く含まれていることである（表6.1）．リノール酸は代表的な n-6系脂肪酸，α-リノレン酸は代表的な n-3系脂肪酸で，これらはヒトの生体内で合成されない必須脂肪酸である．α-リノレン酸は，大豆以外にはなたね油やしそ油など一部の植物油にしか含まれておらず，大豆は日本人にとって貴重な n-3系脂肪酸の供給源の1つとなっている．ここでは，大豆に含まれる必須脂肪酸の栄養機能について述べる．

表6.1　大豆（全粒）の脂肪酸組成（重量％）[1]

	16:0	18:0	18:1 n-9	18:2 n-6	18:3 n-3
国産大豆	11.5	3.3	21.6	51.8	10.7
米国産大豆	11.6	4.2	21.7	52.8	8.7

6.1　必須脂肪酸とは

　必須脂肪酸は，ヒトの正常な成長や生理機能の維持に決して欠くことができない脂肪酸で，ヒトの生体内で必要量を自ら合成することができず，食事から摂取しなければならない脂肪酸のことで，1929年にBurr夫妻により導入された概念である[2]．従来は，リノール酸やα-リノレン酸など一部の脂肪酸を指していたが，種々の脂肪酸の生理作用が次第に明らかにされ，現在では n-6系および n-3系の多価不飽和脂肪酸を指すようになってきている．

6.2 必須脂肪酸の代謝と機能

大豆脂質に含まれるリノール酸および α-リノレン酸は，生体内では主に肝臓で代謝される．図 6.1 に示すように，n-6 系のリノール酸は，γ-リノレン酸，ジホモ-γ-リノレン酸を経てアラキドン酸へと長鎖不飽和化される．この過程で，最初の反応であるリノール酸の γ-リノレン酸への Δ^6 不飽和化反応はこの代謝系の律速段階である．一方，n-3 系の α-リノレン酸もリノール酸からアラキドン酸への代謝と同様の経路で長鎖不飽和化され，エイコサペンタエン酸（EPA）へと代謝され，その一部はさらにドコサヘキサエン酸（DHA）へと代謝される．これらの脂肪酸は生体膜の構成成分として，リン脂質のグリセロール骨格2位に取り込まれる．生体膜にとって，この位置の多価不飽和脂肪酸は必須である．脂肪酸の不飽和度が高いほど膜に流動性を与えるため，n-6 系および n-3 系脂肪酸の代謝は生体膜の構造，種々の膜酵素や膜受容体の活性などの生体膜機能に大きく影響する．

ジホモ-γ-リノレン酸，アラキドン酸および EPA は，必要に応じて生体膜リン脂質から切り離され，表 6.2 に例示されるような様々な生理機能を有するエ

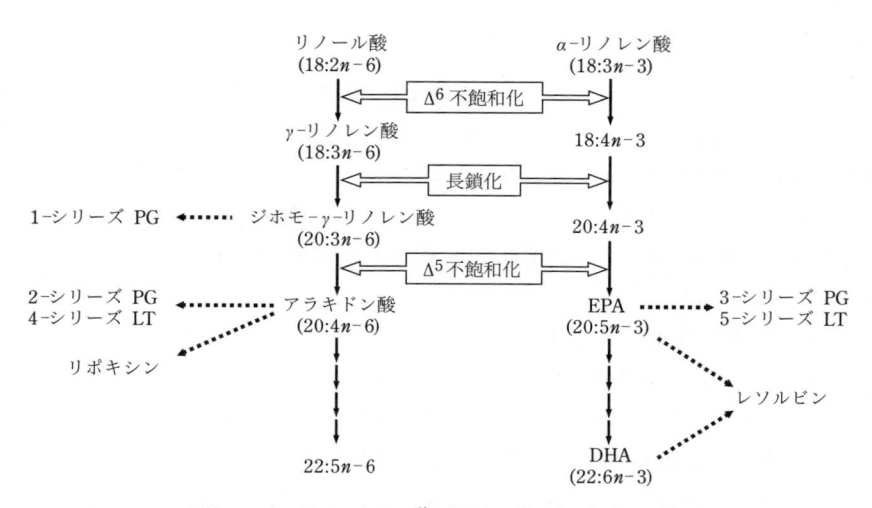

EPA：エイコサペンタエン酸，DHA：ドコサヘキサエン酸，
PG：プロスタグランジン，LT：ロイコトリエン

図 6.1 ヒトの生体内でのリノール酸および α-リノレン酸の代謝経路

表 6.2 エイコサノイドとその機能[3]

エイコサノイド	機能
ジホモ-γ-リノレン酸由来	
PGE_1	血小板凝集阻害，cAMP レベル上昇，免疫機能正常化
アラキドン酸由来	
PGE_2	血管拡張，cAMP レベル上昇，胃酸分泌抑制，免疫応答抑制，黄体刺激作用
PGI_2	平滑筋弛緩，血管拡張，血小板凝集阻害，cAMP レベル上昇
TXA_2	平滑筋収縮，血小板凝集，気管支収縮
PGD_2	血小板凝集阻害，cAMP レベル上昇，末梢血管拡張
LTB_4	好中球・好酸球走化性，微小循環漏出，cAMP レベル上昇，好中球凝集
LTC_4, LTD_4	平滑筋収縮，末梢気道収縮，微小循環漏出，cAMP レベル低下
12-HETE, 12-HPETE	好中球走化性，グルコース誘発性インスリン分泌の刺激
15-HETE	5- および 12- リポキシゲナーゼ阻害
リポキシン A	スーパーオキシドアニオン発生
リポキシン B	ナチュラルキラー細胞活性阻害
エイコサペンタエン酸由来	
TXA_3	弱い血小板凝集作用
PGI_3	平滑筋弛緩，血管拡張，血小板凝集阻害

PG：プロスタグランジン，TX：トロンボキサン，LT：ロイコトリエン，HETE：ヒドロキシエイコサテトラエン酸，HPETE：ヒドロペルオキシエイコサテトラエン酸．

イコサノイド類がつくられる．これらは体中の各所で生体内環境の調節に大きな役割を果たしているため，必須脂肪酸の欠乏や代謝異常は全身的な症状として現れる．エイコサノイド産生の重要な影響因子の1つは，生体膜リン脂質に含まれるエイコサノイドの基質となる多価不飽和脂肪酸の量であるため，必須脂肪酸の代謝は，生体膜の構築および生体の恒常性維持の両面で極めて重要である．

必須脂肪酸の最低必要量は脂肪酸の種類によって異なり，n-6 系のリノール酸の場合，摂取エネルギーの 2～3%，n-3 系の α-リノレン酸で同 1% 程度とされている．生体内では α-リノレン酸から EPA さらには DHA への代謝はなかなか十分には進まないため，EPA および DHA としてもエネルギー比で 0.1～0.5% を直接摂取することが必要とされている．必須脂肪酸の欠乏による症状は，表 6.3 に示すように n-6 系脂肪酸と n-3 系脂肪酸で異なり，特に n-6 系脂肪酸の欠乏は動物の成長に深く関与している．n-6 系脂肪酸欠乏の諸症状は

第6章 大豆脂質（リノール酸, α-リノレン酸）の機能性

表 6.3 必須脂肪酸欠乏による代謝障害[4]

n-6系	n-3系
成長障害	皮膚・成長・生殖は正常
皮膚障害	学習能低下
生殖不全	心電図異常
脂肪肝	視力障害
頻渇多飲	頻渇多飲
18：2n-6, 20：4n-6 の減少	18：3n-3, 22：6n-3 の減少
20：3n-9 の増加	22：4n-6, 22：5n-6 の増加
（n-6系脂肪酸が低いときのみ）	

リノール酸の摂取により解消するが，リノール酸の生理機能のほとんどはアラキドン酸で置き換えられる．しかし，皮膚の水分透過性は，リノール酸だけが有している機能である．n-6系脂肪酸の欠乏時には，n-9系列のオレイン酸からミード酸（20：3n-9）がつくられて生体膜リン脂質の2位に蓄積し，不足するアラキドン酸を補填する（図6.2）．n-3系脂肪酸欠乏の諸症状は α-リノレン酸の摂取により解消する．n-3系脂肪酸の欠乏時には，n-6系脂肪酸がある程度ある場合，アラキドン酸からドコサペンタエン酸（22：5n-6）がつくられ生体膜リン脂質に蓄積し，不足する DHA を補填する．これらは生体防御機構を反映する応答と考えられている．必須脂肪酸がその機能を発揮するには，n-6系および n-3系の脂肪酸が共に不足しないことが必要である．ただし，日

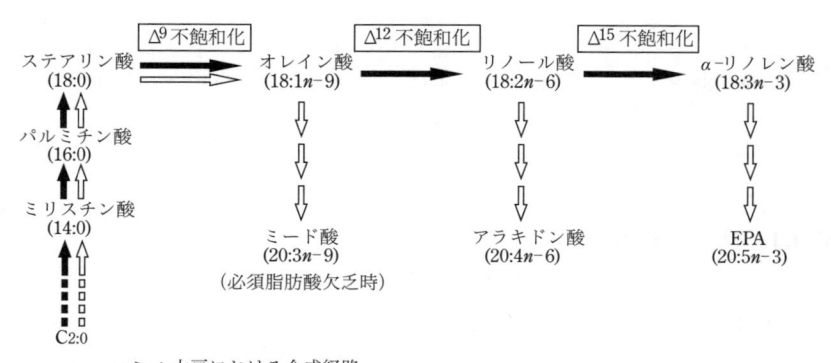

```
                  Δ⁹不飽和化          Δ¹²不飽和化         Δ¹⁵不飽和化
ステアリン酸  ⟹⟹  オレイン酸   ⟹   リノール酸    ⟹   α-リノレン酸
(18:0)              (18:1n-9)        (18:2n-6)          (18:3n-3)
  ⇧
パルミチン酸        ⇩                ⇩                  ⇩
(16:0)
  ⇧
ミリスチン酸      ミード酸          アラキドン酸        EPA
(14:0)            (20:3n-9)         (20:4n-6)           (20:5n-3)
  ⇧             （必須脂肪酸欠乏時）
 C2:0
```

➡：大豆における合成経路
⇨：ヒトにおける合成経路

図 6.2 多価不飽和脂肪酸の合成経路

本人の日常生活では必須脂肪酸欠乏になることはないと考えられている．

6.3 大豆に含まれるリノール酸および α-リノレン酸とその栄養特性

大豆は種子中に Δ^{12} および Δ^{15} 不飽和化酵素を有しているため，オレイン酸（9c-18：1）からリノール酸（9c,12c-18：2）さらには α-リノレン酸（9c,12c,15c-18：3）をつくることができる（図6.2）．大豆には約50％のリノール酸と10％弱のα-リノレン酸が含まれ，n-6系とn-3系の脂肪酸のバランスがとれている．α-リノレン酸は構造上，酸化安定性が特に低く，大豆油では，いわゆる"戻り臭"の原因となることがしばしば問題とされる．米国においては，大豆油の酸化安定性や栄養的価値を改善するための試みとして，育種や遺伝子組換え技術により，低リノレン酸タイプや高オレイン酸タイプなどの脂肪酸組成を改変した大豆が作出されている（表6.4）[5]．

表6.4 米国において育種および遺伝子組換えにより改変した大豆の脂肪酸組成（重量％）[5]

大豆の種類	16：0	18：0	18：1 n-9	18：2 n-6	18：3 n-3
従来型の大豆	10.4	3.2	23.5	54.6	8.3
低リノレン酸系	10.1	5.3	41.1	41.2	2.2
高オレイン酸系	6.4	3.3	85.6	1.6	2.2
低パルミチン酸系	5.9	3.7	40.4	43.4	6.6
低飽和脂肪酸系	3.0	1.0	31.0	57.0	9.0
高パルミチン酸系	23.2	4.8	21.6	47.3	3.5
高ステアリン酸系	8.6	28.7	16.2	41.6	4.9

6.3.1 リノール酸

リノール酸は，ヒトも含めたほとんどの動物の生命維持に不可欠で，第一義的な必須脂肪酸である．生理機能としては，Keys らや Hegsted らの報告のように，ヒトにおけるリノール酸の血清コレステロール濃度低下作用が，古くからよく知られている[6,7]．しかし，リノール酸の摂取量がエネルギー比で15％を超えるような相当な多量摂取状態では，降コレステロール作用はなくなり，

HDL コレステロール濃度が低下するようになる[8]．リノール酸摂取量の増加とがんのリスクの関連が危惧されることがあるが，メタアナリシスの結果からは，少なくとも，乳がん，大腸がんおよび前立腺がんの発症との関連は認められないようである[9]．

生体内で様々な生理機能を示すエイコサノイド類の基質となるアラキドン酸は，リノール酸から代謝される．アラキドン酸は一般的な油脂にほとんど含まれていないため，実際上，リノール酸はアラキドン酸の供給源として重要である．アラキドン酸からは炎症性のロイコトリエンが生成するため[10]，リノール酸の摂取が危惧される要因となっているが，一方で，アラキドン酸からはリポキシンという抗炎症性の物質も生成される（図6.1参照）．n-6系とn-3系の脂肪酸は代謝経路が競合しているため，リノール酸の多量摂取により$α$-リノレン酸からのEPAやDHAの生成が抑制される可能性があるが，EPAやDHAの摂取量が十分であればその影響は小さいと考えられる．

6.3.2　$α$-リノレン酸

$α$-リノレン酸は代表的なn-3系脂肪酸で，前述のように必須脂肪酸としての作用はn-6系脂肪酸とは異なる．$α$-リノレン酸は，ヒトの体内でオレイン酸やリノール酸に比べ非常に$β$酸化を受けやすく[11]，体内で容易にエネルギー源となる．このことから，この脂肪酸には抗肥満因子としての機能が期待される．また，ヒトにおいて$α$-リノレン酸の摂取は，血清コレステロール濃度およびトリアシルグリセロール濃度を低下させ[12]，種々の炎症メディエーターの血中レベルを抑え[13]，冠動脈疾患の進行を抑える[14]ことが示唆されている．

6.3.3　n-6/n-3 比

n-6系およびn-3系脂肪酸は生体内での代謝経路が互いに競合しており，しかも作用が異なることから，必須脂肪酸がその機能を十分に発揮するためには，これらの摂取バランスが重要である．日本人の場合，n-6/n-3比は約4で，この値が10以上の欧米諸国（米国で16，英国や北欧で15など）に比べるとかなり低い．n-6/n-3比が4というのは，少なくとも健康のために望ましく，日本人は平均値的には好ましい状態にあると判断される．

n-6/n-3比は，健康の維持と増進にとって重要な因子の1つであると考えら

れている．ヒト介入試験の結果から，n-6/n-3 比を 10 程度から 4 程度まで低下させると心臓病発症の予防に効果的であることが示唆されている[15]．動脈硬化との関連で注目される炎症反応に対しては，n-6/n-3 比を 1 前後にまで低下させると，体内の種々の炎症性マーカーが低下することも観察されている[16,17]．また，n-6/n-3 比とある種のがんの発症との関連[18]や，骨密度とは負の相関を示す[19]ことなども報告されている．

6.4 おわりに

　大豆の脂質には，通常，リノール酸と α-リノレン酸が 5：1 〜 7：1 の割合で含まれる．日本で消費される大豆の大部分は大豆油の原料として利用されていて，日本人にとって大豆油は特に α-リノレン酸の貴重な供給源である．日本人の油脂摂取量の約 60％は α-リノレン酸を比較的多く含むなたね油（36％）と大豆油（23％）で占められており，大豆油の摂取は日本人の n-6/n-3 比が 4 程度を維持している大きな要因の 1 つになっている．一般に，α-リノレン酸の EPA への反応系はリノール酸からアラキドン酸の反応系に比べ進みやすいといわれているが，大豆油のように 2 つの系列の脂肪酸が含まれると，これらの反応系は互いに干渉する．したがって，近年問題になっているリノール酸の過剰摂取によるエイコサノイド産生のインバランスによる悪影響（アレルギー症状など）に対しても n-3 系の α-リノレン酸の存在は有効に作用すると考えられる．大豆はリノール酸と α-リノレン酸の両方をバランスよく含んでおり，質的にも量的にも優れた食品である．

参 考 文 献

1) 香川芳子．新しい「日本食品標準成分表 2010」による食品成分表．女性栄養大学出版部 2011; 222-223.
2) Burr GO, Burr MM. A new deficiency disease produced by the rigid exclusion of fat from the diet. *J Biol Chem*. 1929; **82**: 345-367.
3) 菅野道廣．「あぶら」は訴える 油脂栄養論．東京：講談社 2000; 16.
4) 菅野道廣．「あぶら」は訴える 油脂栄養論．東京：講談社 2000; 33.
5) Liu KS. Soy oil modification: products, applications. *INFORM*. 1999; **10**: 868-878.
6) Keys A, Anderson JT, Grande F. Predictions of serum-cholesterol responses in man to changes in fats in the diet. *Lancet*. 1957; **2**: 959-966.

7) Hegsted DM, McGandy RB, Myers ML. Stare FJ. Quantitative effects of dietary fat on serum cholesterol in man. *Am J Clin Nutr.* 1965; **17**: 281-295.
8) Brown HB. Food patterns that lower blood lipids in man. *J Am Dietet Assoc.* 1971; **58**: 303-311.
9) Zock PL, Katan MB. Linoleic acid intake and cancer risk: a review and meta-analysis. *Am J Clin Nutr.* 1998; **68**: 142-153.
10) Lewis RA, Austen KF. The biologically active leukotrienes: Biosynthesis, metabolism, receptors, functions, and pharmacology. *J Clin Invest.* 1984; **73**: 889-897.
11) DeLany JP, Windhauser MM, Champagne CM, Bray GA. Differential oxidation of individual dietary fatty acids in humans. *Am J Clin Nutr.* 2000; **72**: 905-911.
12) Djoussé L, Hunt SC, Arnett DK, Province MA, Eckfeldt JH, Ellison RC. Dietary linolenic acid is inversely associated with plasma triacylglycerol: the National Heart, Lung, and Blood Institute Family Heart Study. *Am J Clin Nutr.* 2003; **78**: 1098-1102.
13) Zhao G, Etherton TD, Martin KR, West SG, Gillies PJ, Kris-Etherton PM. Dietary α-linolenic acid reduces inflammatory and lipid cardiovascular risk factors in hypercholesterolemic men and women. *J Nutr.* 2004; **134**: 2991-2997.
14) Djoussé L, Arnett DK, Carr JJ, *et al*. Dietary linolenic acid is inversely associated with calcified atherosclerotic plaque in the coronary arteries: the National Heart, Lung, and Blood Institute Family Heart Study. *Circulation.* 2005; **111**: 2921-2926.
15) Lorgeril M, Salen P, Martin JL, Monjaud I, Delaye, J, Mamelle N. Mediterranean diet, traditional risk factors, and the rate of cardiovascular complications after myocardial infarction—Final Report of the Lyon Diet Heart Study. *Circulation.* 1999; **99**: 779-785.
16) Caughey GE, Mantzioris E, Gibson RA, Cleland LG, James MJ. The effect on human tumor necrosis factor α and interleukin 1β production of diets enriched in n-3 fatty acids from vegetable oil or fish oil. *Am J Clin Nutr.* 1996; **63**: 116-122.
17) Rallidis LS, Paschos G, Liakos GK, Velissaridou AH, Anastasiadis G, Zampelas A. Dietary α-linolenic acid decreases C-reactive protein, serum amyloid A and interleukin-6 in dyslipidaemic patients. *Atherosclerosis.* 2003; **167**: 237-242.
18) Maillard V, Bougnoux P, Ferrari P, *et al*. *N*-3 and *N*-6 fatty acids in breast adipose tissue and relative risk of breast cancer in a case-control study in Tours, France. *Int J Cancer.* 2002; **98**: 78-83.
19) Weiss L, Barrett-Connor E, von Muhlen D. Ratio of n-6 to n-3 fatty acids an bone mineral density in older adults: the Rancho Bernardo Study. *Am J Clin Nutr.* 2005; **81**: 934-938.

（古場一哲）

第4部　日本食を支える大豆の生産と遺伝子資源

第1章　大豆の食糧価値と生産・消費

1.1　大豆の食糧としての価値

　世界の食糧は比較的少数の穀類が大きな比重を占めており，なかでも稲，小麦およびトウモロコシの3作物は，いずれも年生産量が約7億トンで，他の作物より圧倒的に多い．大豆は年生産量が急増して数年前には2億トンを超し，これらの3作物に次ぐ第4の穀類の地位にある．この4つの作物にジャガイモ，キャッサバなどのイモ類を加えた少数の作物が世界の主要食糧を構成している．

表1.1　主要なマメ類の成分比較（全粒100g中）

成分	ダイズ	アズキ	ラッカセイ	インゲンマメ	リョクトウ
エネルギー (kcal)	417	339	562	333	354
水分 (g)	12.5	15.5	6.0	16.5	10.8
タンパク質 (g)	35.3	20.3	25.4	19.9	25.1
脂質 (g)	19.0	2.2	47.5	2.2	1.5
炭水化物 (g)	28.2	58.7	18.8	57.8	59.1
灰分 (g)	5.0	3.3	2.3	3.6	3.5
無機質 (mg)					
ナトリウム	1	1	2	1	0
カリウム	1,900	1,500	740	1,500	1,300
カルシウム	240	75	50	130	100
マグネシウム	220	120	170	150	150
リン	580	350	380	400	320
鉄	9.40	5.40	1.60	6.00	5.90
亜鉛	3.20	2.30	2.30	2.50	4.00
銅	0.98	0.67	0.59	0.75	0.90
ビタミン (mg)					
B_1	0.83	0.45	0.85	0.50	0.70
B_2	0.30	0.16	0.10	0.20	0.22
B_6	0.53	0.39	0.46	0.36	0.52
E	3.6	0.6	10.9	0.3	0.9
食物繊維 (g)	17.1	17.8	7.4	19.3	14.6

五訂日本食品成分表[1]より作成.

この中で，大豆は唯一のマメ科作物であり，子実に多量のタンパク質や脂質を蓄積する．また，大豆は根粒菌と共生して空気中の窒素を利用できることなど，イネ科作物やイモ類にはみられない生理的な特性を有している．大豆の生産量は20世紀後半顕著に増加したが，これは大豆の食糧としての価値が高いことを反映したものといえよう．

世界的には大豆は主として油糧資源として利用されるが，加えて搾油後に生ずる大豆粕は家畜の飼料として重要である．この2つの用途が世界の大豆需要の85%以上を占める．大豆はタンパク質と脂質を多く含み，無機質やビタミン類も多く含む（表1.1）．マメ科作物の中では，大豆がもっともタンパク質含有率が高く，大豆は「畑の牛肉」と呼ばれる理由もこのためである．日本を含む東アジアや東南アジアでは多様な大豆食品が食生活の基盤となっている．近年では，イソフラボンやペプチドなどの機能性成分を多く含むことから，大豆の食糧としての価値は一層高まっている．

1.2 大豆の生産

1.2.1 世界の地域別生産量と単収

世界の大豆作付面積，単収，収穫量はいずれも20世紀の後半に飛躍的に増加した（表1.2）．すべての地域において作付面積の増加がみられるが，とりわけ南北アメリカ大陸において顕著であった．1970年頃までは米国で，1970年以降は南米（ブラジル，アルゼンチン，パラグアイなど）において急速に生産地が拡大し，現在では南米の生産量は北米を上回っている．単収は地域差が大

表1.2 世界の地域別大豆の収穫面積，単収および収穫量

項目	年	世界	アジア	アフリカ	ヨーロッパ	北米	南米
収穫面積	1960	21.1	11.5			9.2	0.2
(100万ha)	2010	102.3	19.7	1.1	2.7	32.5	46.2
単収	1960	1.3	0.8			1.6	1.3
(トン/ha)	2010	2.6	1.4	1.3	1.7	2.9	2.9
収穫量	1960	28.0	11.3			14.8	0.2
(100万トン)	2010	261.6	27.8	1.5	4.8	95.0	132.3

FAO統計資料[2]より．

きく，南北アメリカで高くアジア，アフリカで低い．

1） 単収の地域間差異

大豆単収の世界平均は 2.2〜2.3 トン/ha であるが，単収水準には地域で大きな差がみられる（表 1.2）．1970 年代以降の単収の推移を，主要な大豆生産国間および日本について比較すると，米国がもっとも収量が高い．ブラジルは 1970 年頃には中国や日本と同水準であったが，それ以降は増加率が大きく，2000 年代に入り米国に並ぶ高水準に達している．ブラジルでは 2000 年以降，干ばつが数年ごとに発生しているものの，気象災害が少ない年次では米国に匹敵する収量水準に達し，平年収量が 3 トン/ha に近づきつつある．一方，中国と日本は長い生産の歴史を有しているにもかかわらず，南北アメリカよりもかなり低水準に留まっている．両国の比較では，2000 年までは日本が上回っていたが，それ以降は日本の単収が低い年次が多い．2002 年以降，日本の単収が大きく低下している年次が続いているが，これは低温や干ばつなどの気象災害が主因である．この点を考慮すると，中国と日本はほぼ同じ収量水準にあり，平年収量は約 1.8 トン/ha といえる．近年急激に生産量を増やしているインドの収量は，緩やかに上昇してはいるものの，1 トン/ha を少し超えた程度で，その水準は未だ低い．

2） 単収を規制する気象の地域間差異

単収は品種や環境条件および栽培技術によって規定されるが，単収の地域間差異は，環境要因，なかでも気象要因に大きく影響される．生育期間の気温と降水量について，主要な産地（米国，ブラジル，中国）に日本の南北 2 地点を加えた 5 地点間を比較したのが図 1.1 である．気温についてみると，ブラジルの主要大豆生産地であるセラードに所在するゴイアニアは，生育全期間において 23〜25℃の安定した高温であるのに対し，温帯に属する他の 4 地点は真夏を頂点とする放物線を描いて変動し，春と秋は顕著に低下する．温帯の 4 地点間では，生育全期間をとおして福岡は高温であるのに対し，帯広は 8 月まではもっとも低い．福岡の真夏の気温は，熱帯のゴイアニアを上回る．一方，帯広の生育前半の気温は他地域に比べて顕著に低い．

降水量においても顕著な地域間差異が見られる．ゴイアニアは生育期間を通じて 170〜280 mm の月降水量がある．福岡は，梅雨と秋雨の影響で真夏の前後に降水のピークを持つのが特徴であるのに対し，ハルビンは真夏に鋭いピー

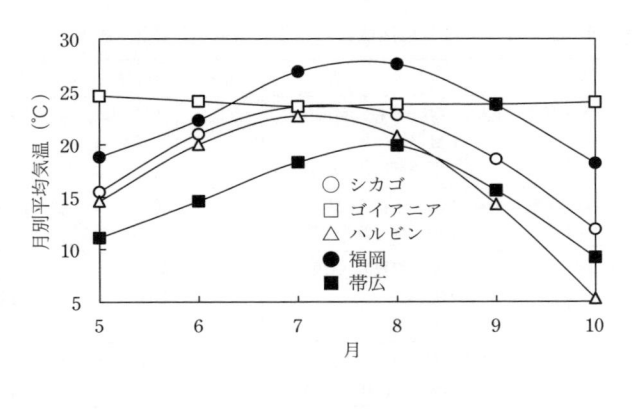

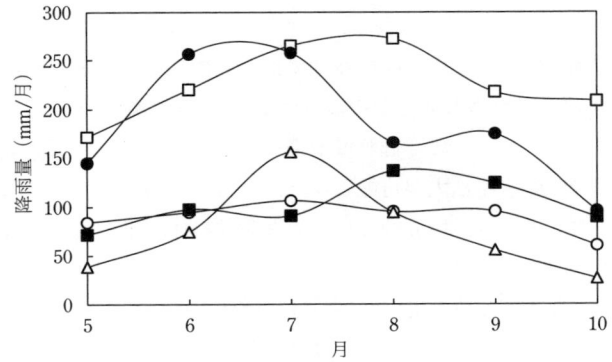

図 1.1 世界の主要な大豆産地の気温と降水量
ブラジルの月は 10〜3 月．シカゴ：アメリカ中西部，ゴイアニア：ブラジルセラード，ハルビン：中国東北部．
国立天文台資料[3] から作図．1961〜1990 年の平均値．

クがあり，生育前半と後半では顕著に低下する．シカゴは生育期間を通じて比較的少ない量ではあるが安定している．ゴイアニアは気温と降水量にもっとも恵まれており，両気象要因の不足のストレスが少ないと判断される．福岡は夏期の高温ストレスと水ストレス，生育前半と成熟期近くの多雨による湿害が阻害要因といえる．北海道では生育前半あるいは開花期における低温による冷害が収量を大きく規制している．

3) 栽培技術・コストの地域間差異

大豆の単収は栽培技術によっても大きく影響される．表 1.3 には代表的な大

表 1.3 主要なダイズ栽培地域における栽培環境・技術の比較

地　域	緯　度	気　象	品　種	栽植密度	作付様式	経営規模
ブラジル中西部	10～20	高温・多雨	有限，小粒，耐倒伏性，GM品種 非日長感応性，裂莢性難	高	連作，輪作 一部不耕起	数百ha（個別）
アメリカ中西部	35～45	中温・少雨	無限，小粒，GM品種 耐倒伏性，裂莢性難	高	輪作 一部不耕起	数百ha（個別）
中国東北部	40～48	冷温・少雨	無限（半無限，有限もあり） 小粒，裂莢性難	中	輪作 耕起	数ha（個別） 数十ha以上（集団）
日本北部	35～45	中温・多雨	有限，白目，大粒 裂莢性易，非GM品種	小	水田輪作 耕起	1ha以下（個別） 数十ha（集団）

豆産地の栽培技術の概要を示す．品種特性では，有限品種と無限品種がそれぞれ主体である地域に二分される．ブラジルでは，短日性植物である大豆に非日長感応性の遺伝子を導入して，低緯度地帯への品種の適応性を高めることによりセラード地帯への生産拡大が可能となった．日本は白目・大粒や高タンパク質含有量を重視しており，世界的には特異な品種特性を重視している．また，日本の品種は耐倒伏性および耐裂莢性が劣る．ブラジルと米国では除草剤耐性GM（遺伝子組換え）品種を用いた不耕起播種が主体であるのに対し，中国と日本では未だ普及していない．栽植密度は南北アメリカ諸国はきわめて高いのに対し，日本は低い．これには品種の耐倒伏性と生育前期の降雨量・日射量などの差が関係している．作付様式は，日本では水田輪作が主体であるのに対し，他の地域ではトウモロコシ，小麦，ジャガイモなどの畑作物との輪作が行われる．経営規模には大きな差がみられ，数百ha以上の規模で栽培される米国，ブラジルに対し，日本はきわめて小さく，個別経営では大きくても数ha程度であり，北海道や本州の集団経営でも数十haにすぎない．

主要作物の生産費は，大豆輸出国であるパラグアイを例にとると，大豆は小麦と大差なく，トウモロコシよりは少ない[4]．非GM品種とGM品種を導入した経営体を比較すると，GM品種導入により除草剤代が顕著に減少しており，粗収益は大豆が他作物より格段に大きく，この地域での大豆の有利性を示している．しかし，輸出国における大豆の有利性は，当然のことながら，各作物の単収と国際価格によって大きく変動する．近年，干ばつなどの異常気象が頻発

し，単収の低下を招いている．また，数年前にはトウモロコシのバイオエネルギーへの利用の急増などによる国際価格の相対的な上昇がみられた．このような要因から，他作物に比較した大豆の有利性は大きく変動しうるので，輸出国における大豆生産量の増減はこれら気象要因や社会経済要因によって左右される．

1.2.2　日本の地域別生産量と単収

　わが国の大豆作付面積・生産量は長期的に減少傾向にある．収穫量は1920年前後に50万トンを越し，過去最高を記録したが，その後長期的には減少傾向にある．2012年の全国生産量は23.6万トンであり，地域別では北海道，東北，九州の順に生産量が多かった．都道府県別では，北海道，宮城，佐賀，福岡，新潟の5道県が1万トンを越した[5]．近年は米の生産調整のため水田での作付けが増加しつつあるが，約400万トンの年間需要量にははるかに不足で，大部分を輸入に依存しており，自給率はわずか数％にすぎない．単収は1.6～1.7トン/ha程度で，南北アメリカより低位にある．

1)　単収の地域間差異

　都道府県ごとにみた大豆平年単収は，北海道がもっとも高く約2.4トン/ha，次いで関東・東山と九州，北陸，東北と続く．東海から中国・四国に至る地域がもっとも低い．北海道の単収水準は，南北アメリカ大陸諸国に匹敵する．

2)　気象の地域間差異

　稲収量の都道府県による違いは，登熟期間の気温や日射量によって説明しうる．しかし，大豆の単収の地域間差異は，気温と日射量からは説明が困難な年次も少なくない．多収年におけるわが国の大豆収量の地域間差異は，気温や日射量よりも，適度な降雨量によってより強く影響されることが指摘されている[4]．換言すると，わが国における大豆作は，土壌水分を適度な範囲に制御することが，多収の基本的な要因であるといえる．

3)　生産コスト

　わが国の大豆生産費（費用合計）は473,360円であり，代表的な輸出国であるパラグアイの259.8ドル（いずれもha当たり）に比べ，10倍以上にもなる[5]．各費目の割合（％）を比較すると，わが国は労働費の割合が28％と顕著に大きく，そのためそれ以外の費目の割合は相対的に小さくなっているが，わが国

の実際の金額はどの費目においても格段に大きい．

1.3 大豆の利用

1.3.1 世　　界

　世界全体では大豆は油糧作物としての利用が主体であり，搾油後の大豆粕は家畜飼料として利用される．日本を含む東・東南アジアでは大豆を素材にした多様な食品が工夫され，基本的な食材の地位を占めており，近年では，経済的・宗教的な理由で肉食をしない人々のタンパク食品としての利用法が研究されている．以下に主要な用途を述べる．

1）食用油

　食用油としては，大豆のほかにヒマワリ，ラッカセイ，ワタ，ナタネなどが用いられるが，大豆油がもっとも多く使われている．大豆油は不飽和脂肪酸に富んでおり，特にリノール酸の含有率が高いことが特徴である．

2）家畜飼料

　脱脂後の大豆粕はタンパク質を多く含むので，栄養価の高い飼料として大量に利用されている．中国を始めとした新興国の生活水準の向上に伴い，肉類の需要が高まっていることから，今後も大豆粕の飼料としての需要は増加すると予測される．

3）工業的利用

　大豆油はその理化学的特性から，印刷用インク，接着剤，塗料，潤滑油，プラスチックなどの原料として様々な用途に利用される．特に大豆油を原料としたインクは石油を原料としたものに比べて毒性が低く，紙のリサイクルが容易なことから，利用が急速に拡大している．バイオディーゼル油としての利用も始まっており，原油価格の高騰が続くような状況では今後利用が拡大する可能性がある．

1.3.2 日　　本

　大豆の種子はタンパク質を約35％，脂質を約20％含み食品としての栄養価が高い．ビタミンB_1，Eやレシチン，イソフラボン，サポニンなどの微量成分を比較的多く含み，健康維持に有効な機能との関連で注目されている．わが国

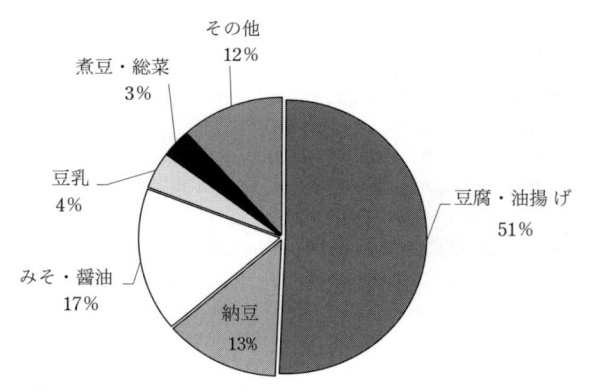

図 1.2 わが国の食品用大豆の用途別利用割合
農林水産省資料[5]から作図．年間利用量（2012 年）93.2 万トンの内訳（%）を示す．

では約 100 万トンが多様な食品素材として利用されているが，そのうち約半分は豆腐・油揚げ用である（図1.2）．大豆の食品としての利用法は多様であるが，発酵の有無によって 2 つに分類される．

1) 無発酵食品

未成熟な時期に収穫する枝豆，大豆粒を遮光下で発芽させたモヤシ，粒を粉砕したきな粉などはもっとも簡易な利用方法である．加熱や成分抽出を伴う豆乳，ゆば，豆腐なども長い利用の歴史がある．このほか，菓子原料としても広く用いられる．また，近年ではタンパク質を抽出，成型（繊維状，粉末状など）して多様な食品原料として用いる．脱脂後の大豆は，醤油原料や人造肉などの加工用原料に用いられる．

2) 発 酵 食 品

醤油，みそは中国にその原型をみることができるが，わが国で発展した独特の発酵食品である．大豆，麦，米を原料としてコウジカビの働きを利用して造る．食塩を加えるので長期間の保存に耐える．一方，納豆は塩を使わない無塩発酵なので保存がきかない．また，納豆はカビではなくバクテリアによる発酵である．納豆と同じ無塩発酵食品として，インドネシアのテンペ，タイのトゥアナオ，ネパールのキネマなどの類似の大豆無塩発酵食品が普及している．

参 考 文 献

1) 食品成分研究調査会編. 五訂日本食品成分表. 東京：医歯薬出版 2001; 30-37.
2) FAO (Food and Agriculture Organization). FAOSTAT 2012. http://faostat.fao.org/site/567/default.aspx#ancor
3) 国立天文台編. 理科年表. 東京：丸善 2000.
4) 国分牧衛. 世界のダイズ生産技術の現状と展望. 喜多村啓介 他編. 大豆のすべて. 東京：サイエンスフォーラム 2010; 75-92.
5) 農林水産省. 統計情報 2013. http://www.maff.go.jp/j/tokei/

(国分牧衛)

第 2 章　日本の大豆の育種と遺伝資源

2.1　日本の大豆育種の現状

2.1.1　国内の主要品種

日本の大豆育種は，農事試験場で始まった在来品種の品種比較試験からは約 120 年，近代的な育種法である純系分離法や交雑育種法の開始からでも 100 年以上の歴史がある[1].

表 2.1　国内の主要な大豆品種

作付順位	品種名	育成年次	作付面積(ha)*	作付割合(%)	主な栽培地域
1	フクユタカ	1980	33,488	25.5	東海〜九州
2	エンレイ	1987	14,756	11.3	北陸・東北南部
3	ユキホマレ	2001	10,764	8.2	北海道
4	リュウホウ	1995	10,135	7.7	東北中部
5	タチナガハ	1986	8,724	6.7	関東・東北南部
6	おおすず	1998	4,160	3.2	東北北部
7	ミヤギシロメ	在来品種	4,137	3.2	東北中部
8	サチユタカ	2001	3,335	2.5	近畿・中国
9	いわいくろ	1998	3,182	2.4	北海道
10	スズマル	1988	3,008	2.3	北海道
11	ユキシズカ	2002	2,959	2.3	北海道
12	トヨムスメ	1985	2,817	2.1	北海道
13	丹波黒	在来品種	2,604	2.0	近畿・中国
14	タンレイ	1978	2,368	1.8	東北中部
15	オオツル	1988	1,753	1.3	近畿
16	納豆小粒	在来品種	1,741	1.3	関東
17	ナンブシロメ	1977	1,658	1.3	東北北部
18	ナカセンナリ	1978	1,539	1.2	東山
19	むらゆたか	1988	1,339	1.0	九州
20	ことゆたか	2005	1,279	1.0	九州
	総作付面積		131,100		

* 2011 年産.

（農林水産省調べ）

これまでに国内で育成された品種は，農林認定品種（旧命名登録品種）だけでも約150品種に達しており，国内で経済栽培されている大豆品種の多くは育成品種で占められている．一方「丹波黒」「納豆小粒」のような在来品種または在来品種から選抜した品種も一定量の作付けがなされており，根強い実需者のニーズがある．

表2.1に国内の主要な大豆品種を示したが，上位5品種で栽培面積の約6割，20位までで約9割を占める反面，ごくわずかの栽培面積しかない品種も少なくない．その多くは自家消費または域内消費されるものが多いと考えられるが，「秘伝」「中鉄砲」「もち大豆」のように在来品種を六次産業の核として村おこしに使う例も見られる．

一方「フクユタカ」「エンレイ」のような作付上位を占める品種は，ネームバリューがあり，実需者ニーズが高いこともあってなかなか新品種と置き換わらない問題が指摘されている．長い間栽培されていると農家・実需者とも栽培や加工に習熟することに加え，大面積で栽培されるようになるとロットの確保が容易になるメリットがある．その反面，品種の画一化・固定化の進行に伴い自然災害を受けやすくなる，病虫害相の変化に対応できなくなるなどの問題点が指摘されている．実際に「エンレイ」「タチナガハ」などでは小粒化，しわ粒の発生，青立ちの多発，低収化など様々な問題が生じてきており，新しい品種への転換が求められている．

2.1.2 大豆の育種体制

品種育成には10年単位の年月と広い育成圃場が必要であるが，国内では大豆の栽培面積が小さく投資に見合う成果が得られにくいことから，民間会社の育種や都道府県の単独事業による育種は少なく，これまで国の事業として取り組まれてきた．現在日本で主に大豆の育種を行っているのは，独立行政法人農業・食品産業技術総合研究機構の4場所および旧指定試験地の地方独立行政法人北海道立総合研究機構の2場所と長野県野菜花き試験場だが，2010年度の指定試験制度の廃止などに伴って定員や予算削減の動きが出ており，今後国内の大豆育種体制は大きく変化することが予想される．

ほかに用途を限定した小規模な品種育成は茨城県農業総合センター，福岡県農業総合試験場などが実施している．また海外では民間の育種会社も多いが，

国内ではわずかに雪印種苗（株），カネコ種苗（株）などがエダマメの育種を実施しているにすぎない．

2.1.3 育種目標

大豆の育種目標は，農家や実需者のニーズを踏まえて設定されるが，育成にかかる期間が長いことから，様々な社会情勢の変化に柔軟に対応できるよう通常は幅広く設定されている．また国産大豆はほぼ全て食品用であり，実需者のニーズに合致する必要がある上に，政策作物でもあることから，「新たな食料・農業・農村基本計画」などの様々な政策の実現に向けた目標設定も必要である．

主な育種目標は表2.2に示したが，地域ごとに求められる形質は異なるので，育成場所によって育種目標はさらに細かく設定されている．

1) 収量向上・安定生産

国産大豆は全国の平均収量が160～170kg/10a程度で世界平均の250～260kg/10aに比べて極端に低く，また年ごとの豊凶の差が大きい．国産大豆の低収要因は品種だけではないが，生産者・実需者双方から安定多収品種の育成

表2.2 大豆の主な育種目標

項　目	育　種　目　標
1. 収量向上・安定生産	
多収性	開花期，成熟期，伸育型，草型，莢数，多粒莢率，長花梗，（葉形）など
機械化適性	耐倒伏性，最下着莢節位高，難裂莢性，青立ち耐性
ストレス耐性	耐冷性，耐湿性，耐干性など
病虫害抵抗性	モザイク病抵抗性，わい化病抵抗性，茎疫病抵抗性，葉焼け病抵抗性，シストセンチュウ抵抗性，ハスモンヨトウ抵抗性など
2. 品質向上	
外観品質	粒大，粒色，臍色，粒形，くすみ，粒揃いなど
加工適性関連成分	高タンパク，高糖分，7S/11S比など
加工適性	豆腐の堅さ・風味，蒸煮大豆の堅さ・色，納豆の糸引きなど
3. 新規形質	
外　観	粒大（極大，極小），種皮色（緑，黒，赤，鞍掛），子葉色（緑），粒形など
子実成分	リポキシゲナーゼ欠失，サポニン欠失，高11S，低7S，高イソフラボン，高α-トコフェロール，高ルテインなど
安全性	低アレルゲン，低カドミウム

が強く求められていることから，収量向上と安定生産が最大の育種目標となっている．収量向上と安定生産のためには，品種の基本的な収量性の向上とともに，病虫害抵抗性や環境ストレス耐性の付与による被害軽減など収量低下の防止が主要な育種目標となる．

耐倒伏性，最下着莢節位高，難裂莢性のようなコンバイン収穫適性もこの範疇に入るが，受光態勢を維持して光合成活性を高く保つためにも耐倒伏性は特に重要な育種目標となっている．

2）品質向上

国産大豆は輸入大豆に対し外観品質など品質面の優位性で，一定の需要を確保してきた．しかし海外でも高品質大豆の育成が進み，色彩選別機などの導入による品質向上も図られたことにより品質の差は縮小しており，より高品質な品種の育成が求められている．

外観品質では白目，大粒，難裂皮のほか，粒ぞろい，種皮色のくすみ，粒形などが重視され，特に煮豆など外観品質が製品に残る用途では粒大や裂皮は厳しく選抜されている．また収穫時に茎水分が多いと汚粒が発生して外観品質が低下するので，青立ち耐性も求められている．

子実成分では豆腐用には高タンパク含量，煮豆・納豆用には高糖分含量のものが求められる．さらに最近では実際に豆腐やみそに加工して，外観，風味，食感などの評価が良好な系統が選抜されている．

3）新規形質

大豆でも国内外の生産地間の競争激化に伴い，高付加価値化を目指した緑大豆などの有色大豆や高機能性など特徴ある成分を有する品種の育成が求められるようになっている．このため小粒の黒大豆，黄豆の極大粒などに加え，貯蔵タンパク質などタンパク質成分の改変やイソフラボン含量の向上などの成分改変などが育種目標となっている[2]．近年では消費者の安全性志向からアレルゲン成分やカドミウム含量の低減など食の安全に寄与する成分改良も試みられるようになっている．

2.1.4 大豆の育種法

1）純系分離法

純系分離法（分離育種法）は在来品種などの遺伝的に雑駁な集団から優良な

系統を選抜していく方法である．自然交雑や自然突然変異による変異個体からの選抜も純系分離に含まれる．純系分離法で育成された品種には「丹波黒」から選抜された「兵系黒3号」，宮城県の在来品種から選抜された「ミヤギシロメ」などがあり，近年でも「のんたぐろ」などが育成されている．また地域活性化の観点から地場大豆に注目が集まっているが，在来品種は同じ名前でも遺伝的に雑多な複数の系統が含まれていることも多いので，この中から比較的優良な系統を選抜して地場大豆として普及させることも行われている．

しかし，在来品種や自然突然変異からの選抜は効率が悪く，現代の育種事業ではあまり取り入れられていない．

2) 交雑育種法

現在主流となっている交雑育種法は遺伝的に異なる品種を人工交配でかけ合わせて雑種集団を作成し，遺伝的固定化と系統選抜を組み合わせて選抜していく方法である．交雑育種法では交雑から固定化まで時間がかかり，育成期間は通常10年以上を要するが，遺伝的に異なる品種の交雑により，多くの有用形質を取り入れることができるため，両親を超える優良な品種の育成が可能である．「フクユタカ」や「エンレイ」など主要品種の多くは交雑育種法で育成さ

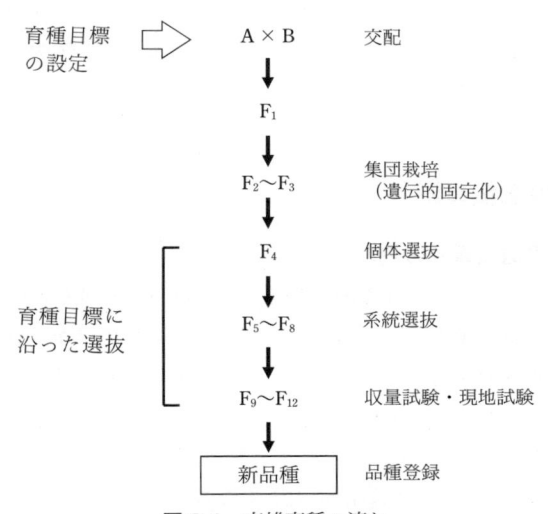

```
育種目標     ⇒   A × B        交配
の設定              ↓
                   $F_1$
                    ↓
                $F_2 \sim F_3$    集団栽培
                              （遺伝的固定化）
                    ↓
                   $F_4$         個体選抜
   育種目標に        ↓
   沿った選抜    $F_5 \sim F_8$    系統選抜
                    ↓
                $F_9 \sim F_{12}$  収量試験・現地試験
                    ↓
                  新品種        品種登録
```

図 2.1 交雑育種の流れ

大豆における典型的な育種の流れを示す．選抜世代などの細部は場所や育成系統によって異なる．

れた品種である．

典型的な育種の流れを図2.1に示す．大豆では遺伝的固定化をある程度進めてから選抜することが一般的で，F_2 および F_3 世代は早晩性などを除いて無選抜とし，ある程度遺伝的に固定した F_4 世代から個体選抜することが多い．その後，個体別に系統として系統選抜を行い，収量試験や現地試験などを経て，品種登録される．

より多くの遺伝的多様性を得るために3系交雑や4系交雑が行われることもあるが，通常は単交雑から育成を行うことが多い．

3) 突然変異育種法

突然変異育種法は γ 線などの放射線照射，EMSなどの化学変異原処理を行って，遺伝的変異を作出して従来品種の熟期や臍色（へそいろ）など特定の形質を改良した系統を選抜していく育種法である．これまでにシストセンチュウ抵抗性の「ネマシラズ」を早生化した「ライデン」「ライコウ」，「フクユタカ」の臍色を白目化した「むらゆたか」などの品種が育成されている[3]．

突然変異育種は直接品種化に至らなくとも，根粒超着生系統などの遺伝資源中からは見つからない変異を作出して，交配母本として育種的に利用する場合も少なくない．近年は成分改変育種で多く用いられ，7Sタンパク質の α サブユニット欠失，11Sタンパク質のグループIサブユニット欠失などの変異体の作出に用いられている．

2.2 大豆の遺伝資源

2.2.1 大豆の遺伝資源の現状

大豆の品種育成の素材となる遺伝資源には国内外の育成品種や在来品種などがあり，国内では農業生物資源研究所のジーンバンクのほか，各育成地でも主要な遺伝資源の保存を行っている．また，海外ではイリノイ大学にあるUSDAのジーンバンクに2万近い遺伝資源が保存されており，世界中に遺伝資源の提供を行っている[4]．

近年収集・保存される遺伝資源が大きくなるにつれ，全てをスクリーニングするよりも遺伝資源全体を遺伝的・形態的特性から大まかにグループ分けして，その代表的な品種を用いて一次スクリーニングを行い，必要に応じて二次スク

リーニングを実施する動きが出てきている．大豆でも遺伝資源全体をカバーできる比較的少ない数の遺伝資源を集めた「コアコレクション Core Collection」が作成され，配布が始まっている．

2.2.2 遺伝資源の多様性

　遺伝資源のうち，遺伝的に最も多様性を保持しているのは大豆の野生種とされるツルマメ（*Glycine soja*）である．ツルマメは河川敷や道路脇など，生態系が一時的に攪乱された環境に好んで生え，国内でも北海道南部から九州まで自生が見られる．大豆と簡単に交雑できる上に，SSR マーカーや SNPs を用いた研究などからツルマメの遺伝的多様性は大豆に比べてはるかに大きいことがわかっており[5),6)]，品種育成のための遺伝資源として非常に重要と考えられる．しかし，ツルマメはつる性，極小粒，濃褐色の種皮など劣悪形質も多く持っており，単交配ではこうした劣悪形質を十分取り除くことができないため，通常の育種では交配母本にほとんど用いられていない．

　このため遺伝的多様性の点からは，国内外の在来品種・育成品種が交配母本として重視されている．国内の在来品種は粒大や外観品質で優れるものが多いことから，これまでの交雑育種で主要な交配母本として用いられてきた反面，耐倒伏性や病虫害抵抗性が不十分な上に遺伝的多様性は比較的小さい．

　海外の在来品種や育成品種は，外観品質が国内の遺伝資源に比べて劣るものの，遺伝的多様性が大きく，国内品種に見られない病虫害抵抗性や機械化適性を備えている品種も少なくなく，収量性や耐病虫性の向上に欠かせない交配母本と考えられる．特に品種育成が進んだ米国の育成品種には国内品種以上の耐倒伏性や多収性を備えた品種が多く，今後の多収性育種の交配母本として注目されている．

2.2.3 遺伝資源の収集

　大豆は古くから栽培されてきたこともあって，国内各地に在来品種が残っているが，大豆生産の大規模化に伴う品種の画一化が進行したことに加え，農家の高齢化による自家消費的な生産が減少していることから，在来品種の消滅が危惧される．農業生物資源研究所のジーンバンク保存品種をみると，大豆の育成地の周辺の在来品種は比較的収集が進んでいるが，近畿，中国，四国地域な

ど育成地から遠い地域の在来品種は少なく，消滅前にこれら地域の在来品種の収集を急ぐ必要がある．

一方，国内に自生するツルマメは各地で探索が行われており，離島なども含めて毎年多くの系統が収集されている．大豆は唯一国内で野生種が自生する主要作物であり，ツルマメの系統的な収集・保存は，国際的な観点からも重要である．

海外遺伝資源は現地での直接収集，海外の育成機関・ジーンバンクなどからの導入などにより収集されているが，遺伝資源へのナショナリズムの高まりや，1993年に発効した「生物の多様性に関する条約（Convention on Biological Diversity：CBD）」など国際的な管理の強化により，海外遺伝資源の持ち出しや利用に一定の制限がかけられるようになっている．遺伝資源へのアクセスを容易にするため，「食料及び農業のための植物遺伝資源に関する国際条約（International Treaty on Plant Genetic Resources for Food and Agriculture：ITPGR）」も作られているが，大豆はITPGRの対象作物から外れており，今後は海外遺伝資源の活用にあたっては注意が必要である．なおCBDにはほとんどの国が参加しているが，最大の遺伝資源保有国の1つである米国は2013年時点で締結していない．

2.2.4 遺伝資源の活用例

病虫害抵抗性を導入した遺伝資源としては，「下田不知（げでんしらず）」由来のシストセンチュウレース3抵抗性，「Peking」由来のシストセンチュウ高度抵抗性，カナダから導入された「Harosoy」由来のモザイク病CD系統抵抗性などがあり，いずれも多くの国内品種にその特性が導入されている．また最近では，ブラジルの「IAC-100」の葉焼け病抵抗性を導入した「すずかれん」や「ヒメシラズ」由来のハスモンヨトウ抵抗性を導入した「フクミノリ」などが育成されている．

機械化適性ではタイから導入された「SJ2」由来の莢がはじけにくい特性（難裂莢性）が「ユキホマレ」などの北海道の品種に利用されているほか，最近では後述のようにマーカーと戻し交雑を利用したピンポイント改良で北海道以南の主要な大豆品種へも導入されている．

近年進展した成分改良育種では，大豆の青臭みの原因酵素であるリポキシゲナーゼを欠失した「PI408251」「早生夏」など，7Sタンパク質の$α'$欠失の「毛振」，

グループ A アセチルサポニン欠失の「A-b(F)-A0」などが遺伝資源として用いられ[2],「いちひめ」「エルスター」「なごみまる」「きぬさやか」「ななほまれ」などの成分改良品種が育成されている.

このほか,インドネシアから導入された「Wilis」由来のわい化病抵抗性[7],天草から収集されたツルマメ「QT2 系統」由来の 7S 完全欠失性[8],「GD50344」「B01167」由来の高ルテイン含量特性[9] など,遺伝資源中からは今後活用が期待される多くの特性が見つかっている.

2.2.5 突然変異による新たな育種素材の作出

突然変異育種は早生化・白目化などの農業特性の改良に加え,タンパク質などの成分改良に盛んに用いられたが,単一の遺伝子の変異によって得られる変異体の幅が限られることや既存の遺伝資源の活用などから次第に下火となった.

最近 McCallum ら[10),11)] が突然変異系統の効率的スクリーニング法である TILLING (Targeting Induced Local Lesions In Genomes) 法を開発し,突然変

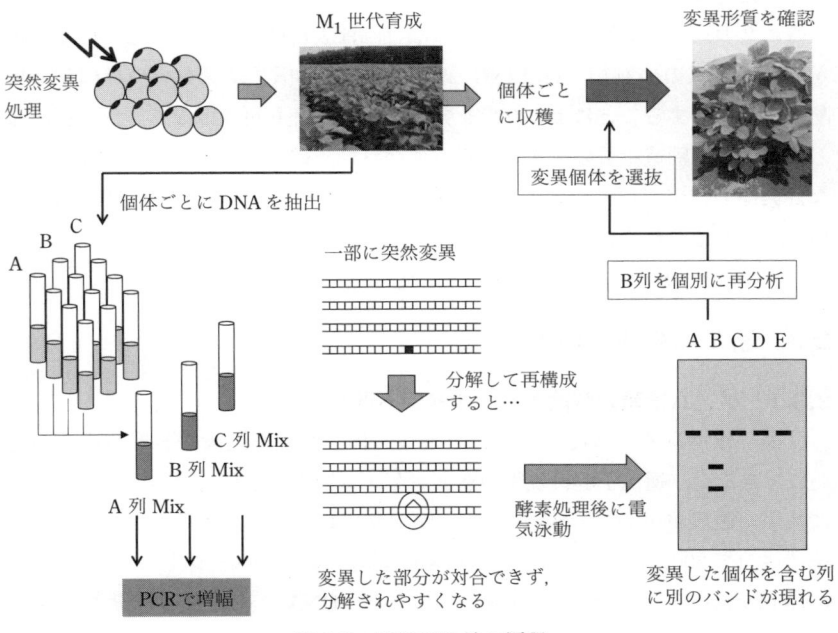

図 2.2 TILLING 法の原理

異育種は新たな局面を迎えた．TILLING法は，EMS処理などを行って作成した突然変異集団の各個体から目的遺伝子に変異が入っている個体・系統を見つけ出し，実際に栽植して目的形質が変化しているかどうかを確認して変異個体を選抜する逆遺伝学的な手法である．

TILLING法では，突然変異集団の各個体から個別にゲノムDNAを抽出した上で数個体分をまとめて鋳型サンプルとし，目的遺伝子のDNA配列の一部をプライマーとして増幅する．目的領域に変異を持つ個体が混じっていれば増幅後の遺伝子断片に対合しない部分ができるので，そこを解析することで，変異の有無を見分けることができる（図2.2）．

従来の突然変異育種では変異集団から表現型によって目的の突然変異個体をスクリーニングするが，多くの形質を選抜するためには何回も全集団をスクリーニングする必要があった．TILLING法では一度ゲノムDNAを抽出しておけば，目的遺伝子を増幅して調べるだけなので，多数の遺伝子の変異をスクリーニングするのに向いている．

さらに従来の形質選抜では，複数の遺伝子によって発現する形質については同時に2つ以上の遺伝子に変異が入らなければ表現型として現れないので選抜が困難であるのに対し，TILLING法では単一の遺伝子変異を見つけ出して交配などで集積することにより変異を発現させることも可能となる．代謝経路などにおける個別遺伝子の働きが明らかになれば，従来は作出できなかったような変異体の作出が可能になるので，特に成分改良育種の観点からTILLING法の活用が期待されている．

2.3 新たな育種の動き

2.3.1 ゲノム情報の解読とピンポイント改良

従来，作物育種では優良な形質を持つ個体・系統を選抜する形質選抜が行われてきたが，遺伝子解析技術の進展やゲノム情報の蓄積に伴い，遺伝子情報に基づく選抜が可能なDNAマーカーが開発されている．大豆でもゲノムが解読[12]されて2007年にダイズゲノム情報の概略がホームページ上に公開（http://www.phytozome.net/soybean.php）されると，DNAマーカーの開発が急速に進み，多くの形質についてマーカー選抜が可能となっている．

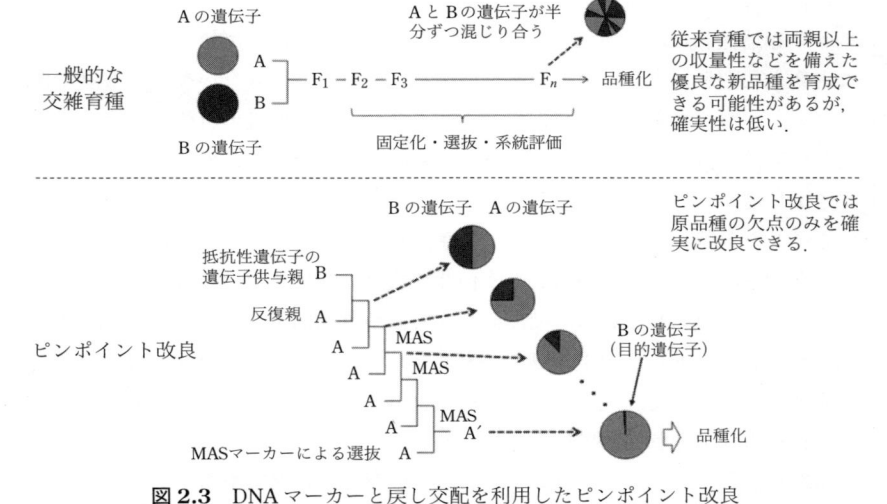

図 2.3 DNA マーカーと戻し交配を利用したピンポイント改良
交配後代のうち，目的遺伝子を持つ個体をマーカーで選抜して再度反復親と交配する．繰り返して交配することにより目的遺伝子以外はほとんどが反復親の遺伝子となった系統が得られる．

　現在のところ大豆の育種現場で DNA マーカーを大規模に用いるまでには至っていないが，これら開発された DNA マーカーによる選抜 (MAS：marker assisted selection) と戻し交雑を組み合わせて，原品種の欠点だけを改良するピンポイント改良が注目されている（図 2.3）．ピンポイント改良品種は基本的な品質や収量性は原品種と同等だが，病虫害の発生や刈り遅れなど導入遺伝子が優位性を発現できる状況下では収量低下を防いで実質的な増収となる上に，欠点以外の栽培特性や加工特性を原品種とほぼ同じにすることで，農家や実需者も受け入れやすくなるメリットがある．

　これまでに北海道の主力品種「ユキホマレ」にシストセンチュウ高度抵抗性を導入した「ユキホマレ R」や「サチユタカ」に難裂莢性を導入した「サチユタカ A1 号」などが育成されているほか，各地の主要な品種に病虫害抵抗性や難裂莢性など様々な形質の導入が試みられている．

2.3.2　多収化に向けた新たな育種の動き

　これまで国内では標準播種や中耕・培土など一般的な農家で用いられている

栽培体系に適合するような品種が選抜されてきた．しかし，無中耕無培土栽培や不耕起播種栽培など新たな栽培法の開発が進むにつれ，倒伏や病害虫の多発など新たな問題が生じてきており，従来品種では対応できないケースも出てきている．一方，有限伸育性で白目・大粒を典型とする最近の育成品種は，遺伝的・形態的な画一化が進み，新品種による画期的な多収化が期待できなくなってきている．

こうした現状を打破するために，長葉，短茎，少分枝，無限伸育型などの新たな草型を導入した系統の育成と密植栽培などの栽培技術の組合せが育種の現場で取り組まれ始めている．交配組合せでも海外遺伝資源を中心とした幅広い遺伝資源を積極的に活用する動きが出てきており，粒大や臍色などの品質選抜を必要最小限にして，機械化適性や病虫害抵抗性などの栽培性を重視する選抜への移行も模索され始めている．

なお，海外ではプロットコンバインなどの育種用作業機を用いて数千の系統を栽培し，収量性の選抜を行っている．国内でも育種の機械化の必要性は認識されているが，育種圃場が小さいこともあり，実際に機械化育種に取り組んでいる育成地はない．育種の機械化は今後の課題となっている．

品種開発は栽培技術の開発に比べてはるかに時間やコストがかかるが，一度開発されればほとんど維持コストをかけずにその効果を維持できる．また加工技術では限界がある製品の品質向上や新規食品の開発なども，成分改変など新たな品種特性を組み合わせることで幅を広げることができる．こうした品種開発の特徴を考慮した上で，育成された品種と栽培技術や加工技術をどう組み合わせるかが今後重要となるだろう．

参 考 文 献

1) 小島睦男．1. 育種組織の変遷（第1編　ダイズの育種，第1章　歴史と現状）．於：小島睦男編．わが国におけるマメ類の育種．総合農業研究叢書10号．農林水産省農業研究センター 1987; 1-9.
2) 喜多村啓介．ダイズの成分育種の現状と展望．於：喜多村啓介編．大豆のすべて．東京：サイエンスフォーラム 2010; 49-56.
3) 羽鹿牧太．突然変異育種の成果と展望―豆類における突然変異育種 (6). 農業技術 2000; **55**(9): 424-427.

4) Kumar K, Ablett GR. 北米における大豆育種. 於:喜多村啓介編. 大豆のすべて. 東京: サイエンスフォーラム 2010; 23-32.
5) Kuroda Y, Tomooka N, Kaga A, Wanigadeva SMSW, Vaughan DA. Genetic diversity of wild soybean (*Glycine soja* Sieb. et Zucc.) and Japanese cultivated soybeans [*G. max* (L.) Merr.] based on microsatellite (SSR) analysis and the selection of a core collection. *Gene Resour Crop Evol.* 2009; **56**(8): 1045-1055.
6) Kaga A, Shimizu T, Watanabe S, *et al.* Evaluation of soybean germplasm conserved in NIAS genebank and development of mini core collections. *Breeding Science.* 2012; **61**(5): 566-592.
7) 田澤暁子, 神野裕信, 佐々木純, 手塚光明. 近年あらたに見出されたダイズわい化病抵抗性遺伝資源. 育種学研究 2002; **4**(別2): 286.
8) Hajika M, Takahashi M, Sakai S, Igita K. A new genotype of 7S globulin (β-conglycinin) detected in wild soybean (*Glycine soja* Sieb. et Zucc.). *Jpn J Breed.* 1996; **46**(4): 385-386.
9) Kanamaru K, Li W, Abe J, *et al.* Simultaneous Accumulation of High Contents of α-Tocopherol and Lutein is Possible in Seeds of Soybean (*Glycine max* (L.) Merr.). *Breeding Science.* 2007; **57**: 297-304.
10) McCallum CM, Comai L, Greene EA, Henikoff S. Tageted screening for induced mutations. *Nature Biotech.* 2000; **18**: 455-457.
11) McCallum CM, Comai L, Greene EA, Henikoff S. Targeting Induced Local Lesions INGenomes(TILLING) for plant functional genomics. *Plant Physiol.* 2000; **123**(2): 439-442.
12) Schmutz J, Cannon SB, Schlueter J, *et al.* Genome sequence of the palaeopolyploid soybean. *Nature.* 2010; **463**: 178-183.

〔羽鹿牧太〕

第3章　遺伝子組換え大豆の状況

　日本では年間300万トンを超える大豆が食用や油糧用として利用される．一方，国産大豆の生産量は約20万トンしかなく，国内消費量の大半は海外からの輸入に依存している．国内では遺伝子組換え大豆の商業栽培は全く行われていないが，米国やブラジルなど主産地を中心に遺伝子組換え大豆の栽培比率は年毎に高まっている[1]（図3.1）．この章では，日本を始め，世界で大量に利用されている遺伝子組換え大豆の開発と栽培の現状について解説する．

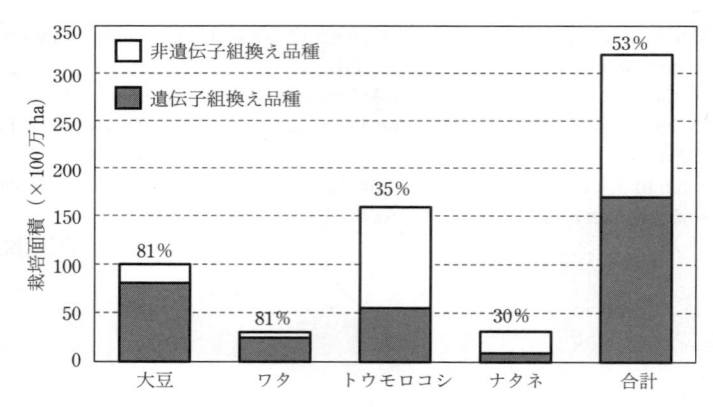

図3.1　世界での遺伝子組換え作物の生産（2012年）
主要な遺伝子組換え作物の栽培面積を示す．各棒グラフの上に示した数字は遺伝子組換え品種が占める割合を示す．これら主要な4作物以外の遺伝子組換え作物が約100万ha栽培されている．（参考文献1）より作成）

3.1　遺伝子組換え大豆を開発する技術

　大豆を含む作物の品種改良では，特徴の異なる品種を掛け合わせ（交配し）てその子孫（後代）から目的に合った個体を選び出し，性質（形質）が安定し

たものを品種として利用してきた．国内で栽培される大豆品種の多くはこのような交雑育種によって開発（育成）された品種か，古くから伝わる在来品種である．このような従来の品種改良では交雑にともなって導入される不要な形質の除去に手間がかかるうえ，交配できる生物種の範囲でしか形質を利用することができない．遺伝子組換え技術（形質転換技術とも言う）はこの限界を打ち破るものである．

　親から子へ受け継がれる遺伝情報を担っている物質が遺伝子であり，全ての生物においてDNA（デオキシリボ核酸）の組合せで決まっている．この遺伝情報の共通性を利用して，有用な性質を持つ遺伝子を取り出し，大豆のような生物の細胞の遺伝子（ゲノム）に組み込んで，新しい性質を持たせることを遺伝子組換えといい，そのような技術によって開発された生物のことを遺伝子組換え体という．遺伝子組換え体はGMO（genetically modified organism，一般的にはGM生物）と表記されることが多いが，生物多様性条約では遺伝子組換え生物と科を超えた細胞融合生物を合わせてLMO（living modified organism）の用語が使用されている．植物における遺伝子組換えは1983年にタバコで初めて報告され[2]，それから5年後の1988年に組換え大豆の作出が報告された[3,4]．植物の遺伝子組換えには，物理的あるいは生物的な遺伝子導入手法が利用される．大豆においては，物理的手法としてパーティクル・ガン法（遺伝子銃法）が，生物的手法としてアグロバクテリウム法が主に用いられている[5,6]（図3.2）．

　パーティクル・ガン法では，金などの微細な金属粒子の表面に目的遺伝子（DNA）を付着させ，ガス圧や磁力によって加速して植物細胞に撃ち込む．射出された金属粒子は細胞壁と細胞膜を貫通し，染色体の一部を傷つけ，その際に表面の目的遺伝子が染色体に取り込まれると考えられている．形質転換効率が高いことから現在も利用されているが，導入遺伝子に欠失や重複などの再構成を生じやすい欠点がある．アグロバクテリウム法では，主に土壌細菌である*Rhizobium radiobacter*（旧名称*Agrobacterium tumefaciens*，以下アグロバクテリウム）を媒介して目的遺伝子を導入する．アグロバクテリウムは元来植物に寄生する細菌であり，その細菌が持つ特定の遺伝子を宿主の核ゲノムへ導入することにより必要な物質を合成，調達する．この性質を利用して，有用遺伝子を植物へ導入することができるように改良された．当初，大豆はアグロバク

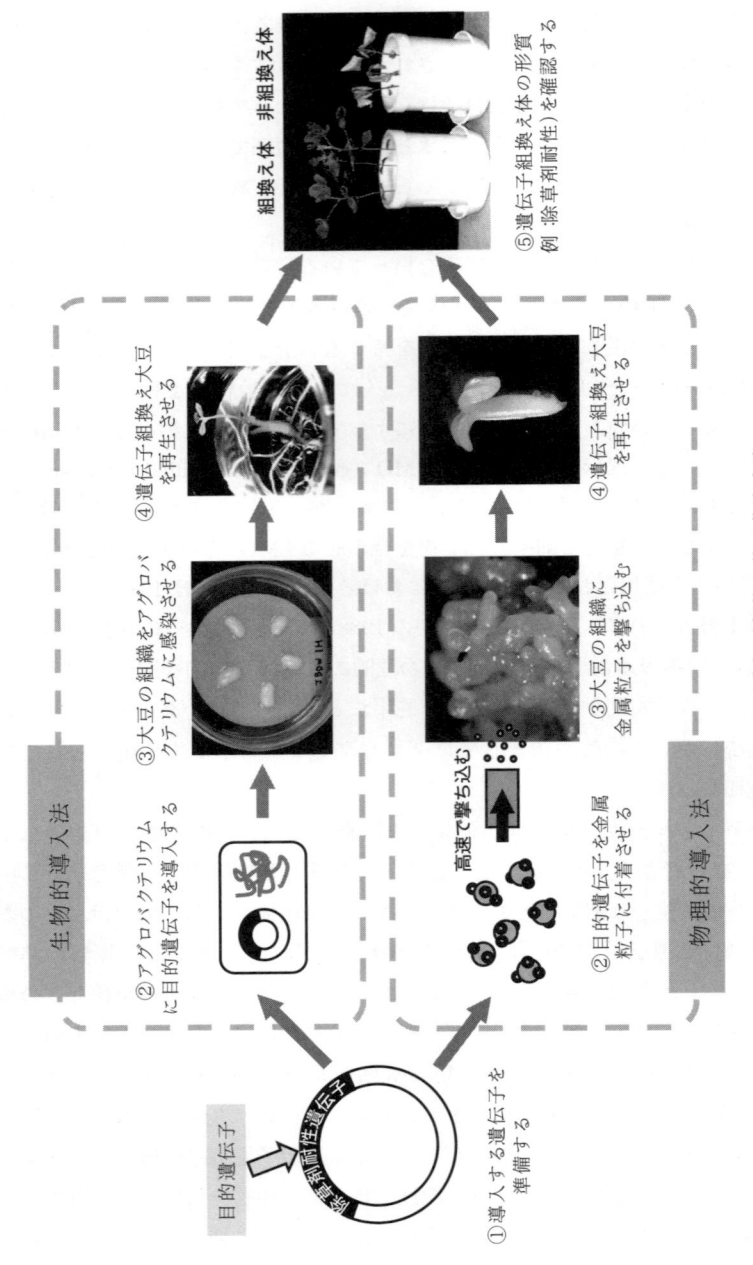

214　第4部　日本食を支える大豆の生産と遺伝子資源

図3.2　大豆遺伝子組換え体の作出方法
詳細については、参考文献6)を参照のこと。

① 導入する遺伝子を準備する
目的遺伝子／除草剤耐性遺伝子

生物的導入法
② アグロバクテリウムに目的遺伝子を導入する
③ 大豆の組織をアグロバクテリウムに感染させる
④ 遺伝子組換え大豆を再生させる

物理的導入法
② 目的遺伝子を金属粒子に付着させる
③ 大豆の組織に金属粒子を撃ち込む（高速で撃ち込む）
④ 遺伝子組換え大豆を再生させる

⑤ 遺伝子組換え体の形質（例：除草剤耐性）を確認する
組換え体／非組換え体

テリウムに感染しないと考えられていたが，高感染の菌種の開発や感染補助物質の利用などにより組換え体の作出効率が改善され，適用できる品種の範囲も拡大している．また，この手法では導入遺伝子の再構成を生じにくいことから，現在では主流の手法となっている．

遺伝子組換え技術は，新たな形質を付与した商用品種の開発を可能にする戦略技術であると同時に，遺伝子機能の解析に利用される基盤的な技術である．2010年に大豆の全ゲノム情報が公開されて以降, 病害虫抵抗性や早晩性（熟性）など農業上重要な大豆の形質について原因遺伝子の同定が次々と報告されている[7]．表現型の調査から絞り込んだ候補遺伝子をその形質を持たない品種へ遺伝子組換え技術により導入し，形質の変化を調査することで原因遺伝子の機能を証明する．遺伝子組換え技術の適用場面は，今後も拡大するものと考えられる．

3.2 実用的な遺伝子組換え大豆の開発と利用

遺伝子組換え作物（GMO）といえば大豆が思い浮かぶほど，遺伝子組換え技術は大豆栽培に大きな変革をもたらした．大豆は夏作物であるがトウモロコシのように草丈が高くない．そのため，雑草との激しい競争にさらされ，除草を怠ると大豆は雑草に埋もれて収量が大きく減少する．通常は除草剤を散布するとともに畑を耕して雑草を防除するが，大豆自体も植物であることから大豆に障害を出さず，全ての雑草に有効な除草剤は存在しない．また，大規模な圃場では耕すことにより肥沃な表土が流亡しやすくなる．遺伝子組換え技術により作出された除草剤耐性大豆によりこのような問題は一挙に解決された．非選択性の除草剤により雑草は一掃され，不耕起栽培の普及により土壌流出を防ぐ省力栽培が可能になった．

現在，米国のモンサント社が開発したラウンドアップという非選択性除草剤に耐性をもつ遺伝子組換え体が大豆主産地に広く普及している．ラウンドアップの有効成分であるグリホサートは，5-エノールピルビルシキミ酸-3-リン酸合成酵素（EPSPS）の活性を阻害し，芳香族アミノ酸（トリプトファン，フェニルアラニン，チロシン）の合成を阻害する．ところが，植物の遺伝子組換えに利用されるアグロバクテリウムはグリホサートに阻害されないEPSPSを持っている．前述のように遺伝子組換えは生物種を超えて適用が可能であるこ

とから，この細菌の遺伝子を大豆へ導入することにより除草剤耐性大豆が開発された．同様の技術を用いて，グリホサート耐性のトウモロコシ，ナタネ，ワタ，テンサイなどが開発され，ラウンドアップ・レディー（Roundup Ready）と総称されている．グリホサートを散布すると雑草は枯れるが，ラウンドアップ・レディー作物は影響を受けずに生育する．私たち人間を含む動物や昆虫はもともと EPSPS を持たず，この除草剤には影響されない．また，グリホサートは土壌中の微生物によって分解されるため，残効性も低い．

　ラウンドアップ・レディー大豆が 1996 年に商業化されて以来，除草剤耐性以外にも害虫抵抗性や脂肪酸組成を改良した遺伝子組換え大豆が開発され，2012 年現在，24 か国で 22 種類の遺伝子組換え大豆品種の利用が認可されている．2012 年には米国やアルゼンチン，ブラジルを中心にパラグアイ，カナダ，ウルグアイ，ボリビア，南アフリカ，メキシコ，チリ，コスタリカの 11 か国で遺伝子組換え大豆が栽培され，その面積は全大豆栽培面積（約 1 億 ha）の 81％に達した[1]（図 3.1 参照）．このように，現在の世界の大豆生産は，遺伝子組換え大豆に大きく依存している．

3.3　遺伝子組換え大豆の利用

　日本の大豆輸入量は中国に次ぐ世界第 2 位であり，米国を始め主要な輸入先の栽培が遺伝子組換え品種中心であることから（図 3.3），その多くは遺伝子組換え体であると考えられる（表 3.1）．世界的に遺伝子組換え作物の栽培が拡大するなか，2001 年 4 月から厚生労働省は安全性審査の行われていない食品の製造，輸入，販売を禁止している．遺伝子組換え食品としての安全性は，専門家により構成される食品安全委員会において科学的な根拠に基づき評価される．安全性評価では，評価対象の遺伝子組換え食品が健康に有害な影響を与えるような変化，具体的にはアレルギーを引き起こす物質や毒物質が新たに作られたり，増加していないかどうか，また，栄養素の量が大きく変化していないかなどを検討する．大豆では，除草剤耐性，脂肪酸組成（高オレイン酸含量や低飽和脂肪酸），害虫抵抗性が改良された 15 品種について安全性審査が終了し，食品としての利用が可能である（2014 年 4 月現在）．安全性が確認された遺伝子組換え食品については，食品衛生法および JAS 法（農林物質の規格化及び品

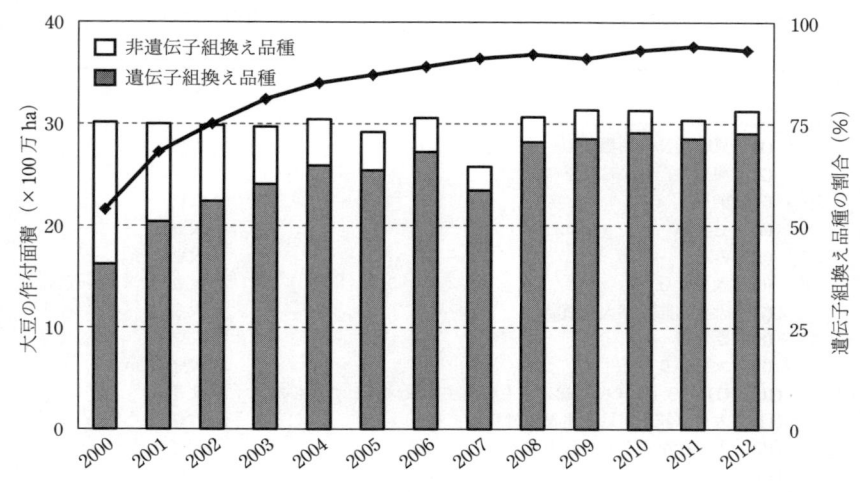

図 3.3 米国における遺伝子組換え大豆の栽培状況

米国は世界最大の大豆生産国であり，日本の最大輸入相手国である．米国における2000〜2012年度の大豆作付面積を非遺伝子組換え品種と遺伝子組換え品種に分けて棒グラフで示した．また，各年度における遺伝子組換え大豆の割合を折れ線グラフで示した．（米国農務省「Acreage」より作成）

表 3.1 日本の大豆輸入状況と推定される遺伝子組換え大豆の輸入量（2012年）

生産国	全輸入量（万トン）（全体に占める割合）	各生産国における遺伝子組換え大豆の作付面積割合	遺伝子組換え大豆の推定輸入量（万トン）
米　　国	176.2 (64.6%)	93.0%	163.9
ブラジル	54.5 (20.0%)	88.1%	48.0
カ ナ ダ	37.5 (13.8%)	94.1%	35.3
そ の 他	4.4 (1.6%)	—	—
合　　計	272.7 (100%)	—	247.2

（財務省貿易統計，米国農務省「Acreage」，参考文献1）より作成）

質表示の適正化に関する法律）に基づく表示制度により表示が義務づけられている．大豆では表3.2に示した15の食品群と高オレイン酸遺伝子組換え大豆およびこれを原材料として使用した加工食品（大豆油など）が対象となり，「遺伝子組換えである」あるいは「遺伝子組換え不分別」の表示が義務づけられている．ただし，遺伝子組換え農産物が主な原材料（原材料の上位3位以内で，

表 3.2 大豆加工食品のうち遺伝子組換え食品の表示が義務づけられている15食品群

加工食品	原材料となる農産物
(1) 豆腐類及び油揚げ類	大豆
(2) 凍豆腐、おから及びゆば	大豆
(3) 納豆	大豆
(4) 豆乳類	大豆
(5) みそ	大豆
(6) 大豆煮豆	大豆
(7) 大豆缶詰及び大豆瓶詰	大豆
(8) きな粉	大豆
(9) 大豆いり豆	大豆
(10) (1)から(9)までに掲げるものを主な原材料とするもの	大豆
(11) 大豆（調理用）を主な原材料とするもの	大豆
(12) 大豆粉を主な原材料とするもの	大豆
(13) 大豆たん白を主な原材料とするもの	大豆
(14) 枝豆を主な原材料とするもの	枝豆
(15) 大豆もやしを主な原材料とするもの	大豆もやし

かつ，全重量の5％以上を占める）でない場合は表示義務はない．また，大豆油や醤油のように加工工程で組換えDNAやそれによって生じるタンパク質が分解されたり，除去されて検出できない食品には表示義務はない．しかし，高オレイン酸遺伝子組換え大豆はオレイン酸などの脂肪酸組成を分析することで品質の差を把握できるため表示義務対象となっている．

一方，分別生産流通管理（IPハンドリング）が行われた非遺伝子組換え農産物およびこれを原材料とする加工食品については任意で「遺伝子組換えでない」と表示できる．あくまで「遺伝子組換えでない」は任意表示である．分別生産流通管理では，遺伝子組換え農産物と非遺伝子組換え農産物を農場から食品製造業者まで生産，流通および加工の各段階で相互に混入が起こらないよう管理し，そのことを書類などにより証明する．しかし，遺伝子組換え大豆の生産が大部分を占める主産地において，非遺伝子組換え大豆と遺伝子組換え大豆を完全に分別して管理することは非現実的である．そのため，一定の「意図しない混入」がある場合でも，「遺伝子組換えでない」と表示をすることができる．大豆とトウモロコシについては5％以下の意図しない混入が認められている．また，安全性が確認されていない遺伝子組換え食品や農作物については，

市場に出回らないよう輸入時に抜き取り検査を行っている．

遺伝子組換え農作物については，輸入・流通に先立って，「遺伝子組換え生物等の使用等の規制による生物の多様性の確保に関する法律（カルタヘナ法）」（2004年2月施行）に基づく生物多様性への影響に関する科学的な審査が求められる．遺伝子組換えにより生育の特性が変化して野生生物を駆逐しないか，有害物質を産生しないか，近縁野生種との交雑によって野生動植物への影響がみられないかなどについてリスク評価を行い，生物多様性の維持に支障を及ぼす恐れがない場合に承認される．

3.4 遺伝子組換え大豆の今後

大豆の生産量は主要穀類のなかでも飛び抜けた伸びを示しており，今後も需要の増大に対応して増産が続くと推定されている．その結果，2011/2012年の2.6億トンから2030年には3.7億トンに達すると推計されている[8]．この需要に見合った増産を実現するには，遺伝子組換えは欠くことのできない技術である．最近，ゲノム編集やウイルスベクターなどを用いた「新しい植物育種技術」（new plant breeding techniques：NBT）と総称される技術が注目されている．NBTのなかには，最終的に利用される農産物に外来遺伝子が存在せず，自然に起こったものと判別できない技術も含まれる．現時点では，NBTで作られた農作物を規制の対象にするのかどうか方針は決まっていないが，今後，大豆を含む様々な作物で利用が進む可能性が高い．

日本の大豆の自給率は8%，食用に限っても24%であり（2012年），今後も輸入に依存する体質に変化はないと思われる．新しい技術を拒絶するばかりでなく，実利とリスクを見極め，今後の大豆の増産に貢献しうる技術を導入したり開発したりしていくことは，科学技術立国を謳う我が国，海外に食料を依存する我が国にとって重要である．

参 考 文 献

1) Clive J. Global Status of Commercialized Biotech/GM Crops: 2012, ISAAA Brief 44. Ithaca: ISAAA 2012.
2) Zambryski P, Joos H, Genetello C, Leemans J, Van Montagu M, Schell J. Ti plasmid

vector for the introduction of DNA into plant cells without alteration of their normal regeneration capacity. *EMBO J.* 1983; **12**: 2143-2150.
3) McCabe DE, Swain WF, Martinell BJ, Christou P. Stable transformation of soybean (*Glycine max*) by particle acceleration. *Nat Biotechnol.* 1988; **6**: 923-926.
4) Hinchee MAW, Connor-Ward DV, Newell CA, *et al*. Production of transgenic soybean plants using *Agrobacterium*-mediated DNA transfer. *Nat Biotechnol.* 1988; **6**: 915-922.
5) Yamada T, Takagi K, Ishimoto M. Recent advances in soybean transformation and their application to molecular breeding and genomic analysis. *Breed Sci* 2012; **61**: 480-494.
6) 高木恭子,山田哲也,石本政男.ダイズの形質転換プロトコール.於:田部井豊編.形質転換プロトコール【植物編】.京都:化学同人 2012; 40-57.
7) Watanabe S, Harada K, Abe J. Genetic and molecular bases of photoperiod responses of flowering in soybean. *Breed Sci.* 2012; **61**: 531-543.
8) Hartman GL, West ED, Herman TK. Crops that feed the World 2. Soybean—worldwide production, use, and constraints caused by pathogens and pests. *Food Sec.* 2011; **3**: 5-17.

（高木恭子・石本政男）

第4章　大豆のこれから

「故所殺神於身生物者．於頭生蚕，於二目生稲種，於二耳生粟，於鼻生小豆，於陰生麦，於尻生大豆」[1]．

4.1　はじめに

　冒頭の文章は，わが国最古の書籍『古事記』における五穀誕生の場面である．読み方は，「故，殺さえし神の身に生れる物は，頭に蚕生り，二つの目に稲種生り，二つの耳に粟生り，鼻に小豆生り，陰に麦生り，尻に大豆生りき」である*1．

　歴史上，『古事記』が編纂されたと考えられる時点，つまり8世紀初頭から遥か神話の時代を振り返ってみても，既に蚕，稲，粟，小豆，麦とともに本書のテーマである大豆が記されていることは，我々の生活と大豆がいかに密接に結びついていたかを示している．

　広く知られているように，神話の世界では天岩戸に隠れた天照大神が，神々の楽しそうな大騒ぎの声を聞き岩戸を少し開けて覗いたところを手力男の怪力により外に出されたことになっている．そして，騒動の元を作った須佐之男命は一定の処分が下された後に放免されたのである．

　その後，八百万の神々は，この騒動が一息ついた段階で，現代風に言えば慰労会のような宴会を開催した．その中心は食べ物の神とされる大宣津比売神である．この女神は体中から様々な食べ物を取り出し料理を作る能力を持っていたと伝えられている．

　ところが，これをいぶかしがった須佐之男命が大宣津比売神を切り殺してし

＊1　引用書に記された現代語訳は「こうして殺された神の身体から生まれた物は，頭には蚕が生まれ，二つの目には稲種が生まれ，二つの耳には粟が生まれ，鼻には小豆が生まれ，陰部には麦が生まれ，尻には大豆が生まれた」となっている．

まう．それでもさすがは食べ物の女神である．殺された身体から蚕，稲，粟，小豆，麦，大豆が生えてきた…というのが，五穀誕生のくだりである[*2]．その後，須佐之男命は，堪忍袋の緒が切れた神々により高天原から下界へ追放され，出雲へと赴くことになる．

さて，植物学上の大豆の起源についてはいくつかの説があるが，現在では概ね中国がその原産地とされている．さらに，我が国に大豆がもたらされた経路についても複数の経路が提唱されている．このあたりの詳細は喜多村啓介他編著『大豆のすべて』[2]に詳しく記されているため省略するが，少なくとも我が国では『古事記』が記された時代から人々（そして神々も）大豆とともに生活していたことは記憶に留めておくべきであろう．

本書では，日本人の健康と大豆食品（第1部），大豆食品の健康的側面（第2部），大豆の成分と健康機能（第3部），そして日本食を支える大豆の生産と遺伝子資源（第4部）という形で，大豆と日本人の健康について，さまざまな研究者が各々の視点から検討を行ってきた．

科学的アプローチに基づいた検討の中であえて，古典の記述内容を紹介した理由は，大豆の将来を展望するにあたり，ここで今一度，日本人の食生活と大豆がいかに深く，そして長く関わってきたかを踏まえた上で将来を検討することが重要であると考えたからである．

以下，本章では神話の世界を離れ，国際貿易と大豆，そして科学技術とその社会的受容の2つの点から大豆の将来を検討する．

4.2 国際貿易と大豆：南米と中国の台頭

図4.1は2014年2月に米国農務省が発表した「2023年までの農業見通し」の中に含まれている「世界の小麦・粗粒穀物・大豆および大豆製品の貿易見通し」である[3]．この図は1990年以降，世界の穀物貿易において起こった最も大きな変化の1つを明確に示している．それは，概ね西暦2000年以降の穀物貿易が，小麦や粗粒穀物（その多くはトウモロコシ）中心から，大豆および大豆製品に

[*2] 通常，五穀とは米，麦，粟，豆，黍（きび）または稗（ひえ）であるが時代や地域により異なっている．本文に記したように『古事記』では稲，粟，麦，小豆，大豆であるが，『日本書紀』では小豆の代わりに稗が入り，小豆，大豆は豆とされている．

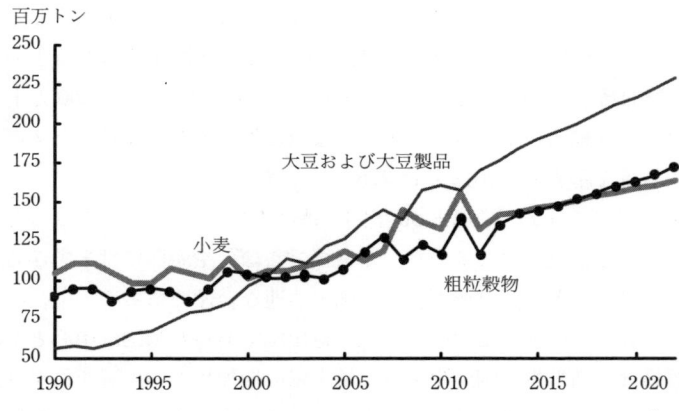

図 4.1 世界の小麦・粗粒穀物・大豆および大豆製品の貿易見通し[3]

代わり，この傾向は今後も継続することが見通されている点である．

これを需給という面から見ると，今世紀に入って大きく動いている世界規模の構造変化がわかる．まず供給面では，南半球生産国，特にブラジルとアルゼンチンにおける大豆生産の急拡大がある．1990 年代半ばまで，両国における大豆生産は各々2,300 万トン，1,200 万トン程度であったが，2014 年 6 月の米国農務省見通しによれば，ブラジルは 9,100 万トン，アルゼンチンが 5,400 万トンとなっており，その伸び方は激増と表現してもよい位である[4]．

ちなみに世界第 1 位の米国の大豆生産量は 9,893 万トンである．国家単位で見れば米国の大豆生産は依然として世界最大であるが，「南米」という地域で見た場合，ブラジル，アルゼンチン，そしてパラグアイ（820 万トン）の 3 か国は，今や世界の大豆生産量約 3 億トンの過半数（51％）を占めている．我が国にとって米国は安定的な大豆調達先として極めて重要ではあるが，世界の大豆貿易という全体の中では完全に主要生産国の 1 つに過ぎなくなっていると言える．

需要面ではどうか．南米の大豆生産が急増した背景には，それを吸収する需要の存在が不可欠である．ここでは日本や EU といった伝統的な大豆輸入国ではなく，中国の輸入増加が著しい．これも米国農務省の数値だが，現在世界で貿易に回る大豆は 1 億 868 万トン，最新数字ではそのうち中国が 7,200 万トン（66％）を輸入すると見込まれている[4]．

大豆を含む主要な油糧種子というカテゴリーにまで対象を拡大すると，中国の輸入数量は7,563万トンになる．現在の中国では年間1億トン以上の油糧種子からの搾油が行われているため，中国国内の大豆生産量（1,200万トン）の状況によっては輸入数量がさらに上昇する可能性もある．比較のために日本の大豆輸入数量を示すと，2013年は276万トンである[5]．

　状況を整理してみよう．過去20年間，特に直近の10年間に起こった大豆をめぐる国際的な構造変化とは何か．一言で言えば，生産面では米国から南米へのパワーシフトであり，需要面では中国の急速な台頭である．

　長年，世界最大の大豆生産国かつ大豆輸出国であった米国を中心とした大豆の国際貿易は，南米生産国の生産量と輸出量の増加に伴い，近年に至り急速な構造変化が起こっている．それでも今のところ日本やEUといった伝統的な大豆輸入国の需要については大幅な変化はなく，むしろ低減しているところもある．こうした状況のもと，我が国は伝統的に米国産大豆を中心に輸入してきた関係上，少なくとも大きな不都合は起こっていない．したがって，一般的には「外の世界」で何が起こっているかが非常にわかりにくいまま時間が経過している．

　しかしながら，1990年代後半以降，爆発的に拡大した中国の大豆需要に対し，現実的に応えてきたのは南米諸国である．この変化は，例えば日本と米国という2国関係の中で輸出入を考えている限りにおいてはほとんど目に見えないし，気にとめることもない．その間，世界にはわずか15年程度の間に特定の農産物（大豆）の生産量を3〜5倍に伸ばし輸出も同様に伸ばしている国がある．それがブラジルとアルゼンチンである．大豆の将来を考えるに当たっては，こうした大きな変化を我々はもう少し自覚しておくべきであろう．

　なお，現時点において中国政府当局は基本的に食料を自給する方針を堅持しているようだが，少なくとも大豆を含む油糧種子についてはその限りではない．むしろ積極的に輸入をしなければ増加する国内需要に対応できない状況である．

　一時期，国際穀物取引市場において日本の商社などが中国に買い負けているかどうかという視点での議論がメディアなどを賑わしたことがあったが，冷静に輸入数量を見れば，日本と中国の大豆輸入に伴う買付け数量は文字通り「桁違い」である．日本の輸入だけに視点を置いた形のこうした議論がいかに的外れなものかがわかるであろう．

　問題は，中国の急激な大豆需要の背景である．そこには経済成長による生活

第 4 章　大豆のこれから

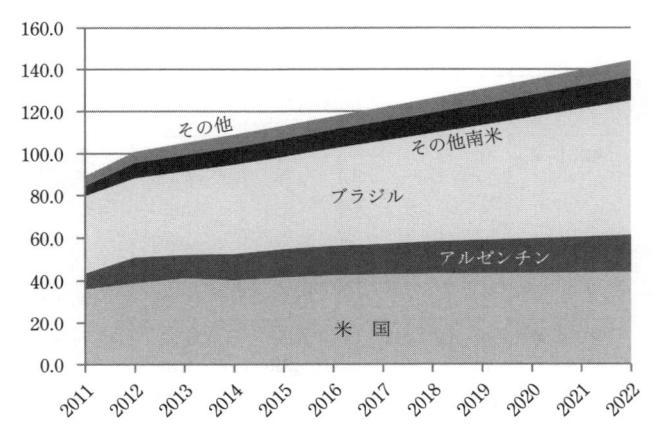

図 4.2　世界の大豆の輸出数量見通し（2011〜2022 年，単位：百万トン）[3]

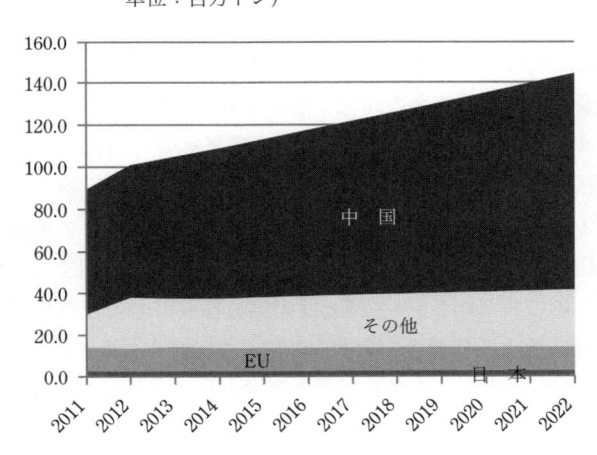

図 4.3　世界の大豆の輸入数量見通し（2011〜2022 年，単位：百万トン）[3]

水準の向上と，それに伴う食生活の洋風化，さらにその具体的手段としての搾油需要の増加と，搾油後の大豆粕をタンパク質飼料として活用する飼料需要が存在している．

　では，この傾向はどの位継続するのだろうか．先述のとおり，既に世界の大豆貿易の中でその 66％が中国によって輸入されているが，米国農務省の見通しによれば，2023 年にはこの数字は 74％に上昇すると見込まれている．図 4.2，

表 4.1 大豆の主要輸出入国の貿易数量推移[3]

(単位：万トン)

大豆	国名	2013/14	2023/24 見通し	%
輸出数量	米国	4,120	4,870	22.1
	ブラジル	4,400	6,650	43.8
	アルゼンチン	970	1,630	10.7
	その他南米	900	1,250	8.2
	その他	570	770	5.1
	合計	10,960	15,170	100.0
輸入数量	中国	6,900	11,230	74.0
	EU	1,210	1,160	7.6
	日本	280	210	1.4
	その他	2,570	2,570	16.9
	合計	10,960	15,170	100.0

　図 4.3 は米国農務省による世界の大豆の貿易見通しである．さらに，表 4.1 はその中で重要な点を現時点との比較で示したものである．

　簡潔に言えば，2022 年には世界の大豆貿易量そのものは現在から 4 割以上拡大し，1 億 4,430 万トンになることが見込まれている．その中で中国の大豆輸入数量が 1 億トンを超えることに注目したい．さらに，この段階では世界の大豆輸出の約 6 割が南米からのものになる．この数字が実現すると日本の大豆輸入数量は中国のわずか 2.6%，例えば国際穀物取引の一般的な契約条項である C＆F 取引のもとでは誤差の範囲内と同じウエイトになる[*3]．

　これは，我が国の立場から見れば，生産国としての米国，輸入国としての日本の相対的地位が世界の大豆貿易という大きなマーケットの中で低下していくことに外ならない．我々に求められることは，こうした状況を理解した上での具体的対応になるであろう．（本章のテーマをはずれるが，これはトウモロコシでも全く同様である．ただしトウモロコシの場合には，我が国はまだ年間輸入数量約 1,600 万トンを維持している．）

[*3] C＆F 取引（Cost and Freight）では，一般に売手が手配する船舶のサイズにより契約数量の 3% までの増減が認められている．売手は 10,000 トンの契約であれば 9,700 〜 10,300 トンまでの中で船積みを行えばよい．

4.3 大豆をめぐる科学技術と社会的受容：食のコミュニケーションへ

次に，科学技術とその社会的受容という視点から大豆を捉えてみたい．

南米諸国が急速に大豆生産を伸ばした背景は何か．一般的には広大な国土と肥沃な土壌，恵まれた気象や環境条件といったものが考えられる．しかしながら，ここではそれ以外の重要なポイントである科学技術の社会的受容という点を紹介しておきたい．端的に言えば，遺伝子組換え技術とその適用，つまり商業化である．

周知のとおり遺伝子組換え技術を使用した作物の商業生産は1996年に始まり，既に18年が経過している．アルゼンチンとブラジルという南米の大豆生産国の生産量急増は，この技術を実際の大豆生産に活用したことが背景にある．

国際アグリバイオ事業団（ISAAA）によれば，2013年のブラジルにおける遺伝子組換え大豆の作付比率は92.4％，2,918万haに及んでいる[6]．これは2012年には88.1％，2,714万ha，2011年には82.7％，2,500万haであった．つまり，ブラジルではわずか2年で418万haの農地に新たに遺伝子組換え大豆が作付けされたことを示している．日本の耕地面積の合計が455万ha（2012年，うち田247万ha，畑208万ha）であることを考慮すると，ブラジルで現在起こっている変化がいかに大きいかがわかると思う．

なお，2013年のアルゼンチンでは2,080万haの大豆が作付けされたが，ほぼ100％が遺伝子組換え品種と言われている[5]．また，米国農務省が2013年6月に発表した米国における大豆作付面積に占める遺伝子組換え品種の割合は93％である[7]．

ちなみに2013年に日本が輸入した大豆は276万トン，このうち米国が166万トン（60％），ブラジル65万トン（24％），カナダ38万トン（14％），その他7万トン（2％）となっている．年間約3,000万トンの穀物・油糧種子を輸入し，そのほぼ半数が遺伝子組換え作物であることを考慮すれば，今や我々は遺伝子組換え大豆に対しても正面から向き合う段階どころか，実質的には共存している状態と言えよう[*4]．

[*4] 詳細は拙著『空飛ぶ豚と海を渡るトウモロコシ』，日経BPコンサルティング（2011）参照．

こうした現状を説明すると多くの場合，賛成か反対かという「二項対立」での議論になりがちである．さらに，他国との比較や安全性といった問題が常に論点となる．

　しかしながら，周知のとおり，我が国は遺伝子組換え作物に関して，カルタヘナ法，食品衛生法，そして飼料安全法という3つの法律に基づき，食品安全委員会により，環境，食品，飼料の3つの観点から安全性審査が実施されている．各々の内容について承認年が異なることも珍しくない．

　例えば，大豆の場合，2013年5月時点で12系統の安全性が承認されている．これらのうち環境面での承認が2013年になって行われた4件を除けば，いずれも安全性審査は2012年以前に終了している．最も早いものは2005年に全てが承認されているが，商業生産はされずにそのままである（表4.2）．公的な承認はされても実際には商業化が行われていない中途半端な状態が継続していると言って良い．

　実は，やや異なるが同様の問題がEUにも存在している．EUは遺伝子組換え作物に関し，長期にわたり極めて慎重な姿勢を貫いてきている．2003年には欧州委員会が遺伝子組換え，有機栽培，慣行栽培のいずれをも認める共存政策（Co-existence policy）を打ち出し注目を浴びた．その後，2010年にはEU域内で加盟各国に栽培に関し一定の裁量（遺伝子組換え作物を禁止する権限）を認める提案が出されたが，その提案についても未だに正式な結論が出ていない状況である．

　こうしてEU域内での合意形成が困難な状況が継続している中で，結果として判断が保留されたままになっている遺伝子組換え作物が日本同様，山積している．EU内で定められている具体的手続きとしては，欧州食品安全機関（EFSA）が日本と同様に安全性審査を実施し意見を提出した後，最大3か月以内に欧州委員会の投票により最終的な方針決定をすることになっている．それにもかかわらず，これが予定どおりに行われていない．

　こうした状況に対し，欧州バイオ産業協会（EuropaBio）は，承認が予定どおり行われていなかったために喪失した時間を個別製品ごとに計算し合計し，全体で611か月と26日，つまり「51年相当の遅れに相当する」との声明を出している[9]．つまり，意思決定の遅れの合計時間が実質的に半世紀以上の時間に相当すると主張したのである．

表 4.2 日本における安全性審査が終了した遺伝子組換え大豆の明細[8]

		名　称	性　質	申請/開発者	承 認 年		
					食品	飼料	環境
1	ダイズ12系統	除草剤グリホサート耐性ダイズ（40-3-2）	除草剤耐性	日本モンサント株式会社	2001	2003	2005
2		除草剤グルホシネート耐性ダイズ（A2704-12）		バイエルクロップサイエンス株式会社	2002	2003	2006
3		除草剤グルホシネート耐性ダイズ（A5547-127）		バイエルクロップサイエンス株式会社	2002	2003	2006
4		除草剤グリホサート耐性ダイズ（MON89788）		日本モンサント株式会社	2007	2007	2008
5		除草剤グリホサート及びアセト乳酸合成酵素阻害剤耐性ダイズ（DP-356043-5）		デュポン株式会社	2009	2009	2009
6		高オレイン酸ダイズ（260-05）	高オレイン酸形質	デュポン株式会社	2001	2003	2007
7		高オレイン酸含有及び除草剤アセト乳酸合成酵素阻害剤耐性ダイズ（DP-305423-1）	高オレイン酸形質 除草剤耐性	デュポン株式会社	2010	2010	2010
8		高オレイン酸含有並びに除草剤アセト乳酸合成酵素阻害剤及びグリホサート耐性ダイズ（305423×40-3-2）*	高オレイン酸形質 除草剤耐性	デュポン株式会社	2012	2010	2012
9		チョウ目害虫抵抗性ダイズ（MON87701）	害虫抵抗性	日本モンサント株式会社	2011	2011	2013
10		低飽和脂肪酸・高オレイン酸及び除草剤グリホサート耐性ダイズ（MON87705）	低飽和脂肪酸・高オレイン酸形質 除草剤耐性	日本モンサント株式会社	2012	2012	2013
11		チョウ目害虫抵抗性及び除草剤グリホサート耐性ダイズ（MON87701×MON89788）*	害虫抵抗性 除草剤耐性	日本モンサント株式会社	2011	2011	2013
12		イミダゾリノン系除草剤耐性ダイズ（BPS-CV127-9）	除草剤耐性	BASFジャパン株式会社	2012	2012	2013

＊ スタック（掛け合わせ）品種．

著者は数年前，ある開発企業より1つの製品を生み出すためには約10年の時間と100億円相当の開発費用がかかるとの話を聞かされたことを記憶している．苦労して商品開発を行い安全性審査を通過しても商品化ができなければ，開発企業側はとても研究開発を継続できる状況にはならないであろう．投下資金の回収の目途が立たないからである．

さらに，こうした資金面を別にしたとしても最先端の科学技術とビジネスの世界において半世紀以上の遅れを許容してきたことについては，製品の安全性とは別に「意思決定システムの有効性」や，「研究上の競争力の喪失」という点で十分に検証しておく必要があると思う[*5]．

厳しく見れば，この失われた時間に解決できたはずの様々な問題が棚上げされたままになっていると言えるであろうし，成果を世に出すことにより社会に貢献するという研究者の意識や姿勢の面に与える影響が極めて大きいと思われるからである．医療や製薬の分野においては遺伝子組換え技術は当然のように活用されている現在，農業や食品の分野において我々は直面する様々な課題を解決し先へ進むために，この問題にどう対応するかを真摯に考える必要がある．

残念ながら，それでも遺伝子組換え作物・食品をどう捉えるかは人によって異なる．ただし，その異なる視点や主張を一方的に述べるだけでは賛成と反対の押し付け合いにしかならない．その意味では賛成や反対の主張をしてきたいずれの側も，コミュニケーションの内容と方法については十分に反省する必要がある．

なお，EUはこうした点について2010年に極めて興味深い調査結果を公表している．調査対象となったEU各国により温度差はあるものの，全体として見た場合，約8割の人々がバイオテクノロジーの恩恵を受けたいと希望し，同時に約8割の人々が有機農業をも支持している（図4.4）．この結果は，遺伝子組換えに関し，賛成と反対が膠着した状況にある我が国にとっても多くの有益な示唆を与えてくれる．

この数字が意味していることは，恐らくそのまま多くの人々が感じるところではないかと思う．有機農業も，再生可能燃料も，バイオテクノロジーも「うまく活用してほしい」，これが約8割の人々の偽らざる気持ちではないだろうか．

[*5] 実際，EUからはこうした状況を憂慮した多くの科学者が米国へ移っており，その数は万単位になるとの話を様々なところで著者は聞いている．

EUの農家に関する以下の文章について賛成か反対かを述べて下さい．
EUは，以下の点を行うことで域内の農家を元気づけるべき….

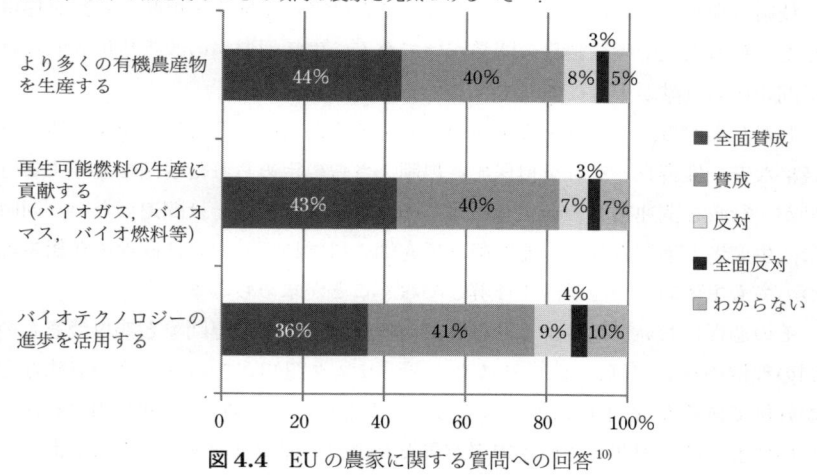

	全面賛成	賛成	反対	全面反対	わからない
より多くの有機農産物を生産する	44%	40%	8%	3%	5%
再生可能燃料の生産に貢献する（バイオガス，バイオマス，バイオ燃料等）	43%	40%	7%	3%	7%
バイオテクノロジーの進歩を活用する	36%	41%	9%	4%	10%

図 4.4 EU の農家に関する質問への回答[10]

ところが，著者は，この技術とその商業化に賛成する側，反対する側のいずれにおいても，こうしたデータの一部のみ（自らの陣営に都合の良い方のみ）を使用し，お互いにとって都合の良い主張だけを行っている場面（都合の悪い方はカット）に何度か遭遇している．改めるべきはこうした恣意的なデータ使用の姿勢であり，こうしたコミュニケーションや情報伝達のやり方こそが終わりなき誤解や無意味な対立を生みだしているということを理解する必要があると思う．

4.4 おわりに

最後に大豆の将来についての私見を簡単に記しておきたい．

大豆と我々の生活の結びつきは一昔前とは比べ物にならないほど大きくなっている．本章では主に大豆生産と国際貿易，さらに遺伝子組換え大豆について，生産・流通の視点からとりまとめた．これをさらに個別具体的な大豆製品の視点にまで拡大すれば，大豆タンパク製品（分離大豆タンパク質，β-コングリシニン，濃縮大豆タンパク質など），大豆多糖類，大豆粉，そして大豆に含まれる微量成分（イソフラボン，サポニン，レチシンなど）や大豆油などの食品へ

の応用という極めて大きな世界が見えてくる．

　技術の進歩とその適用により，これまでとは異なる機能・風味・食感を提供してくれる大豆や大豆製品の開発だけでなく，生活習慣病の改善や世界的な食料問題への貢献が十分に期待できるであろう．

　しかしながら，これらを安全かつ安心を備えたものとして世に出すためには，厳格な安全性審査とそれを担保する規制，さらに定められた規制を遵守する行動が，行政と関連業界のいずれに対しても求められることは間違いない．同時に，生産者と消費者は，可能な限り最先端の科学技術や安全性確保の仕組みについても主体的かつ能動的に理解しておくことが求められる．

　その過程においては，よく使われている言葉に対する専門家と非専門家との間の理解の違い（例えば，「リスク」と「リスク認知」という言葉の意味などが好例であろう）を丁寧に解きほぐしていかなければならない．同じ用語を使っていても，その理解している内容が異なれば相互理解は進まないからである．

　ここでは科学技術そのものだけでなく，自ら考えていることや新たな科学的事実・機能を，他者にどのように伝えるかというコミュニケーションのスキルが重要となる．対象が安全性や健康に直接関わるだけに，食のコミュニケーション（あるいはフード・コミュニケーション）の重要性は今後，益々高まるであろう．大豆を含めた多くの農産物や食品の将来，そして科学技術の成果としての新たな機能を備えた様々な新商品の将来は，食のコミュニケーション技術の進化と成熟レベルにも大きく影響を受けることになるであろう．

参 考 文 献

1) 萩原浅男，鴻巣隼雄．古事記・上代歌謡（日本古典文学全集1）．東京：小学館 1973; 85-86.
2) 喜多村啓介 他編．大豆のすべて．東京：サイエンスフォーラム 2010.
3) USDA. Agricultural Projections to 2023, February 2014.
4) USDA. Oilseeds: World Markets and Trade. June 2014.
5) 農林水産省．農林水産物輸出入概況 2013 年（平成 25 年）確定値．2014 年 3 月．
6) James C. Global States of Commercialized Biotech/GM Crops: 2013. ISAAA 2014.
7) USDA. Acreage. June 28, 2013.
8) バイテク情報普及会．日本における承認済み遺伝子組み換え作物（ダイズ）．http://www.cbijapan.com/other/crops_daizu.php（閲覧日：2013 年 7 月 31 日）
9) EuropaBio. Half a century of undue delays in the EU approval of GM products. Brus-

sels: June 3, 2013. http://www.europabio.org/sites/default/files/half_a_century_of_undue_delays_3_june_2013.pdf（閲覧日：2013年6月10日）
10) Special Eurobarometer 336. Europeans, Agriculture and the Common Agricultural Policy. March 2010.

（三石誠司）

■渡邊　昌先生　プロフィール

渡邊　昌（わたなべ　しょう）

（社）統合医療学院学院長，NPO 日本綜合医学会会長，
公益社団法人生命科学振興会理事長

慶応義塾大学医学部卒．米国癌研究所，国立がんセンター研究所疫学部長，東京農業大学教授，国立健康・栄養研究所理事長を歴任．内閣府食育推進委員，農水省食の将来ビジョン戦略会議委員などを勤め，生命科学振興会発行の「医と食」，「ライフサイエンス」編集長．著書に「食事でガンは防げる」「糖尿病は薬なしで治せる」「栄養学原論」など多数．
日本の医療を憂い，摂食・嚥下研究会や統合医療学院を創設．統合医療コーデイネーター認証セミナーを開始．www.togoiryo.or.jp で活動を見られる．
二木謙三の玄米，大豆の完全食を継承．イソフラボン研究は 25 年行い，機能栄養学を提唱している．

大豆と日本人の健康

2014 年 8 月 10 日　初版第 1 刷発行

監　修　渡　邊　　昌

発行者　夏野雅博

発行所　株式会社　幸書房

〒 101-0051　東京都千代田区神田神保町 3-17
TEL 03-3512-0165　FAX 03-3512-0166
URL　http://www.saiwaishobo.co.jp/
Printed in Japan. 2014©

組版：デジプロ／印刷：平文社

無断転載を禁じます．

・JCOPY ＜（社）出版者著作権管理機構　委託出版物＞
本書の無断複写は著作権法上での例外を除き禁じられています．複写される場合は，そのつど事前に，（社）出版者著作権管理機構（電話 03-3513-6969，FAX 03-3513-6979，e-mail：info@jcopy.or.jp）の許諾を得てください．

ISBN978-4-7821-0388-3　C3058

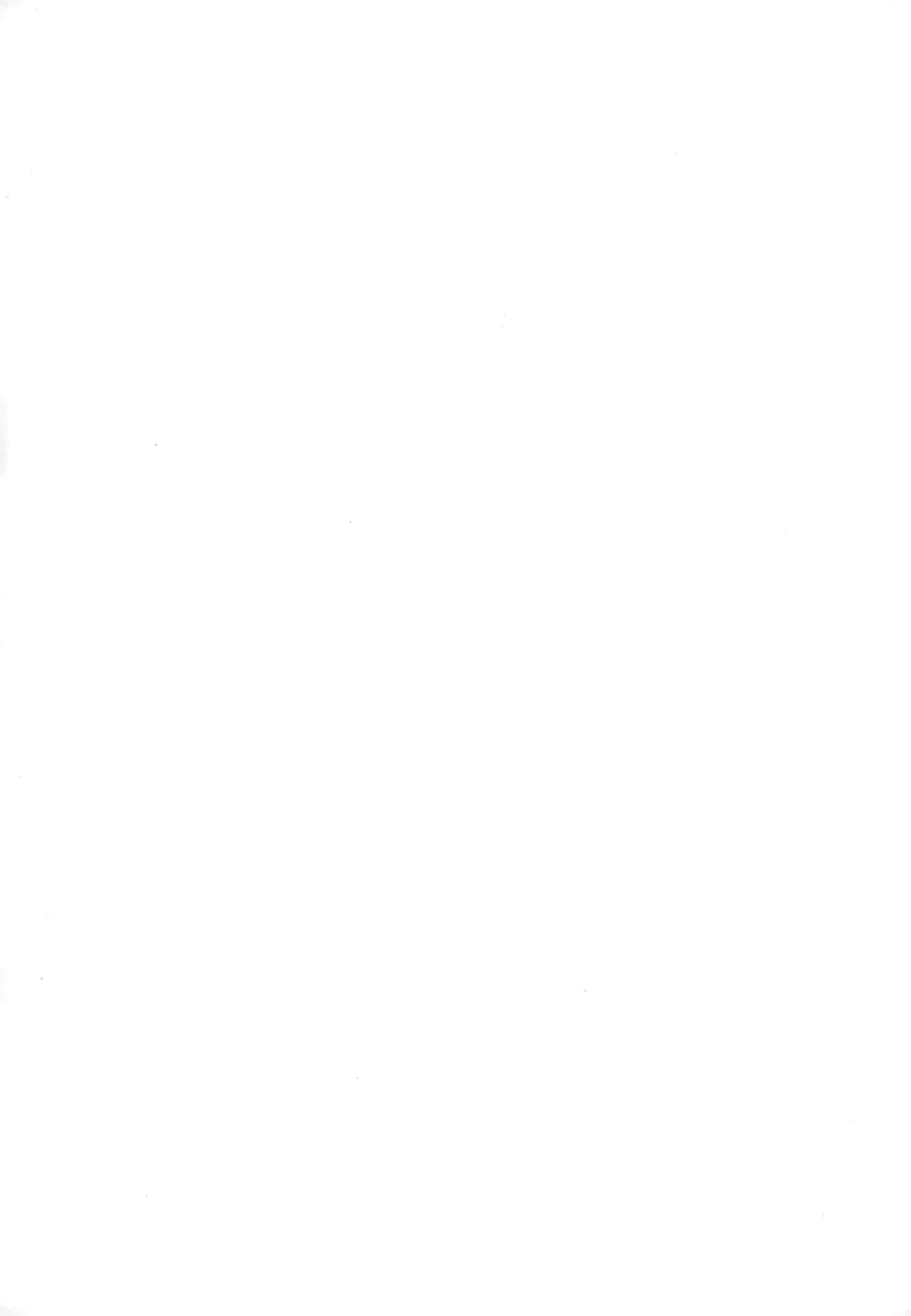